名老中医方药心得丛书

贾跃进临床辨证传薪录

主　审　贾跃进

主　编　陈燕清

科学出版社

北　京

内 容 简 介

本书系统整理了贾跃进主任医师从医 30 余载的临证思想及学术经验。全书共分六章，内容分别为学术思想探微、辨证思路辑要、经方活学活用、中医特色疗法、专病临证经验、医话漫谈。全书详细论述了贾跃进主任丰富的临床实践经验及其对相关中医理论的独到见解，实用性强，具有很强的可读性。

本书理明意深，验效易学，可供中医临床医生或中医院校师生参考。

图书在版编目（CIP）数据

贾跃进临床辨证传薪录 / 陈燕清主编.—北京：科学出版社，2020.5
ISBN 978-7-03-063566-2

Ⅰ.①贾… Ⅱ.①陈… Ⅲ.①中医临床-经验-中国-现代 Ⅳ.①R256

中国版本图书馆 CIP 数据核字（2019）第 273063 号

责任编辑：郭海燕　白会想　/　责任校对：王晓茜
责任印制：徐晓晨　/　封面设计：蓝正设计

科学出版社 出版
北京东黄城根北街 16 号
邮政编码：100717
http://www.sciencep.com
北京凌奇印刷有限责任公司 印刷
科学出版社发行　各地新华书店经销

*

2020 年 5 月第 一 版　开本：787×1092　1/16
2020 年 5 月第一次印刷　印张：10
字数：269 000
POD定价：58.00元
（如有印装质量问题，我社负责调换）

《贾跃进临床辨证传薪录》编委会

前　言

　　贾跃进主任医师出生于中医世家,幼承庭训,后又师从国医大师吕景山、王世民及国家级名老中医李济春,从事中医临床、科研、教学工作30余载,学术造诣深厚。在继承先辈临床经验基础上,反复研读中医经典和各家学说,尤其对朱丹溪"郁证"理论认识深刻,见解独到,历经30余年临床实践,积累了丰富的临床经验,已形成自己鲜明的临床思维风格。擅长中药和非药物疗法治疗失眠、眩晕、头痛、口僻、中风等疾病。

　　本书总结了贾老师丰富的临床实践经验及其对相关中医理论的独到见解。贾老师临证时注重人体气机:气的升降出入正常,则身体健康;气机失衡,人体就会出现疾病。认为调气当从肝论治,中焦脾胃是关键,通腑亦可畅气机。在诊疗过程中,气机思想,贯穿全程,详询病史,审证求机,辨体、辨病、辨证,三位一体,分清主证、次证,动态辨证。

　　现代社会,生活节奏快,工作压力大,存在大量的亚健康人群。贾老师提倡中医治未病思想,在临床中,不只给患者专业的医药治疗,更强调患者生活方式的改变,做到调摄生活,医养结合,医患同心,共铸健康。贾老师不仅经方功底深厚,中医经典烂熟于胸,方药精当,而且对中医传统的非药物疗法也颇有研究,乾坤针法师承于李济春老先生,出诊时针刺、艾灸、贴敷等随病随证选用,也是贾老师治疗的一大特色。膏方是贾老师的又一专长,针对病情稳定的慢性病及虚证人群,贾老师在临证中充分发挥膏方缓调慢补的优势。

　　中医文化源远流长,治疗方法多样,疗效安全肯定。传承开启智慧,创新引领未来,中医学的发展也是如此,希望本书能在中医的传承发展中尽点绵薄之力。

　　本书编者主要为贾跃进名老中医药专家传承工作室的成员和研究生。本书编者本着实事求是的工作态度,进行了精心的编写,但书中仍难免存在一些疏漏,恳请广大读者提出宝贵意见,以便再版时更加完善。

编　者

2019 年 7 月

目　录

第一章 学术思想探微

贾跃进，男，1957年12月生。主任医师，硕士研究生导师，全国名老中医药专家传承工作室指导老师，山西省名中医，并被评为山西省"我最喜爱的健康卫士"。中华中医药学会内科分会常务委员，世界中医药学会联合会亚健康专业委员会理事会副会长，全国卫生产业企业管理协会治未病分会理事会副会长，中华中医药学会脑病专业委员会常务委员，山西省中医药学会亚健康专业委员会主任委员。擅长中药和非药物疗法结合治疗失眠、眩晕、头痛、口僻、中风等疾病，并长于用膏方调理慢性病与亚健康状态。率先在山西省成立第一家治未病中心，规范开展中医体质辨识和健康调养，开展贴敷、针灸、膏方等特色治疗，广泛传播"治未病"知识。其学术思想从以下五节予以探究。

第一节 治病以调气为先

一、注重气的本质

气是中国古代重要的哲学概念，天地间万物及各种自然现象都可以由气来解释，同样人体正常的生理、病理活动等也可以通过气的角度来认识。中国的哲学认为天人合一，气是人体的根本，正如《难经·八难》说："气者，人之根本也，根绝则茎叶枯矣。"人体的气可分为先天之气和后天之气，正如《灵枢·刺节真邪》中说："真气者，所受于天，与谷气并而充身也。"《医门法律》说："但真气所在，其义在三：曰上、中、下也。上者受于天，以通呼吸者也；中者生于水谷，以养营卫者也；下者气化于精，藏于命门，以为三焦之根本者也。"明确地说明了人体之气是由先天元气、后天水谷精气及呼吸自然界的清气共同形成的，因此，天地自然环境与人体的正常活动是有密切关系的。贾老师擅长调理亚健康状态及用针药进行养生保健、治病祛疾，临床上强调医养结合，根据人体之气构成的三个来源，主要从先天的元气、后天的饮食和自然环境的角度来进行调养。

《灵枢·天年》曰"以母为基，以父为楯"，《灵枢·决气》中云"两神相搏，合而成形"，说明了人体的先天元气来源于父母的遗传。所以，贾老师注重孕期的调养，首先要确保先天元气的充足。其次，注重后天的饮食，贾老师认为现代人饮食以肥甘厚味为主，越来越多的人会因为饮食不健康而引起相关的疾病，所以，贾老师常常嘱咐患者一定要注重饮食，不要过食油腻荤腥，而要以清淡饮食为主。最后，就是自然界的清气，随着社会的飞速发展，大气污染越来越严重，雾霾已经成为常态，所以，生活中要注意戴口罩，多去大自然呼吸新鲜的空气，避开污染严重的地方。

二、治病以调气为先

贾老师治病过程中是以调畅气机为核心的。百病的源头便是气机的失调，贾老师常强调患者的主诉症状往往不是单纯一个，而是很多个症状组合起来的，所以，诸多症状中必须要抓住主要病机，以调畅气机为法，往往能够达到执简驭繁、切中核心的效果。通过"补其不足，损其有余，实则泻之，虚则补之"的方法来纠正气机的失调，恢复人体正常的气机升降出入运动，从而使阴阳平衡，人体恢复正常的状态，从而实现治百病。《素问·六微旨大论》曰："出入废则神机化灭，升降息则气立孤危。故非出入，则无以生长壮老已，非升降，则无以生长化收藏。是以升降出入，无器不有。故器者，生化之宇，器散则分之，生化息矣。故无不出入，无不升降。"说明自然界一切生命都存在着气机的升降出入，同样也包括我们人类。一旦气机的升降出入出现问题人体就会出现各种病症，气机的升降出入一旦停止也就意味着生命的结束，所以调畅气机便是通过恢复人体气机的正常升降出入以使人体恢复正常状态。故《景岳全书·杂证谟·诸气》云："凡病之为虚为实，为热为寒，至其变态，莫可名状，欲求其本，则只一气字足以尽之矣。盖气有不调之处，即病本所在之处也。"李东垣的《脾胃论》曰："胃为水谷之海，饮食入胃，而精气先输脾归肺，上行春夏之令，以滋养周身，乃清气为天者也；升已而下输膀胱，行秋冬之令，为传化糟粕，转胃而出，乃浊阴为地者也。"由此可知人与自然之间气的活动是相互统一、相互关联的。所以贾老师在临证过程中所制定的治法也重在调节气机的升降，高者抑之，下者举之，疏其气血，令其条达，而致和平，如常采用枳实、炒莱菔子降腑气以使体内浊气排出，用天麻、川牛膝将气血下降，用白术、茯苓、陈皮、莪术等健脾护胃，以纳入更多的食物补足气血，用葛根、柴胡、桔梗、升麻等将气血向上引导等。总的来说，贾老师临床中通过调整气机的升降出入治疗疾病，收效甚佳。

第二节　调气当从肝论治

一、从肝论治的缘由

贾老师认为，现代人生活节奏快，竞争压力大，所以，很多人会有不同程度的情志不畅，肝气郁滞是极其普遍的状况。因为情志心理因素所造成的疾病也越来越多，如失眠、焦虑、抑郁、胸闷、纳呆、呃逆、大便不畅、月经不调、心烦等，由肝气不舒引起的病证在临床中所占的比重非常大。贾老师30余年的临床经验总结出的"从肝论治"对各种病证有重要的意义，故贾老师非常强调朱丹溪的"六郁"思想，并用以指导临床。《丹溪心法》谓"气血冲和，万病不生，一有怫郁，诸病生焉""气郁则生湿，湿郁则成热，热郁则成痰，痰郁则血不行，血郁则食不化，六者相因为病也"，所以，贾老师在临床中尤其注重患者的情志，四诊时着重观察患者情绪及其脉象是否为弦。人身之气运行不息，升降有度，出入有节，全赖肝的疏泄条达作用，一有怫郁，则脏腑功能失调而发生多种病变。气血保持调和，体内气机升降出入正常，自然正气旺盛，邪不可干。

肝属木，为厥阴之脏。肝主疏泄，调畅情志活动，调节气血运行，协调五脏气机升降出入运动，一旦遇精神刺激（尤其是长期刺激），必先影响到肝而致肝失疏泄，阴阳失衡，发生疾病。

肝，性喜条达，主疏泄、藏血，是调畅气机的重要脏腑。人体气血津液的运行和代谢、脾胃的运化、情志的调节、生殖功能的发育、血液的蓄纳和分配都和气机关系密切。如果气机紊乱，人体就像淤阻的河流，洪水泛滥，出现一系列的疾病。可见肝脏调畅气机对于健康的重要性，因此临证中我们有必要重视"从肝论治"的方法和思想，以便更准确地找到症结。

二、肝脏发生病变则会使身体产生一系列的反应

《金匮要略》所云"夫治未病者，见肝之病，知肝传脾，当先实脾"，是疏肝健脾治法之理论基础。肝为脾所不胜，若肝气太旺，则相乘脾土，使脾土进一步受到抑制，而产生相关的病证，在临床比比皆是。尤其在现代社会，工作压力大，精神紧张，导致肝气郁结，郁而化火，又因工作紧张，进食不规律，使脾胃功能减弱，二者相互作用，产生一系列的病证，如功能性消化不良、功能性烧心、癔球症、功能性腹胀、功能性便秘、功能性腹泻及功能性腹痛综合征及肠易激综合征等，其中功能性消化不良和肠易激综合征又最为常见，给患者的生活、工作带来很大的困扰。

肝与功能性消化不良的发病具有相关性：情志不畅，可致肝气郁结，横逆乘脾犯胃，使脾胃气机升降失调而运化失职，出现腹部痞满胀痛、恶心、呕吐、厌食、大便不调等症；由于饮食伤及脾胃或素体脾胃虚弱，致土虚木贼，发展成肝胃不和，"气有余便是火"，进而形成肝胃郁热证，或肝郁日久，脾气亏虚日益加重，表现出以脾虚为主的虚实夹杂证等。清代著名医家唐容川曰："木之性主于疏泄，食气入胃，全赖肝木之气以疏之，而水谷乃化。设肝之清阳不升，则不能疏水谷，渗泄中满之症在所不免。"《素问·六元正纪大论》所谓："木郁之发……民病胃脘当心而痛，上支两胁，膈咽不通，食饮不下。"

由于"肝常有余"（《丹溪心法》）、"脾常不足"（《育婴家秘》），不良情志刺激更容易导致小儿脾胃运化不良，出现胃脘痛等功能性疾病。

肝喜条达恶抑郁，郁怒之气在正常生理耐受限度下不会致病，但若突然、强烈和长期承受精神刺激，超过个体生理调节范围，则会引起气血失和、脏腑失调而发为疾病，甚至癌症。正如《外科正宗》中曰："乳岩由于忧思郁结，所愿不遂，肝脾气逆，以致经络阻塞，结积成核。"

肝火、肝经湿热、肝郁气滞、肝血虚皆可导致皮肤病。因为肝脏经络联系肌肤和内脏，内脏出现问题，必然经过经络反映于肌肤，所以临证中要注重皮肤病所处的具体位置。现代医家认为，肝的功能失调是现代损美性疾病的重要病因，白驳风、油风、甲病、鱼鳞病等均与肝的功能失调相关。

心脑血管疾病在中医学属"胸痹""中风""眩晕"等范畴。胸痹以心脉痹阻为基本病机，但肝失疏泄也是导致这一疾病的重要原因之一，肝失疏泄导致脾胃运化失常，致气血生化不足和津液输布失常，痰瘀内生，心脉不通，心络失养；肝藏血不足，心必失其所养。以上两种情况最终都可以发为胸痹，其特点除疼痛外，还有突然发病、迅速缓解、疼痛时轻时重等特点。对于这类胸痹治疗应用疏肝理气、祛痰通络或养血柔肝法。

神经系统疾病复杂、病程长、病情缠绵难愈，临床多见眩晕、头痛、麻木、抽搐、强直、震颤等症状。中医认为"诸风掉眩，皆属于肝""诸暴强直，皆属于风"（《素问·至真要大论》），亦有"肝主筋""肾主骨"等理论。不难看出，神经系统疾病与肝肾关系密切，所以在这方面亦可从肝论治。

研究认为，神经系统疾病的主要病机是肝风内动，肝风易夹痰、夹瘀，三者阻于络，流窜全

身，治以平肝息风、通络化痰。

面瘫除络脉空虚、筋脉失养、风寒之邪侵袭等病因外，情志不调、肝失疏泄也是主要原因之一，其病理基础可能为如下几点：一是肝失疏泄影响气血运行，脉络失养；二是情志过激，津血受损，肝风上扰；三是肝经有邪，邪气随经络上行头面。

头痛是神经科常见的症状，与肝密切相关。肝之经络上达头目，在头顶会于督脉；肝失疏泄，或肝郁气滞，或肝疏泄太过，会出现气滞头痛或肝阳上亢的头痛；肝不藏血，脑窍失养也会出现头痛。

耳目为清空之窍，忧思郁结，气机不疏，气血不调，久则化热，热郁伏于内不得发泄，可出现烦躁失眠，胸胁胀满，善太息等，进而影响神明导致头晕目眩。章真如认为，眩晕病位多在肝，导致眩晕的因素，不外肝火、肝阳、肝风。肝火临床多表现为实证；肝阳上亢实际上属于虚证，阴虚而阳无所附，故浮于上；肝火、肝阳、肝风作为病机，三者之间是可以互相转化的。有研究将眩晕分为肝郁化火、肝脾不调、阴虚阳亢、风痰内阻四型，主张从肝辨治，以丹栀逍遥散、柴胡桂枝汤、镇肝息风汤、天麻钩藤饮、半夏白术天麻汤等临证加减。这些都与贾老师的思想所契合。

失眠也是一个原因不明的神经系统症状，严重影响人们的生活质量。《血证论》记载："肝病不寐者，肝藏魂……若浮阳于外，魂不入肝，则不寐。"并且，通过对现代文献的总结，发现有许多医家注重从肝论治失眠，并取得了较好的疗效，这也从另一方面验证了从肝论治的可行性，为治疗失眠提供了一个有效的思路。贾老师擅长治疗失眠，多年的临床经验也是多从肝论治。《素问·病能论》言："人有卧而有所不安者何也……脏有所伤，及精有所之寄，则安。"说明失眠不仅与心神有关，肝、脾、肺、肾的失调皆可致不寐（失眠），而且五脏亦涵养五神，神不安遂生本病。

现代生活节奏的加快，导致人们承受的精神心理压力增加，情绪波动也较大。以失眠为主症的患者，多表现有情绪变化或精神刺激症状，特别是抑郁、焦虑、紧张及易激惹症状。而此类表现多与肝的功能关系密切。因此，临床上临证施治首当从肝论治，结合脏腑气血辨证，兼顾调理其他脏腑，才能收到更为满意的疗效。健康的睡眠有利于脑细胞能量储存，对恢复脑力、记忆力有重要作用；同时睡眠时能量耗损减少，对体力补充有重要意义，并能促进心理健康。长期睡眠障碍会导致精神思维异常，产生身心疾病。

据调查，我国约55%的人有不同程度的失眠症状，17%的患者病情相当严重。因此，失眠既是医学问题，又是社会问题，是一种发病率逐年上升的身心疾病。随着现代社会环境和生活方式的改变，人们工作压力加大，生活节奏加快，失眠也越来越严重地影响着人们的生活和工作质量。"从肝论治"是目前临床对失眠病症治疗的主导思想之一。

贾老师在治疗失眠的过程中尤其擅长从肝论治，如果患者主诉失眠入睡困难、多虑，或胸闷或两胁胀痛，甚至影响翻身，为肝气不舒，临床上多用柴胡疏肝散加减疏肝解郁。若伴随心情烦躁，口干口苦，易怒，舌红脉弦，为肝郁化火，临床上多用丹栀逍遥散。若入睡困难，急躁易怒，唇暗或两目暗黑，舌质暗红，或舌有瘀斑、瘀点，脉弦紧，为肝郁血瘀，临床上多用血府逐瘀汤。若患者入睡困难，情志不畅，饭后容易胃胀、乏力，为肝脾不调，多用香砂六君子汤加减治疗。

三、中医对肝的认识

1. 肝的解剖位置及经络分布　肝在体内位置上与其他脏腑相连，肝上为肺、心，旁为脾、胃，下为胆、肠；足厥阴肝经"循阴股……过阴器，抵少腹，挟胃，属肝，络胆，上贯膈，布胁肋，循喉之后，上入颃颡（鼻咽部）；连目系……环唇内……其支者复从肝，别贯膈，上注肺"。冲任之脉本乎血而隶属于肝。肝为营之源，泪为肝之液。因此，肝通过调节气血的方式可调节其他脏腑的功能。如《血证论》说："木之性主于疏泄，食气入胃，全赖肝木之气以疏泄之，则水谷乃化。"《素问·宝命全形论》说："土得木而达。"提示肝之疏泄可影响脾胃之运化。《素问·上古天真论》云："肝气衰，筋不能动，天癸绝。"说明肝气不足可影响肾精之功能。肝与肾某些功能难以截然分开。肝藏血，肾藏精，精血互化，乙癸同源，故有补肾即补肝之说，肝虚多通过滋肾水以涵养肝木。此外，如肝能协助肺"主治节，朝百脉"等，都说明肝与其他脏腑组织关系密切。清代周学海《读医随笔》说："肝者，贯阴阳，统气血……握升降之枢也……凡脏腑十二经之气化，皆必藉肝胆之气化以鼓舞之……"可见肝为气化之本，而只有气血调畅，人才不至于生病，而调畅气血的要务莫属于调肝，在五脏之中唯独肝既疏泄无形之气，又贮藏有形之血，其疏泄气血的功能可影响各脏腑之功能，所以《素问·五脏生成》说："故人卧血归于肝……肝受血而能视，足受血而能步，掌受血而能握，指受血而能摄。"可见肢体百骸的活动均需血液作为基础，且有赖肝的调节。

2. 肝的五行生克制化　肝属木，木生火，肝旺则既克其所胜，形成木克土，肝克脾之象；又旺其所生，形成木生火，心肝火旺，或肝火与命门相火偏旺之象。肝血不足或肝气衰，则不能生火，致心气不足，心胆气怯，时有悲怨；同时肝受制于金，木旺反侮金或金虚肺病不能制木，也必形成木火刑金之证。反之金旺乘木或脾胃火旺而侮肝之证也可发生。

3. 肝之表里　肝与胆相表里，临床既可见肝实之证造成肝胆火旺或肝胆湿热，又可见肝虚之证引起肝胆气怯、肝郁胆失疏泄而致痰扰之证。

中医学认为，胆与肝相连，附于肝之短叶间，肝胆有经脉互为络属，构成表里关系，胆汁来源于肝之余气，胆汁所以能正常排泄和发挥作用，亦依靠肝的疏泄功能。故认为胆病多源于肝，主张"胆病从肝论治"。

4. 女子生理与肝的关系　女子以肝为先天，女子的经、孕、胎、产、乳无不与肝经调畅密切相关，肝与冲任两脉有密切的内在联系，肝之疏泄可直接影响经血之运行。

妇人以血为本，经、孕、产、乳皆以血为用，而肝藏血，故妇科疾病与肝关系密切。《傅青主女科》一书中各个章节的病症均从肝论治，重视血之本，其缘由在其著作中阐述详尽，值得我们借鉴学习，以提高临床疗效。

四、从肝论治的理、法、方药分析

养肝之体，顺肝之性，肝"体阴而用阳"，女子以血为本，一月经水一行，其肝血易虚，肝气易郁。法当养肝之血，顺肝之性。贾老临床注重从肝论治，喜用逍遥散，补肝之血，常重用芍归。芍药甘草酸甘化阴，而芍药当归二者配伍，同样可以酸甘化生阴血，而且二者一辛散一酸收，一寒一温，补血敛阴，散中有收，寒温并用，实为养肝血之极妙组合。肝之阴血不足，肝则失其条达、柔顺之性，所以重用白芍、当归补血柔肝养肝之体。而白芍一味，傅青主曰："病之在肝者，尤不可以不用。"

养肝之血，更要顺肝之性。肝喜条达恶抑郁。柴胡、香附、薄荷用量之轻与白芍、当归用量形成鲜明对比，在此可充分看出"养肝之体、顺肝之性"之意。柴胡，苦辛微寒，归肝、胆经，其能解表退热、疏肝解郁、升举阳气。香附辛、微苦、微甘，归肝、脾、三焦经，其能疏肝解郁、调经止痛、理气调中。薄荷，辛凉，归肺、肝经，其能疏散风热、清利头目、疏肝行气。《素问·脏气法时论》云："肝苦急，急食甘以缓之。"其又曰："肝欲散，急食辛以散之，用辛补之，以酸泻之。"《金匮要略》云："夫肝之病，补用酸，助用焦苦，益用甘味之药调之。"以上三味药的性味分别与白芍、当归性味配伍，正合肝病的治疗。且柴胡为疏肝之要药，《脾胃论》曰："柴胡一味为上气不足，胃气与脾气下溜，乃补上气，从阴引阳也。"贾老师还常用莪术、郁金疏肝行气来调节气机。

五、痰瘀与肝的关系

肝气郁滞，气机活动失常，津液积聚，久则化而为痰，如巢元方《诸病源候论·痰饮病诸候》指出："痰饮者，由气脉闭塞，津液不通，水饮气停在胸腑，结而成痰。"痰所产生肿块不痛不痒，渐渐增大，同时还有转移性，如《丹溪心法》所言："痰之为物，随气升降，无处不到。"

痰邪内生，阻滞气机，气不行血，血脉凝滞为瘀。所以肝气郁滞不但可以产生痰湿，还可产生瘀血，痰邪和瘀血结合即形成痰瘀。所谓痰瘀，即痰中有瘀，瘀中有痰，互相交结。巢元方也认为，痰湿和瘀血相关，他在《诸病源候论·痰饮病诸候》中言："诸痰者，此由血脉壅塞，饮水积聚而不消散，故成痰也。"唐容川在《血证论》中强调"血积既久，其水乃成""痰水之壅，由瘀血使然"，更明确地阐明了痰浊与瘀血的关系。

六、总 结

肝主疏泄，指肝具有疏泄气机、调畅情志、保持全身气机疏通畅达、通而不滞、散而不郁的作用。同时肝通过主疏泄功能而助五脏气化。肝又能藏血，《医学入门》认为，肝为血海，盖肝藏血，疏血脉，宣气机，冲脉为十二经之海，隶属于肝，为十二经气血汇聚之处，有调节十二经气血的作用。肝藏之血，来源于先后天之精，如《素问·平人气象论》云"藏真散于肝"，提示肝藏先天之精气；而《素问·经脉别论》云"食气入胃，散精于肝"，说明后天饮食水谷精微亦藏于肝。肝藏血的另一个含义是收摄血液，即肝有使血液收敛于血脉之中，不致溢出脉外的作用，也就是防止出血的功能。肝藏血功能失职，则易导致各种出血，如肌衄、齿衄、崩漏等。其他如卫气的升发，水津的运行出入，胆汁的分泌贮运，阴精的生化藏泄，筋膜的和柔活利，都与肝紧密相关。肝通过疏调气机，调节血量来影响周身的气血津液代谢，其实质主要在于肝主筋膜，而人体一切气血津液的代谢通道，包括五脏六腑均是由无数筋膜组织所组成，故调肝即是调周身之筋膜，进而影响全身各系统的功能。

肝为刚脏，主藏血，体阴而用阳，主疏泄，调畅气机，性喜条达而恶抑郁。心、肝、脾、肾的功能正常，有赖于肝之正常疏泄、藏血功能。

总之，肝体阴用阳，体阴是指肝脏以精、血、津为物质基础，用阳是指肝气具有疏泄、条达、宣散之功能。这种功能并不局限于气机调畅，还涉及精神活动、物质代谢、神经、内分泌、血液运行、妇女月事、男子排精等一系列活动。《素问·五脏别论》云"五脏者藏精气而不泻也"，但肝不仅有藏精血作用，还具有疏泄之功，并不完全"藏而不泻"，它既贮藏有形之血，又疏泄无形之气。在五脏之中肝与脾、肾关系最为密切，肾水可滋养肝木，肝木可疏泄脾土，与心、肺、胆等脏腑也有密切关系。

第三节 通腑亦可畅气机

大肠为"传导之官"，传导糟粕、排泄大便是大肠的主要生理功能。五脏之浊赖大肠传导，腑气畅则脾可升胃可降、肺可主治节、肝能主疏泄，从而维持着人体正常的气机运动，而升降出入则是正常神志活动的重要保证。张景岳有云："二便为胃气之关锁，而系一身之气之安危。"即所谓"大肠传导五脏之浊"，具体表现在以下三个方面。①脾升胃降：大肠的传导变化作用，是胃降浊功能的延伸。胃肠在生理上一气相通，病理上相互影响。由于"脾合胃"，故大肠的气机通畅与否，直接影响着脾胃的气机。②肝的疏泄：肝的疏泄功能可协调脾胃气机升降，使清阳之气上升以助脾的运化，浊阴之气下降以助胃的受纳腐熟及大肠的传导排泄，清升浊降，魄门启闭有常，糟粕有规律的排出体外，又促进了气机的和畅顺达。③肺气的宣肃：肺与大肠相表里，肺气不宣，则腑气不降。肺气下降，大肠传导有力。肺主一身之气，"诸气者，皆属于肺"（《素问·五脏生成》），由于肺气的升降出入带动着全身的升降出入，故肺气的宣发肃降与周身气机的调畅关系密切。肺与大肠配合，对气机的调畅起重要作用。

贾老师在临床中始终强调通腑气的重要性，认为"六腑以通为用，以降为顺"，认为在生理状态下，腑气通降，六腑受盛、腐熟水谷，传化、排泄糟粕；病理状态下，腑气失于通降，六腑受累则胃失和降、肠失传导、胆郁失宣、膀胱气化不利、三焦通调不畅，可引起多种疾病。贾老师通过多年临床经验体会到，通腑疗法的应用，不应仅局限于要有"下下之证"方可下之，以及拘泥于"满、胀、燥、实"等需攻则攻之证，临证时要审证求因，辨证论治。一些疾病在发生的过程中，即使没有可下的实证等表现，亦可根据疾病的转归及医者的治疗经验，适当应用中医下法，攻邪外出，下行分流，达到未病先防或已病防变的治疗目的。中医下法体现了"六腑以通为用"的实质，可贯穿整个治疗过程，使腑气得通，气机通畅，瘀滞不存，则病可去。正如《医学正传》所言："通之之法，各有不同，调气以和血，调血以和气，通也；下逆者使之上行，中结者使之旁达，亦通也；虚则助之使之通，寒者温之使之通，无非通之之法也。"贾老师非常注重通过通调腑气来调理气机，在气机的升降中尤为注重气的通降。贾老师认为过去人们的饮食不足，脾虚会泄泻，而现代人的生活水平有所提高，很多人都存在过食肥甘厚味的现象，并且又缺乏锻炼，所以，多数人存在脾虚湿盛，表现为腑气不通，所以，贾老师在遇到患者说自己大便不畅的时候，就会加枳实、炒莱菔子这两味药。贾老师认为枳实和莱菔子组成的药对，能够消食除胀，有"冲墙倒壁"的作用，对于痰、湿、食积等有很好的疗效，并且药性也较为平和，与大黄、芒硝之类相比，可以久用而不伤正气。现代药理学研究表明，枳实、莱菔子的化学成分能够促进肠胃的排空和推进作用。六腑传化物而不藏，通腑也就是顺应了六腑的生理特性，是调节人体气机升降出入极其重要的一面，六腑气机能够正常地下降，人体所食的谷物才能被正常地消化吸收，化为水谷精微为人体所用，所以，通腑气能够升清阳之气。首先，六腑宜虚不宜实，通腑气能够促进肠胃的蠕动，不仅有利于食物的吸收，也有助于排除肠胃内的代谢产物，促进人体全身气机的升降流动，也加快了人体的新陈代谢，对于人体正气的恢复有着积极的作用。可见，通腑可以达到补正气的效果。其次，六腑与五脏相表里，贾老师强调通腑气可以使浊气不上攻，如腑气不通的时候浊气上攻会引起肺气不得降，出现胸闷气喘，或是会引起心火、肝火上炎，或是会扰乱人的心神，或是会造成失眠，或是会引起精神失常。通腑气能使浊气下降，肺气得宣，心神得安，使火得泄。

总之，贾老师强调通腑气能够促进气血的输布，调理气血运行，人身贵在乎气血，气血贵在乎流通。故若有邪气必先将邪气祛除，最为直接的祛邪方法便是下法，即通腑，如此则气血畅通无阻，人体功能自能恢复正常。

第四节　中焦脾胃是关键

脾位于中焦，在膈之下，它的主要生理功能是主运化、升清和统摄血液。脾开窍于口，其华在唇，在五行属土，在志为思，在液为涎，主肌肉与四肢。胃的主要生理功能是受纳与腐熟水谷，胃以降为和，中医学称胃为"太仓""水谷之海"。机体的生理活动和气血津液的化生，都需要依靠饮食物的营养，故又称胃为"水谷气血之海"。足太阴脾经与足阳明胃经，相互络属于脾胃，脾和胃相为表里。脾和胃是同属于消化系统的主要脏器，机体的消化运动主要依赖于脾和胃的生理功能。机体生命活动的持续和气血津液的生化，都有赖于脾胃运化的水谷精微，故称脾胃为气血生化之源，后天之本。故《素问·灵兰秘典论》说："脾胃者，仓廪之官，五味出焉。"

《素问·六微旨大论》云："出入废则神机化灭，升降息则气立孤危。故非出入，则无以生长壮老已，非升降，则无以生长化收藏，是以升降出入，无器不有。"升降出入，是人体气机的基本运动形式，是脏腑经络、阴阳气血矛盾运动的基本过程。升降出入无序，则导致阴阳气血失调，脏腑功能紊乱。李东垣在《脾胃论·天地阴阳生杀之理在升降浮沉之间论》中说："盖胃为水谷之海，饮食入胃，而精气先输脾归肺，上行春夏之令，以滋养周身，乃清气在天者也；升已而下输膀胱，行秋冬之令，为传化糟粕，转味而出，乃浊阴在地者也。"认为"内伤脾胃，百病由生"。胃属戊土，脾属己土，戊阳己阴，脾喜干燥而恶湿，胃喜润恶燥。脾胃之间燥湿相得，是保证脾胃升降协调的必要条件，而二者升降协调又促进了燥湿平衡，脾胃之生理功能就是在升和降、燥与湿相辅相成协调合作的基础上进行的。脾之生理功能以脾气升为基础；胃之生理功能以胃气下降为条件。

首先，贾老师在临证中，亦非常注重脾胃的枢纽作用，认为人体气机升降是生命活动的基础，脾升胃降是全身气机升降的枢纽。"升己而降，降己而升，如环无端，运化万物，其实一也"。脾居中央，禀气于胃浇灌四旁，为和济水火之机，升降金木之轴，是人体气机升降的枢纽，五脏生理活动的中心。脾胃位居中央，通上彻下，斡旋阴阳，升清降浊。清代吴达所著《医学求是》曰："土位于中，而火上、水下、左木、右金。左主乎升，右主乎降。五行之升降，以气不以质也。而升降之权，又在中气，中气在脾之上，胃之下，左木、右金之际。水火之上下交济者，升则赖脾之左旋，降则赖胃土之右旋也。故中气旺，则脾升而胃降，四象得以轮转。"

病理上，贾老师提出脾升胃降的失调为多种疾病的病机。在病因方面，认为导致脾升胃降失调的病因主要有饮食、劳倦内伤、精神刺激影响气机三个方面。其中，精神因素（即气机紊乱）起着主导作用，此即李东垣在《脾胃论》中所说："皆先由喜怒悲忧恐，为五贼所伤，而后胃气不行，劳役饮食不节继之，则元气乃伤。"这说明五志七情太过则影响脾胃阴阳升降，进而引起气机紊乱，导致气血不和而内伤脏腑经络。脾升胃降失常可导致多种疾病。脾与胃相表里，一脏一腑，互相依存，升降有序，以维持正常的生理功能，保持动态的平衡。因脾胃为全身气机升降的枢纽，一旦脾升胃降失调，便会导致气机逆乱。在临床中，贾老师对于因为中焦气机紊乱导致的失眠、头晕、郁证、痰湿等多从中焦脾胃升降论治，均取得了良好的临床疗效。

其次，贾老师在用药过程中尤其注意每种药对患者的脾胃功能的影响，如果患者胃怕凉，或是消化功能不好容易腹胀泄泻的话，就会在应用寒凉或是金石类药物时，顾及其对脾胃正常枢机功能的影响，尽量选用比较平和的药物来顾护胃气。贾老师认为，如果脾胃功能不好的话，消化吸收就不会好，就算是对证下药，如果没有吸收进体内效果也不会明显，会造成药物的浪费，所以贾老师的每个方子一般都有护胃的药。并且在功效类似的时候也会优先选用不伤胃的药物，如在清热生津的时候，贾老师会优先选用芦根，就是利用芦根清热生津不伤胃的特点。贾老师常用的护胃药有陈皮、生麦芽、炒白术、鸡内金等。

最后，贾老师很注重湿邪对脾胃气机的影响，因为脾胃升降失常时一定会产生湿邪，湿邪反过来也会困阻脾胃的升降。《四圣心源》云："阴易进而阳易退，湿盛者常多，燥盛者常少，辛金化湿者十之八九，戊土化燥者百不二三。阳明虽燥，病则太阴每胜，而阳明每负。土燥水亏者，伤寒阳明承气证外，绝无而仅有。"所以，在调理脾胃升降枢机时，注重祛除湿邪，根据湿邪所在的不同病位，或是用陈皮、半夏燥湿，或是用藿香、佩兰化湿，或是用薏苡仁、车前子等利湿，以防湿邪困阻脾胃正常的升降枢机。

第五节　正邪标本为原则

贾老师在诊断治疗的过程中尤其重视正邪之间的标本关系，辨清标本。在临床上遇到标实明显的时候，一定是以急则治其标的原则，将邪气祛除，从而疏通气机。如果在临床上本虚不是很明显的时候，贾老师一般主要是调气机，以和解枢机为原则。如果患者虚证很明显则以补益正气为原则。例如，贾老师在治疗失眠的时候，如果患者是肝郁化热、痰热扰心等实邪引起的失眠，就会采用丹栀逍遥散、黄连温胆汤加减来将气郁之热、痰热之邪清掉。如果患者较为年轻壮实、没有明显的正气虚，也不存在明显邪气实的情况下，一般主要是用柴胡加龙骨牡蛎汤和解枢机、引阳入阴。如果患者有明显的虚证表现，如气血虚，要优先补益气血。如果患者是虚实夹杂，则以攻补兼施为治疗原则，如患者脾气虚兼有大便不畅，用枳实、炒莱菔子来通腑气，同时用党参、茯苓、白术等来补益正气。又如贾老师临床针灸治疗口僻患者的时候，如果患者在头部用针之后，出现无力疲乏的现象时，就会再针刺足三里补益正气，从而改善在针灸祛邪的时候所带来正气的消耗。在治疗的过程中如果通过祛邪效果不太明显的时候，贾老师会转向补益正气的角度，正所谓"正足邪自去"。比如治疗一例湿热下注引起小便淋漓的患者，以八正散加减，2个疗程后，患者症状得到了改善，但是仍然存在尿等待、少腹憋胀的症状，通过加党参补益正气，恢复人体正常的动力，1个疗程后患者明显好转。再如治疗一例大便不通畅的患者，虽然用了枳实、莱菔子、厚朴等行气导滞的药，但是效果不是很好，观其面色暗黄，饭后胃胀，为脾胃气虚引起的正气不足，所以，又加入党参、砂仁，通过补益正气而使人体的腑气恢复正常。

第二章 辨证思路辑要

第一节 气机思想，贯穿全程

一、气 的 概 述

"气"是中国哲学、道教和中医学中常见的概念。道家谓天地万物即一气所生，是曰气元论。所谓"太极生两仪，两仪生四象，四象生八卦"，"太极"即是天地未开、混沌未分的状态。

气是物质的、运动的，是构成世界的物质本原。《黄帝内经》中就指出宇宙万物的发生、生长和变化，无不是由气的敷布和化散造成的。《黄帝内经》认为，气分阴阳，积阳为天，积阴为地，天地合气，气交之中，人之居之。气在空间的运动，天地者万物之上下，天气下降，地气上升，高下相召，升降相因，而变化矣；气随时间的更迭，天有四时六气，以生长化收藏，故万物随气的运动变化而沉浮于生长之门。

在中医学中，人体之气来源于先天之精所化生的先天之气（即元气）、水谷之精所化生的水谷之气和自然界的清气，后二者又合称为后天之气（即宗气），三者结合而成一身之气，是肾、脾、肺等脏腑综合协调作用的结果。元气受之父母，水谷之气源于饮食中的水谷精微，自然界的清气依靠肺的呼吸功能和肾的纳气功能吸入体内，三者融合称为人体之气。"元气"（先天之气）是人体最根本最重要之气，推动和调控着人体的生长发育和生殖功能及各脏腑、经络、形体、官窍的生理活动；"宗气"（后天之气）有着司呼吸、行血气和资先天的生理功能。"人体之气"除此之外，还可根据生成来源、分布部位及功能特点的不同，分为营气、卫气、脏腑之气、经络之气、阴气、阳气、正气等。

气者，人之根本也，在人体中是不停运动的，是构成人体及维持生命活动的最基本的能量，为人体不断运动提供精微物质，为内脏器官功能活动提供能量，对人体健康至关重要。人体之气处于不断的运动变化之中，它运行于全身脏腑、经络、四肢百骸，无处不有，时刻推动、激发着人体的各种生理活动。这种运动变化称为气化，气化乃气机也，也指气的升降出入。气化是生命活动的根本，气化实质上是精、气、血、津液各自的新陈代谢及相互转化，是物质和能量代谢的过程，能推动和调控各脏腑、经络、形体、官窍的生理活动。没有气化，意味着生命终结。贾老师常说人体处于健康状态时，气化平衡和合，而人体出现疾病时，气化失衡，气机失调。

二、人体气的生理

贾老师在临证时非常重视气机的调畅，气机调畅则气的升降出入有序。气机调畅是生命之常，气机失调为百病之源。人体脏腑经络、气血津液、营卫阴阳，无不有赖于气机升降出入而相互联系。而人体的生命活动，内而消化循环，外而视听言行，无不是脏腑之气升降出入的体现。就五脏而言，心肺在上，宜降，肝肾在下，宜升。肝之升发，肺之肃降体现了气机升降；心火下降，肾水上升，共同构筑阴阳平衡体；脾胃居于中焦，脾气上升，胃气下降，为一身气机升降之枢纽。六腑传化物而不藏，以通为用，宜降，但在传化过程中，亦有吸收水谷精微、化生津液的作用，可见六腑亦是降中寓升。五脏六腑的气化正是在这种升已而降、降已而升、升中有降、降中有升的状态中，共同维系全身气血津液的代谢平衡，从而维持人体正常的生命活动，保持健康状态。

三、人体气的病理

古言："病因气起""百病生于气""气通则病除"。各种气的升降出入改变，如气滞、气逆、气陷、气闭、气脱、气虚等都会影响气机的调畅。气的运动变化依赖于脏腑正常生理功能的发挥，任何导致内在脏腑功能失调的因素，亦可影响全身气的运行，而导致阴阳气血失调。《素问·举痛论》中说："怒则气上，喜则气缓，悲则气消，恐则气下，寒则气收，炅则气泄，惊则气乱，劳则气耗，思则气结。"说明许多疾病的发生都是脏腑气机失调所致。气机失调是指气的升降出入运动失调。脏腑气机失调可表现为肺失宣降、胃失和降、肝失疏泄、脾失升清、肾失气化等。气的异常运动变化，影响血和津液的循环代谢，因气能生血、行血、摄血、生津、行津、摄津，故而气机失常可致气血不足、气滞血瘀、气虚出血、气滞水停、气脱大汗淋漓等病理变化，出现痰饮、水肿、汗液异常、血液运行障碍等多种病变。张介宾在《景岳全书·杂证谟·诸气》中云："凡病之为虚为实，为寒为热，至其病变，莫可名状。欲求其本，则只一气字足以尽之。"

因此，贾老师常根据不同的病情，详细辨证，重视调畅气机，选方用药灵活，主要通过应用适当的药物和非药物疗法调畅脏腑气机，纠正气机升降的太过、不及与反向，使之升降恢复正常，只有气机得以调达，升降出入有序，邪有出路，脏腑功能恢复正常，才能邪去病愈。贾老师认为调和气机升降出入是中医治疗疾病的重要基本原则。

四、贾老师在遵从气机理论前提下的临证辨治特点

贾老师要求临床辨病辨证时要学会运用辨气机的思想去认识疾病、理解疾病，学会如何调理气机。贾老师根据脏腑的生理特性，注重肝与脾胃的调治及通腑气以调理气机，他认为重视这三个方面，就可做到全身气机的调治，使得身体中气升降出入趋于平衡。同时，在调理气机时注重应用药物的性味和升降浮沉的特性，并把气机理论运用到中医养生和疾病康复中。

（一）肝的调治

《素问·至真要大论》曰"木郁达之"，概括了肝的生理功能。肝的主要生理功能是主疏泄，肝主疏泄功能正常，调节人体精、气、神、血、水的正常运转，气血和调，心情开朗。肝主疏泄实质在于保持了全身气机的调畅。清代周学海《读医随笔》曰："医者善于调肝，乃善治百病，《内经》曰升降出入，又曰疏其气而使之调，故东垣之讲脾胃，河间之讲玄府，丹溪之讲开郁，天士之讲通络，未有逾舒肝之义者也。"可知肝失疏泄致百病，善调肝者治百病。气为血之帅，气能行血、摄血、生血。肝之疏泄如常，气机调畅，肝血得藏，故能疏调全身血液，各脏腑得气血所养，则功能协调。

肝为刚脏，体阴而用阳，肝藏血，肝以血为体，以气为用，以血自养，血足则柔，血虚则强。肝藏血，血舍魂。《素问·六节藏象论》曰："肝者，罢极之本，魂之居也，其华在爪，其充在筋，以生血气。"《景岳全书·杂证谟·不寐》："盖寐本乎阴，神其主也，神安则寐，神不

安则不寐。"《血证论·卧寐》中说:"肝之清阳,即魂气也,故又主藏魂,血不养肝,火扰其魂,则梦遗不寐。"以上说明肝气平和,肝血有藏,肝气有用,肝功协调,则肝魂安定,反之则魂不守舍而致不寐。

贾老师在临床遇到失眠的患者颇多。现今人们生活工作压力大,失眠多由情志不畅导致或伴随情志不畅的因素,导致肝失疏泄,所以贾老师非常注重从肝论治失眠。如见入睡前烦躁难眠,或胸闷或两胁胀痛,晨起口干口苦,舌淡脉弦,属肝气郁滞,当疏肝理气,佐以清肝,用柴胡舒肝散加味;见入睡困难,烦躁易怒,口干口苦,疲乏无力,舌红脉弦,属肝郁化火,当疏肝解郁,养血健脾,清热凉血,用丹栀逍遥散加减;又如见入睡困难,或勉强睡着却多梦,急躁易怒,面红汗多,头晕脑胀,口干口苦,大便干而小便黄,舌红苔黄脉弦数,属肝火上炎,当清肝泻火,用龙胆泻肝汤加减。贾老师指出治疗失眠中注重肝的调治就是通过调理肝的功能来调理气机。调理气机时不仅要注意疏肝,还应当注意柔肝缓急、平抑肝阳。根据肝体阴用阳的特性,提到疏肝应当柔之,临证时多在疏肝的方药中加用当归、白芍、枸杞子、柏子仁、酸枣仁、炙甘草、生麦芽、山茱萸、乌梅、生地黄、首乌、五味子、女贞子、旱莲草、桑椹等药物进行柔肝、养肝。肝为刚脏,赖血以养,血属阴,所以加用这些养血及滋养肝肾之品,使肝血得养,肝体得柔,肝气自疏。如遇肝郁化火则加清肝泻火药物,如夏枯草、钩藤、决明子等。

(二)脾胃的调治

脾胃为"后天之本",胃为"五脏六腑之海",脾胃将水谷精微输布于心、肺、肝、脾、肾,化生气血以营养全身。根据李东垣的观点,脾胃气机正常升降对全身气机的通畅有着重要意义,脾胃居于中焦,脾胃气机为全身气机升降之枢,枢机不利,脾胃升降失调,气机不畅,气化受阻,气、血、津、液、神的化生受阻,则脏腑功能正常发挥受阻。正如吴达《医学求是》论:"诸脏腑之气机,五行之升降,升则赖脾气之左旋,降则赖胃土之右转也。故中气旺则脾升胃降,四象得以轮旋。中气败则脾郁而胃逆,四象失其运行矣。"因此,贾老师认为保护"胃气"很重要。这里"胃气"即是脾胃气机功能,"胃气"为人之根本,"有胃气则生"。明代周慎斋的《慎斋遗书》曰:"诸病不愈,必寻到脾胃之中……脾胃一伤,四脏皆无生气……万物从土而生,亦从土而归。"由此可见,"保胃气"为中医治疗中的重要原则。

贾老师结合临床实践,运用调治脾胃的方法治疗不寐的病例也很多,他把"胃不和则卧不安"的观点渗透到辨证论治的每个环节,如脾胃气机失调则中土不运,气血生化无源,不能营养五脏,则五脏功能失调,会出现心脾气虚、心肝血虚、心肝火旺、心肾不交;脾胃升降失调,气机不畅,气化受阻,致使肺不肃降,脾不健运,肝不疏泄,则肝郁脾虚,肝脾不调,或痰食内阻,郁而化热,痰热扰心,都可导致卧不安。所以贾老师临床常用调治脾胃的方法治疗失眠之症,如见失眠多梦,腹绵痛或胀痛,喜温按,肢凉喜暖,神疲乏力,头晕胀痛,记忆力极差,情绪差,舌淡,苔白,脉沉弦,属脾虚肝郁、胃气不和,治以香砂六君子汤加减以健脾疏肝,理气和胃;又如见入睡艰难,辗转反侧,每夜仅睡 2 小时许,头痛昏沉,记忆力减退,脘腹饱胀,纳呆,呕恶,大便黏滞,溲黄,舌红苔黄腻,脉弦滑而数,属中焦湿热、痰浊内扰,常用黄连温胆汤以清热祛痰、化浊和胃。贾老师认为无论何种原因导致脾胃失调后引起的"卧起不安",都应通过调治脾胃来治疗,除了健脾疏肝、清热祛痰外,若食滞者消食导滞,腑满者通腑泄浊。总之使脾胃健运,升降有序,气机调畅,气血调和,心神得养,则卧起安宁。

（三）注重通腑气

《素问·五脏别论》云："五脏者，藏精气而不泄""满而不能实"；"六腑者，传化物而不藏""实而不能满"。五脏以升降为主，六腑以出入为用。阴阳表里之间，内外环境之间，必然有出有入，方能"阴平阳秘，精神乃治"。周学海云："升降者，里气与外气相回旋之道也；出入者，里气与外气相交接之道也。"

六腑以通为顺，六腑中小肠、大肠又有吸收水谷精微、津液的作用，可知六腑气机活动是降中有升。贾老师认为六腑气机以通畅为贵，六腑是气机运行的通道，六腑气机通畅则出入平衡，降中有升，通腑气是协助六腑气机通畅的好方法，通腑气即是通利二便以降胃、大小肠、膀胱之气。

贾老师讲的通腑气主要是通大便，通便排毒，通利大肠。大肠为腑，以通为和，以降为顺。《素问·灵兰秘典论》云："大肠者，传导之官，变化出焉。"大肠的主要功能，就是将从小肠消化吸收后传送下来的食物，吸收其中剩余的水分和养料，变化为粪便，其运动形式以不断下降为主，然后由魄门排出体外。《素问·五脏别论》云："魄门亦为五脏使，水谷不得久藏。"揭示了魄门的生理与五脏之间的密切关系。魄门的启闭、大便的排泄，不仅是胃肠功能的反映，也是全身状况的表现。魄门的启闭要依赖于心神的主宰、肝气的条达、肺的肃降、脾胃的转输、肾的开阖，方能不失其度。魄门不仅主司通便，更是直接调控全身脏腑气机的要冲。因此贾老师在遣方组药时惯用枳实、炒莱菔子作为药对行气导滞、通腑气以降浊气，降浊气以升清气，寓以降中有升，使气机通畅，脏腑功能正常。临床工作中可遇见很多头晕的患者，治疗时通泻大便即可缓解头晕症状，也是气机调畅，浊气得以降，清气得以升的结果。

（四）注重应用药物的性味和升降浮沉特性

贾老师认为气机理论可以贯穿疾病辨证论治的始终，体现于病因病机、治则、方药选择的各个方面。气机不畅则病生，疾病生成也表现为气机不畅，实则气滞、气逆，虚则气虚、气陷。总的治疗原则是调理气机，并针对证候的具体情况采用不同的治疗方法，如实证用陈皮、香附、川楝子等药物进行理气，虚证用人参、党参、西洋参、黄芪等药物进行补气。药物治病，主要是以其气味之偏而调正气之虚、邪气之胜，即通过补虚泻实，达到气血平和的目的。药分四气五味，四气为寒、热、温、凉，五味为酸、苦、甘、辛、咸。不同性味的药物对于气的运动产生不同的影响，中药还有归经的不同，不同归经的药物，作用于脏腑的部位不同。辛热（温）药属阳，有升散阳气、开发腠理的作用，而苦寒（凉）药属阴，有清解通降、沉敛下行的作用。辛味药可分别作用于肺、肝、脾、胃等脏腑而发挥调理气机的作用；辛味药，可开宣肺气，调畅气机，同时辛能散肝气，治肝之要在疏肝，疏肝必用辛。《素问·脏气法时论》说："肝欲散，急食辛以散之。"辛散升达，畅利中焦气机，中焦升降有序，气之生成源源不断。而苦寒药多作用于大小肠、膀胱、三焦等脏腑，以降为主，通腑理气。故辛热（温）和苦寒（凉）两种不同药性的药物也可相配，使脏腑通调，升降得宜，气化复常，达和解之功。

（五）注重在中医养生和疾病康复中应用气机理论

贾老师不仅仅把气机理论的思想应用于临床实践，还把其贯穿于养生和疾病康复中，使之在整个医疗过程中得以充分体现。气机失调是百病之源，因此，调畅气机是维持健康状态的基本思路。《类经》中指出，身体"以从其阴阳之升降，是圣人之体藏乎天，故身无奇病"。可见调和气机的升降出入，对"治未病"有很好的指导作用，也能起到养生防病的作用。

《灵枢·顺气一日分为四时》曰："朝则人气始生，病气衰，故旦慧。日中人气长，长则胜邪，故安。夕则人气始衰，邪气始生，故加。夜半人气入藏，邪气独居于身，故甚也。"体现了天地阴阳变化对人体气机的影响，要想调和身体，祛除疾病，就得顺应天地阴阳变化而调理气机，顺时祛邪。饮食养生在疾病预防和康复中也起到很重要的作用，就是通过食物对人体的滋养，达到增进健康、益寿延年的目的。孙思邈说："安身之本，必资于食，是故食能排邪而安脏腑，悦神爽志以资气血，若能用食平疴，释情遣疾者，可谓良工。"可见合理饮食可保证机体的营养，使五脏功能旺盛，气机调畅，气血充实调和，增强抵御外邪的能力。《素问·宣明五气》云："久视伤血，久卧伤气，久坐伤肉，久立伤骨，久行伤筋。"可见适当运动锻炼能使气血调畅、疏郁散结、脏腑得养、阴阳互守。

第二节　以纲带目，指导临床

一、中医教材是培养中医院校学生中医辨证思维的工具

学习中医好比攀登一座高峰，找到登山的路径和阶梯是关键。中医书籍很多，现代中医教材为中医学习者提供了弃繁就简的途径，使中医学习者尽快地培养出中医辨证思维，正确地辨证用药。学习《中医基础理论》，可以对中医学的基本概念有初步认识。《中医诊断学》是《中医基础理论》《中药学》《方剂学》与《中医内科学》连接的桥梁，它以四诊为基础，透过现象认识疾病的本质。学习《中药学》，对中药有初步认识，了解药物性味与归经、功能与主治，在临证时能对药方灵活加减，是培养中医遣方用药辨证思维的基础。《方剂学》中收集的方剂大部分出自《伤寒论》和《金匮要略》，每一方剂有其相应的方证病机和功用主治。作为临床医生，处方是治病的工具，而处方的形成是通过抓主证，辨证审因，辨证求机，然后确立治法，选择合适的方剂，并酌情对兼证进行药物加减的过程。《中医内科学》内容全面、系统，是以中医学理论为指导，研究人体内脏疾病，采用中医药治疗方法为主的一门临床学科，论述了病机、病证的基本概念及治疗总则，并对各种病证分别从定义、病因病机、治疗原则、辨证论治、药后调摄等方面进行论述，条理清楚，系统反映了中医辨证论治的特点。贾老师认为中医教材经过多年中医大家反复斟酌修编而成，可以使得中医学习者在较短的时间内对中医进行系统学习，在临证实践中纲目清晰，思维敏捷，是培养中医人辨证思维最简捷的工具书。

二、方证相应是学中医的一把钥匙

方证相应是学中医的一把钥匙，是学中医的一个好方法，也是学习中医的一条捷径。方证相应说首见于东汉张仲景的《伤寒论》："病皆与方相应者，乃服之。"并有"桂枝汤证""柴胡汤证"等提法。方证相应是探讨临床处方药物应用规律的学说之一。方证相应强调方与证的对应性，证以方名，方为证立，方随证转，要做到这一点，方剂的加减就不可缺少。朱肱说："仲景伤寒方一百一十三道，病与方相应，乃用正方，科有差别，即随证加减。"方证相应了就是特效方，不相应就是无效方。所以，一个中医临床医生实际工作能力的标志，就在于能否识别方证。

方证就是用方的指征与证据，证是以人的外在表现为依据的，是传统中医用望、闻、问、切

采集到的患者外在表现。《伤寒论》和《金匮要略》中有许多方证的描述，如黄连阿胶汤证"心中烦，不得卧"，勾画出一位焦虑不安、辗转反侧、心火旺盛的患者形象。桂枝甘草汤证"发汗过多，其人叉手自冒心，心下悸，欲得按"则勾画出一位心悸动、冷汗出的心阳虚患者形象。这些方证能帮助人们从整体上把握疾病的本质，有利于正确地处方用药。方证有主证、兼证之分。所谓主证就是反映方证本质的那些特异性的症状和体征。例如，桂枝汤证以脉弱自汗为主证，麻黄汤证以恶寒无汗而喘为主证。有这些主证的任何疾病都可使用本方。柯韵伯说"桂枝汤为伤寒中风杂病解外之总方也。凡脉浮弱、汗自出而表不解者，咸得而主之也""头痛、发热、恶寒、恶风、鼻鸣、干呕等病，但见一症即是，不必悉具，唯以脉弱自汗为主耳"，所以桂枝汤可以用于治疗心脏病、发热性疾病、呼吸系统疾病、皮肤病等多种疾病。所谓兼证，是常伴随主证出现的一些症状或体征，如桂枝汤证多兼见发热、关节痛、鼻鸣、干呕等，麻黄汤证多兼见浮肿、气喘、鼻塞等。主证与兼证的关系是主客的关系，没有主证，兼证就不能成立。因此，贾老师临床上重视抓主证，讲究有主证用主方，有兼证予加减。

而方证的识别是中医的基本功。华岫云说："医道在于识证、立法、用方，此为三大关键……然三者之中，识证尤为紧要。如法与方，只在平日看书多记……至于识证须多参古圣先贤精义，由博返约，临证方能有卓然定见。若识证不明，开口动手便错矣。"方证识别首先是抓主证、辨兼证，然后根据主证分析病机，推究转归的过程，是一项艰苦的思维活动。方证识别后就要立法组方，组成方剂来治疗疾病。方剂的产生必有证的前提，而病机是证产生的原因和主要矛盾所在，是证与方之间的桥梁，着重分析证的病机才能洞悉证中阴阳、正邪的状态与趋势，方药才可有的放矢。只讲证而不分析机制，只知其然而不知其所以然，不利于建立证与方的必然联系。《神农本草经》曰："欲查病，先察其源，先候病机。"《医医病书》亦言："诊病者，全在确识病机之寒热、虚实、润燥，再能精考药性，有是病，即用是药。"由于方证的识别具体和细致，注重这方面的训练，可以使临床思维更为细腻、缜密。所以方证的识别对于训练辨证论治的能力，培养知常达变的本领是大有好处的。

贾老师指出，就中医临床实践而言，中医诊病的全过程是，首先确定"证"而后再确定治法，针对主证之病机选用相应的药物，根据配伍原则组成方剂，完成治法，也就是症—证（机）—法—药—方。因此在临证时通过望、闻、问、切四诊获得疾病的症状、体征，并以此为切入点，抓住主证，分析归纳出疾病的病机，认识疾病的根本，导出治疗疾病的法则，依据法则而选方组药。

贾老师认为随着现代西医学的传入与快速发展，促使传统医学发展加快了步伐，在衷中参西的前提下，把西方医学对疾病认识的最新成果纳入到传统的诊疗过程中，使得现代中医们对于"证"的概念、内涵、外沿有了重新审视，辨病论治与辨证论治，一经一纬，在不同层面共同构成了医生对于疾病的认识，从而指导临床用药。贾老师指出在临床中应辨病与辨证相结合，再方证对应，更能有效地提高临床医生的诊疗效果。

总之，不管是中医教材的系统学习，还是方证相应的细致把握，都是引导中医人在临证时，有纲可循，有目可矩，使其纲目清晰，思维敏捷。贾老师认为在强大的中医理论知识支撑下，深入细致地掌握方证，抓主证，析兼证，了解过渡证，通过方证的研究分析把握病机的变化，从而灵活地确立相应的法则，选定方药，这便做到了辨证求机，圆机活法，随证治之。

第三节　详询病史，五诊合参

一、详询病史在诊疗疾病中必不可少

病史是患病的原因及症状，不仅包括患者本次患病后的全过程，还包括以往所患疾病及治疗情况。病史采集是医生通过对患者的系统询问而获取病史资料的过程，是诊治疾病的第一步。完整和准确的病史资料对疾病的诊断和处理有极其重要的意义，它不仅可以提示医师体格检查时的重点，还可以为进一步进行实验室检查和辅助检查提供线索，更重要的是，在临床工作中有一部分疾病可以仅通过病史采集即可基本确立诊断。

贾老师说在临床上会遇到这样一些患者，患病时间较长，病情比较复杂，四诊收集的资料比较零散，初见之时难以理清思路，较难把握病机，只有详问病史，才见端倪。通过详询病史可以了解疾病发生发展的过程，了解就诊过程中疾病的变化情况，分析病机演变，总结疾病当前状态形成的原因，结合现证，去伪从真，探究疾病本质。详询病史可以了解人体的体质状态，自然和社会环境及心理因素对疾病的影响。

贾老师指出要做到辨证准确，方药有效，就要尽可能地详询病史，通过趋势问诊，如"症状如何产生""什么情况可诱发加重""是否怕冷或怕热""容易不容易上火""胃脘怕不怕冷，饮凉会怎样""热（凉）点症状会怎样""一天当中何时严重或减轻""近日情绪状况如何，情绪对疾病的影响情况"等，了解病因，了解体质，了解脏腑功能状态，了解疾病祛除的出路，了解疾病发展的趋势，这样才能尽可能深入全面地总结出病、证的本质，使理法方药的针对性更强。

二、详询病史为中医四诊资料的收集及辨证提供条件

通过详询病史，可以有目的地进行望、闻、问、切，收集更完整的疾病信息，为辨证论治所用。中医学对疾病的诊断方法最鲜明的特色莫过于"四诊"与"辨证"，也就是中医四诊合参，辨证论治。《医宗金鉴》中"望以目察，闻以耳占，问以言审，切以指参，明斯诊道，识病根源"的叙述，是对四诊的高度概括。《难经·六十一难》说的"望而知之谓之神，闻而知之谓之圣，问而知之谓之工，切而知之谓之巧"，则是对医者达到四诊不同境界的概括。从内容上来看，望诊是察看患者的神气、颜色、形体、动态、舌象及排出物等，闻诊包括听声音、嗅气味，问诊是询问患者的自觉症状和与病情有关的自身的、家族的、过去的、现在的相关资料等，切诊是通过切脉和触按患者身体有关部位测知脉象变化及有关异常征象。

中医学从宏观、整体、功能层次上把握人体生命活动的规律，中医学不仅把自然环境、社会环境的各种因素与人体联系起来，而且把人的生理与心理联系起来，把人、自然、社会、精神因素作为一个整体来观察疾病。因此中医人要通过对病史的详询，了解自然、社会、精神对疾病的影响，并结合四诊信息从整体上把握对疾病的判断，进行辨证论治。

三、当代中医借助现代检测技术扩展中医四诊范围

在科学技术飞速发展的今天，先进的检测技术层出不穷，若将其运用于医学诊断，虽然不能作为绝对依据，但具有重要参考价值。当代中医在坚持中医主体思想前提下收集"四诊"资料，并借助现代先进检测手段收集疾病信息，为疾病的诊断和治疗提供参考，使得中医的"四诊合参"演变为"五诊合参"。现代检测技术包括实验室检测和辅助仪器检查。实验室检查指运用物理、化学和生物学等技术，对患者的血液、体液、分泌物、排泄物及组织细胞等进行检验；辅助仪器检查包括心电图、B超、X线、CT、磁共振等检查。

现代检测技术的运用可延伸中医望闻问切的观察范围，利于制订更优化的治疗方案。例如，胸腔积液、腹腔积液，通过B超或X线、CT等检查扩展望诊的范畴，并可准确量化，可选择抽取积液或放积液的方法与中医辨治结合，有利于提高治疗水平。现代检测技术有助于确定用药剂量。用药剂量之大小，除与患者年龄、体重等因素有关外，尚取决于病情之轻重，而实验室或器械检查结果可帮助判断病情之轻重，从而为确定药物用量提供参考。例如，乙型病毒性肝炎病毒DNA值越高，表明病毒繁殖越旺，病情越重。中医在辨证用药时可参考检验数值加大药物剂量，反之，则减少药物剂量。现代检测技术的运用有助于判断疾病的预后，如肝硬化患者经中医治疗后，可能胁痛、腹胀、浮肿等诸症均除，舌、脉无明显异常，而化验肝功能数值异常，B超仍见门静脉增宽、脾大未恢复，说明病情仍易反复，未曾痊愈。可见，疾病是否痊愈，仅凭症状是否存在及舌脉的变化来判断是不准确的，况且症状的收集和舌脉的观察也受到医者经验水平的局限。

四、诊断疾病过程中单纯运用传统中医四诊合参有局限性

中医传统的四诊是中医诊断疾病的科学方法，但由于受历史条件和科学技术水平的限制，尚存在一定的局限性。比如，问诊是通过了解患者对疾病症状的诉说来分析病情，望诊是根据"有诸内，必形诸外"的道理，通过观察患者的外在征象来分析体内的病理变化。然而有些疾病的初期，患者既无自觉症状，又无外在征象，如肺癌、胃癌、卵巢囊肿、肝血管瘤等疾病，有的患者在一段时期内可无任何不适，也无明显外征可见，而是在体检时通过仪器或实验检查偶然发现。有些疾病，即使有症状，也可见气色、形体、舌象等的变化，而中医辨证施治效果并不理想，究其因，当与诊断不明有关。比如，对于一个咳嗽咳痰带血、消瘦的患者，给予胸部X线、CT检查有可能发现肺癌。现代检测技术对于疾病的早期发现、早期治疗起到了积极的作用。

关于对病名的诊断，中医病名有些是以症状命名的，既不能反映疾病的实质，也不利于患者了解病情。例如，乙型病毒性肝炎表现以肝区疼痛为主症者，则中医诊断为胁痛，证型或为肝郁气滞，或为瘀阻肝络，而通过实验室检查有乙肝病毒，肝功能异常，B超检查有肝大，则诊断为乙型病毒性肝炎。既反映疾病的微观实质，又易被患者所理解。现代检测技术有利于辨病与辨证相结合，诊断更精确，更细致，指导治疗更具体，疗效会更好。

另外，中医四诊的收集，对四诊信息的加工、综合和分析最终做出诊断的过程受到医者经验水平的局限。临床常见同一患者，不同医生所诊舌苔脉象各有不同，问诊的习惯不同，导致辨证的结果也不同。若能将四诊与现代检测方法相结合，则可提高诊断率，尽可能地避免漏诊和误诊，制订优化的治疗方案，提高疾病治疗的有效率。

综上所述，为适应现代中医的发展，运用现代检测技术对中医诊疗疾病具有重要意义。生化分析和实验室技术，在定量及微观诊断领域发挥特长；可视技术（X线、CT、磁共振、超声等）的应用，对占位性病变的定位和定性诊断做出了杰出的贡献。现代检测技术可延伸中医四诊的范围。为了提高中医诊疗水平，在坚持四诊合参、辨证施治前提下，有选择性地、适时地借助现代的实验室或器械检查，势在必行，将中医诊断疾病的"四诊合参"演变为了"五诊合参"。

第四节　审证求机，圆机活法

一、"审证求机，圆机活法"的中医内涵

"机"本是指装备在弓弩上的发射机关，引申含义为对事情成败有重要关系的中心环节。《说文解字》道"主发谓之机"；《庄子·至乐》谓"万物皆出于机，皆入于机"；《资治通鉴》谓之"成败之机，在于今日"；《孙子兵法》讲究为将者对战机的把握、决断。说明"机"在事物的发生、发展、变化过程中扮演着至关重要的角色，迁移到对疾病的诊疗上也是同样的道理。

《素问·六元正纪大论》有载"知其要者，一言而终"，这里所说的"要"，指的就是病机。《素问·至真要大论》中通过罗列"病机十九条"来总括性地阐述了上下、五脏、风、寒、湿、火、热等病机，集中反映了临床诊病的关键在于抓病机，在诊断时做到"审察病机，无失气宜"，在治疗时做到"谨守病机，各司其属，有者求之，无者求之，盛者责之，虚者责之，必先五胜，疏其血气，令其条达，而致和平"。《神农本草经》也有言"凡欲疗病，先察其源，先候病机。"汉代医家张仲景在其论著《伤寒杂病论》中提及"观其脉证，知犯何逆，随证治之"，揭示了中医诊治疾病思维过程的原则，即密切观察患者病情变化，并据此推断出疾病病机的发展变化，随证灵活加减治疗，即"圆机活法"的临床思维。反映了在当时的辨证思维模式中就对病机的审察、把握有了相当重视。张景岳有言："机者，要也，变也，病变所由出也。"明末清初医家喻嘉言提到："医者，意也。如对敌之将，操舟之工，贵于临机应变。"可见，古代医家普遍认识到，诊治疾病时要从患者的症状出发，把握住患者证候的发展变化、转归，在此基础上灵活应变，处方用药。

古人云："医者，意也。"前有老子"治大国若烹小鲜"，后有徐大椿"用药如用兵"，这变化中无不体现着古人对"机"的把握，针对变化灵活应对的智慧。徐大椿在其著作《医学源流论·用药如用兵论》中云："是故兵之设也以除暴，不得已而后兴；药之设也以攻疾，亦不得已而后用，其道同也……孙武子十三篇，治病之法尽之矣。"明末清初医家傅青主也说过："医犹兵也，古兵法阵图无一不当究，亦无不当变。运用之妙，存乎一心。妙于兵者，即妙于医矣。病千变，药亦千变。"总而言之，用药之道有如用兵之道，"病无常势，法无常法"。中医临床治病过程中同样没有固定不变的方法，应针对疾病的病机进行灵活的遣方用药，即是"圆机活法，法无常法"。

相较于近现代的西方医学体系，中医学具有"整体观念""辨证论治"的特色。"审证求机，圆机活法"作为中医临床思维模式的核心，能充分地将中医自身的理论特色与面向患者开展的疾病诊疗活动结合，使治疗措施能够立足于患者的具体情况，做到个体与整体相统一。

二、"审证求机，圆机活法"的具体表现

（一）善循主证，巧抓病机

贾老师诊病时，往往特别注重对患者核心症状或症候群的收集、把握，由此合理推断出患者的核心病机。其中，通过望、闻、问、切四诊收集到的资料，反映的是疾病最零散但很重要的症状和体征，辨证是对零散的症状和体征进行分层次、分主次的分析和加工、归纳，临床辨证要与辨病紧密结合，对主要症状逐步渐进地展开，最终得出疾病的判断。

贾老师经过多年的临床经验的积累、总结，发现在临床中，除去诸如伤寒论中所载的典型症状，还有更多的症状需要通过综合考量来把握，故而在统筹分析的思维视角下，依据患者核心"症候群"推断出的病机要比单纯依赖某一"症状"而得出的"证"更为可靠。贾老师认为，医者在收集病情资料时一定要注意患者症状对证诊断的贡献度，要优先突出抓主证，主证对证的贡献度最大，同时也要注重过渡证，因为过渡证反映着病机的演变，根据主证、次证、过渡证等把握疾病过程中证的演变规律，也就是抓病机，在此基础上"以证立法，以法选方"。

在把握病机的时候，要注意将定位、定性、定势三者结合起来，贾老师认为，同一主证的不同证候之间的鉴别症状，对于疾病的诊断具有非常好的指导价值。以舌麻这一症状为例，可以出现以舌麻为主要症状的证候有血虚、肝风、痰阻等，之所以证候不同就是因为产生证候的病因病机不同。此时就要注意症状的贡献度，结合其他的症状来共同确定病机。比如，血虚舌麻同时兼有舌淡、心悸、脉细无力、面白萎黄等，肝风舌麻兼有语言不利、脉弦细数等，痰阻舌麻兼有苔厚腻、脉滑等。所以，病机的把握在掌握主证的基础上，一定要注意症对证的贡献度，通过一个症候群来确定病机，而不可以通过个别症孤立地确定病机。

（二）方证对应，随证加减

在辨证选方的过程中，贾老师提倡"方证对应"的思想，即有主证，用主方，有兼证，随证加减，也就是在把握疾病发展、转归共性的基础上，在共性中找到个性，然后针对具体情况的变化，随证酌情加减。正所谓"有是证用是方"。方证对应是指方剂的主治病证范畴及该方组方之理法，与患者所表现出来的主要病证或病机相符合。

贾老师所提倡的"方证对应"是一种更加简约、快捷、客观有效的辨证论治模式，即以现行中医教材中的方与证，找证之象，即用方的指征，从而更快地把握病机，定出相应的证。贾老师认为把握住证是中医临证的关键，因为证体现了患者个体发病过程中的主要矛盾。而方剂的产生必有证作为前提条件，病机是证产生的原因和主要矛盾所在，是证与方之间的桥梁，着重分析证的病机才能洞悉证中阴阳、正邪的状态与趋势，方药才可有的放矢。只讲证而不分析机制，只知其然而不知其所以然，不利于建立证与方之间联系，疗效也会大打折扣。

在治疗中，一般情况下未必主要矛盾解决后，次要矛盾就能迎刃而解，所以要想获得比较好的疗效，很大程度上也取决于随证加减。例如，在治疗不寐时，用药方面，贾老师注重对不同脏腑间气血阴阳的调治，常根据证情，选用柴胡、香附、薄荷、玫瑰花、生麦芽等以疏肝理气解郁，生龙骨、牡蛎、磁石等以重镇安神，陈皮、炒鸡内金、炒麦芽等以护胃健脾，枳实、厚朴、炒莱菔子等以通腑行气，合欢皮、龙眼肉、远志、炒酸枣仁、首乌藤等宁心安神。比如患者在脾气虚的时候兼见大便不畅，可以用枳实、炒莱菔子通腑气，同时用党参、茯苓、白术等补益正气。

（三）注重气机升降平衡，气血调和

人体的新陈代谢、物质与能量间的转化均是通过气的气化作用来实现的。《难经·八难》提出："气者，人之根本也。"朱丹溪在《丹溪心法》中提出："气血冲和，万病不生，一有怫郁，诸病生焉，故人身诸病，多生于郁。"贾老师经过临证多年总结认为"百病生于气，治病当首重调气"。一旦气的升降出入出现问题，人体就会出现各种病症，调畅气机便是通过恢复人体的正常升降出入使人体恢复正常状态。《景岳全书·杂证谟·诸气》有言："凡病之为虚为实，为热为寒，至其变态，莫可名状，欲求其本，则只一气字足以尽之矣。盖气有不调之处，即病本所在之处也。"贾老师在临证过程中所指定的治法也重在调节气机的升降，高者抑之，下者举之，疏其气血，令其条达，而致和平。比如在遇到需要降气的时候常采用枳实、炒莱菔子降腑气以使体内浊气排出，用天麻、川牛膝将气血下降，用白术、茯苓、陈皮、莪术等健脾护胃以纳入更多的食物补足气血，用葛根、柴胡、桔梗、升麻等将气血向上引导等。治疗上，通过"补其不足，损其有余，实则泻之，虚则补之"的方法来纠正气机的失调，恢复人体正常的气机升降出入运动，从而使阴阳平衡、人体恢复正常的状态。

贾老师在临床过程中始终贯穿着调和气血，凡是肝郁脾虚所造成的气血不调而引起的神疲乏力、郁证、失眠、焦虑、眩晕等病症，用逍遥散加减均取得良效。在临床上遇见患者描述自己身上忽冷忽热或是手脚凉等时，要优先从气血进行辨证，而非直接就把寒证认定为阳虚。贾老师强调"气有余便是火，气不足便是寒"，《难经·二十二难》曰"气主煦之，血主濡之"，《素问·生气通天论》曰"阳气当隔，隔者当泻，不亟正治，且乃败亡"，所以，通过疏通气机，气血一旦正常输布，寒热就会恢复正常。临床上贾老师治疗脾胃虚寒，优先选用香砂六君子汤加减进行治疗，其原理是通过调畅气机使阳气得到疏通，起到温煦的作用，从而改善脾胃的虚寒。如果在遇到比较顽固的失眠症，并且没有明显的内证和外证的时候，主要从血瘀的角度进行治疗。由此可以看出，贾老师在临床立法、处方、用药中始终离不开气血。

（四）注重对病势的把握

贾老师在临床诊病、辨证施治时注重对疾病的动态把握，对疾病的转归趋势尤为重视。这种思想，在问诊、辨证、治疗过程中均有所体现。贾老师在临床问诊时常采用"趋势问诊"的方法，重视对反映患者疾病病情资料的收集。例如，通过询问患者"是否怕冷或怕热""容易不容易上火""胃脘怕不怕冷，饮凉会怎样""热（凉）点症状会怎样""一天当中何时严重或减轻"，来推测患者的体质，了解疾病祛除的出路，了解疾病发展的趋势，尽可能深入全面地总结出病、证的本质，使理法方药的运用更具有针对性。同时，贾老师还提倡针对疾病当前阶段性矛盾变化进行动态把握和判断，在辨证过程中密切观察疾病各个阶段的临床变化，通过对过渡证的分析可以反映病机转化趋向的证候把握，分析出患者正邪消长、虚实变化的动态，体内气血津液、寒热、阴阳等变化消长的动态，脏腑之间的生克乘侮亢害承制的变化动态，疾病本身的传变进退动态等。在治疗中，贾老师注重对患者病情趋向的考量，往往善于抓住患者病情变化的"转枢之机"，进行因势利导的治疗，如有湿邪停滞体内，患者经治疗后出现大便黏，往往预示着湿邪从便而解，故可加用通导腑气的枳实、炒莱菔子，顺势而为，助力身体排邪于体外，从而使机体复于安康。这也是一种在临床中"圆机活法"思维的体现。

第五节 巧抓病机，方证相应

在文学艺术作品中，常常有作为经典而被广为传颂的"三部曲"，其特点是内容各自独立而又互相连贯，在交汇呼应间展现了艺术之美。贾老师临证时尤善以提纲挈领的风格看病，在有限的接诊时间中高效、快速地分析病情，把握病机，对证治疗。这种前后紧密连贯、逻辑鲜明的辨证思维体系与"三部曲"亦是有着异曲同工之妙。下面就贾老师"临证三部曲"浅述如下。

"三部曲"中的第一部分是巧抓病机，第二部分是方证对应，第三部分是随证加减。三部曲之间层层递进，紧密联系，共同谱写出诊病辨证的灵活思路。

一、巧 抓 病 机

1. 趋势问诊，探寻病机 贾老师诊病时，往往特别注重通过对患者核心症状或症候群的收集、把握，然后从中推断出患者的核心病机。其中，通过望、闻、问、切四诊收集到的资料，反映的是疾病最零散但很重要的症状和体征，辨证是对零散的症状和体征进行分层次、分主次地分析和加工、归纳，临床中辨证要与辨病紧密结合，对主要症状逐步渐进地展开，最终得出对疾病的判断。在临床中，很多纷繁复杂的症状需要通过综合考量来把握，依据患者核心"症候群"推断出的"证"更为可靠。贾老师认为，医者在收集病情资料时一定要注意患者症状对证诊断的贡献度，要优先突出抓主证，主证对证的贡献度最大，同时也要注重过渡证，因为过渡证反映着病机的演变，根据主证、次证、过渡证等把握疾病过程中证的演变规律，也就是抓病机，在此基础上"以证立法，以法选方"。

2. 中西医结合，合理利用现代检验技术 传统中医辨证主要依靠通过望、闻、问、切四诊收集的资料进行分析。但临床所见不少患者病情复杂，症状疑难，这也给中医辨证分型带来了困难。贾老师认为，证作为机体在疾病发生、发展过程中某一阶段的生理、病理概括，其实质是疾病在某一阶段的整体综合反映，因而具有一定的物质基础。其除具有通过传统的望、闻、问、切四诊可收集到的宏观表现外，还应具有通过现代更为客观的检测方法所能检测到的客观指标。从目前的一些研究结果来看，利用现代各种先进的检测手段寻找疾病辨证分型的客观指标是可行的，特别是类似耳鸣、耳聋、失眠等疾病，积极开展相关的主、客观测评对其辨证分型是有帮助的。方法是手段，目的始终是通过对传统和现代诊疗技术与思维的融汇而更好、更负责任地为患者诊察，明确致病的机制。

二、方 证 对 应

贾老师认为，辨证论治过程中要首先明确证候，在治疗时应当"凭证立法，由法定方"，即通过中医四诊及现代诊疗技术对患者的生理、病理资料进行收集，可以很快地明确患者的核心病机，此为"证"。常言"法随证出"，由此便可以着手依据所辨明的"证"而确立治法，合理选用方药。

方证对应讲究有主证用主方，有兼证予加减。在中医学辨证论治理论指导下，方剂学讲究"方从法出""法随证立""方以药成"。方剂的产生必有证的前提，而病机是证产生的原因和主要矛盾所在，是证与方之间的桥梁，着重分析证的病机才能洞悉证中阴阳、正邪的状态与趋势，方药才可有的放矢。只讲证而不分析机制，只知其然而不知其所以然，不利于建立证与方的必然联系。就中医临床实践而言，中医诊病的全过程是，首先通过望、闻、问、切四诊获得疾病的症状、体征，分析、综合、归纳出疾病的病机所在，确定"证"而后再确定治法，针对主证之病机选用相应的药物，根据配伍原则组成方剂，完成治法，也就是症—证（机）—法—药—方。临证时应该以临床症状为切入点，并从所有症状中抓住病机关键，确定证候（理），而后依据主治证的病机制订解决矛盾的治疗方法（法），再根据方证对应的方法选用相应的方药，同时根据每味药在与病机斗争中的主次、协同、制约、引导等作用确定君、臣、佐、使。总之要建立理法方药融会贯通的思维模式。《神农本草经》曰："欲查病，先察其源，先候病机。"《医医病书》亦言："诊病者，全在确识病机之寒热、虚实、润燥，再能精考药性，有是病，即用是药。"

三、随证加减

医者所开具的处方是否见效，一方面在于病机的把握是否精准，另一方面对处方中药味加减的拿捏是否到位也占了很重要的比重。贾老师认为现在患者往往病情复杂，不是单一的情况，主方的确定主要是根据患者的主诉而来，所以，贾老师的随证加减、精准用药主要体现在针对兼证，比如，患者诊断为咳嗽，通过辨证论治定出主方，然后根据所出现的兼证进行加减。

中药理论认为，药物是具有偏性的。结合多年中医临床经验，贾老师认为中药之所以能够发挥作用，建立在药物作用于人体后所产生的反应性上。同理，人体症状作为人患病后机体在病理状态下的"反应性"的表现，也对用药有着指导意义。例如，患者出现咽痒就可以用蝉蜕、荆芥，咳痰不利用桔梗、贝母、瓜蒌，阵咳流涕多用僵蚕，口干、起口疮但胃怕凉用芦根、薄荷，耳朵流脓发热有异味用龙胆草，头蒙用石菖蒲、郁金，双腿沉重用木瓜，小便热用泽泻、白茅根，气分热用石膏、知母、石斛、麦冬，血分热用牡丹皮、生地黄、赤芍、玄参，风热用金银花、连翘，正气不足加白术、茯苓、党参，大便不通用枳实、莱菔子。

除了中药材本身的四气五味、归经规律之外，贾老师还提倡要加强对现代药理知识的掌握。根据现代药理作用，鸡血藤有促进血细胞生成的作用，故常用于补血；蒲公英有抗幽门螺杆菌的作用，可用于有幽门螺杆菌感染的慢性胃炎、溃疡疾病；龙骨、牡蛎中含有的钙质具有镇静作用，对治疗睡眠障碍的患者很有帮助；仙茅、淫羊藿有助于维持雌激素水平稳定，可以治疗更年期妇女由于激素水平紊乱而导致的骨质疏松、腰腿痛等。

在贾老师的方子里很少能看到原方，往往只是抽出了某个经典方剂中的几味关键药味，通过合理的配伍组方，兼顾到了主证和兼证的需求，全方常常仅有 10～16 味中药，可谓"小而精当"，主次分明，审机对证，收效甚佳。

四、验案赏析

张某，女，48 岁，2017 年 5 月 16 日初诊。

主诉：间断头晕、头闷半个月。

病史：半个月前外出后出现头晕、头闷，每遇躺下来时头晕，伴恶心，视物旋转，心慌，持续 10 多秒消失，转头时也有发作，纳可，口干，不欲饮，眠可，二便正常，月经正常，量少。无耳鸣，时心烦，乏力，腰困，饮凉胃不适。既往史：腰椎滑脱修复术后。舌胖，边有齿痕，舌中有裂纹，脉沉弦。

诊断：眩晕（痰湿阻滞，肝肾阴虚证）。

治法：健脾化痰，滋养肝肾。

处方：清半夏 6g，炒白术 20g，天麻 20g，石菖蒲 10g，郁金 10g，僵蚕 6g，葛根 15g，百合 20g，赤芍 10g，怀牛膝 20g，枸杞子 15g，菊花 15g。7 剂，日一剂，温水冲服。

二诊：2017 年 5 月 23 日。药后头晕头闷好转，恶心呕吐止，视物旋转、心慌好转，纳眠可，大便不畅且黏，小便正常。齿痕舌，脉弦。上方加炒莱菔子 20g。5 剂，日一剂，温水冲服。

按语：患者主要症状为头晕，感觉天旋地转，且伴恶心，无耳鸣，转头时有不适。其头晕是"自感天旋地转"，与眩晕证中对于"晕"的症状描述（"指头晕甚或感觉自身外界景物旋转"）相应，由此可诊断出患者病属眩晕。这里需要注意的是，贾老师对有鉴别意义症状的重视。例如，无耳鸣症状提示排除此眩晕为梅尼埃病所引起；转头时不适，提示应该考虑患者的转头动作是否与头晕症状的加重有关，为明确诊断鉴别，应嘱咐患者做颈椎双斜位片（相较于颈椎正侧位片更为准确，可以从四个方向清晰看到椎动脉的情况）。

患者从发病不适至今半月，病程较短，且伴恶心、腰困、乏力等症状，考虑为虚实夹杂，以实为主，以虚为次。头晕、头闷、伴恶心、舌胖有齿痕、脉沉弦这一组症状集中反映了痰湿阻滞的病机；腰困、乏力反映患者有肝肾阴虚情况；时心烦、舌裂纹反映病邪有郁而化热伤津的趋势。故综上可给出痰湿阻滞、肝肾阴虚的病机证型。

针对患者的症状病机，贾老师采用化痰祛湿、滋养肝肾的治法，处以半夏白术天麻汤加减，紧扣患者"痰湿阻滞为主，肝肾阴虚为辅"的核心病机。方中清半夏、炒白术（因患者自述饮冷食胃部不适，故白术炒用以护胃）、天麻健脾、化痰、祛风，配合石菖蒲增强祛痰通窍功效，配郁金化痰同时可清心除烦，加菊花、僵蚕以增清热化痰、息风通络之力，葛根、百合滋养脾胃，且葛根能升提脾胃清气，解决患者口干症状，加赤芍以清痰湿内郁而生之热，针对肝肾阴虚，配伍怀牛膝、枸杞子以滋养肝肾。上方即体现了贾老师诊病先抓主证，根据主证选取适应的方剂作为打底方，再兼顾患者的次要症状，分析推导出次证，针对次证所反映出的病机进行随证加减的思路。二诊时患者药后症状改善明显，大便较前偏黏，排便不爽，故在整体病机未发生大的改变基础上，原则性效守前方，具体灵活加以调整，加炒莱菔子通降腑气，给痰邪排除畅通道路，腑气通畅则清阳之气得复。

本案中我们可以体会贾老师运用"临证三部曲"进行辨证施治的思维过程。即通过中医四诊结合现代辅助检查手段，快速收集患者相关的核心症候群，并推导出相应病机，明确患者眩晕（痰湿阻滞、肝肾阴虚）的"病""证"诊断后，再依据"方证对应"的思路，立法选方，以半夏白术天麻汤为基础，结合患者兼证，酌情给予药物加减变化。

此外，本案还可以初窥贾老师对患者疾病发展"趋势"的诊断与治疗思路，首诊时患者口干、苔裂、心烦等症状表明痰湿内郁，可能有化热之象，痰火相煎，只恐更助晕眩之势，贾老师选用赤芍、菊花、僵蚕、百合、葛根、郁金等药即是从患者病势的角度把握处方整体的寒热平衡。二诊时患者大便黏是湿邪外排的表现，贾老师把握此病势，因势利导，加炒莱菔子正合其势。

第六节　辨体病证，三位一体

一、辨　体　质

"体质"是在中医理论发展过程中形成的病理生理学概念。"体"指身体，"质"为性质、本质。所谓体质，就是机体因为脏腑、经络、气血、阴阳等的盛衰偏颇而形成的素质特征。

体质不同，感受病邪会因体质而"从化"，临床表现与发展趋势也不同。体质差异不仅可决定发病倾向，如体质虚弱，则易感邪发病，且发病后易形成虚实夹杂证，还可决定对某种病邪的易感性，如阳虚之体每易感受寒邪，阴虚之质每易感受热邪等，更可以决定某些疾病发生的证候类型，如感湿邪，阳盛之体易热化形成湿热病变，阳虚者则易于寒化为寒湿病变等。

那是什么原因导致体质差异呢？实缘于生理情况下人群不同，不同个体由于其所处的生命阶段、禀赋差异、性别特征等因素，导致个体脏腑功能存在不平衡，气血阴阳盛衰情况也就各不相同，而感受的病邪加之于体也就会有差异性的变化。章虚谷的《医门棒喝》明确指出"邪之阴阳，随人身之阴阳而变也"，认为六气之邪，有阴阳不同，外邪伤人又随体质阴阳强弱变化而为病。此即所谓体质"从化"理论，强调病情随体质而变化，病邪伤人，因体质而"从化"，因体质而成不同疾病，因发病而为不同证候，并表现为相应舌脉征。

身体的素质特征是复杂的，但根据脏腑气血阴阳的功能状态及邪气的有无，可以分为正常体质与异常体质两大类。异常体质又可按邪正盛衰分为虚性体质与实性体质，或复合性体质三类。正常体质即身体强壮且无寒热之偏的体质。形体肥瘦匀称，健壮，头发盛长而黑，面色红润，肤色红黄隐隐，明润含蓄，目光有神，精采内含，鼻色明润，嗅觉通利，口和，唇红润，胃纳佳，四肢轻劲有力，能耐受寒热，二便正常，脉象从容和缓，节律均匀，舌质淡红、润泽，苔薄白。此类型体质阴阳无明显偏颇。虚性体质系指脏腑亏虚，气血不足，阴阳偏衰为主要特征的体质状态，常见有气虚、血虚、阴虚、阳虚体质。邪气有余为实，故实性体质主要是指体内阴阳偏盛，痰、瘀等邪气内结所形成的素质特征，常见阴寒体质、阳热体质、痰湿体质、湿热体质、瘀血体质、气郁体质。

体质类型决定对病邪的易感性和病变过程中的倾向性。《灵枢·五变》曰："肉不坚，腠理疏，则善病风。"又曰："粗理而肉不坚者，善病痹。"说明某种体质状态和类型与某种病邪之间有着内在的联系，不同体质特征在很大程度上决定着个体对某种病邪的易感性，体现着体质特点。临床上，肥人多中风、瘦人易痨咳等也证明了这一点。

体质因素参与并影响不同证候与病机的形成。证候类型通常由病邪、病性、病位、病势等综合形成，而个体体质可通过参与邪正斗争过程、改变正邪力量对比，产生影响。如阳虚体质易形成虚寒病机，阴虚体质易形成虚热病机。此外感受同样的病邪或在相同的病因作用下，由于体质因素的不同可表现为不同的病机和证型。

体质影响着病程与转归。人体受邪致病之后，疾病的发展、变化、转归常随体质差异呈现不同态势。一是体质偏性同其病邪病性相同，则二者相互助长，如阳虚体质者感受寒邪或湿邪，阴虚体质者感受热邪或者燥邪，与相应病邪之间存在同气相求而加剧病势；二是体质特异性同其病邪病性相反，则可抑制病邪，减轻病情。

中医体质学说认为，体质是相对稳定的个性特征，具有可调性，方剂是改善体质的重要手段。

中医药整体调节作用不仅表现在影响疾病的病理过程上，而且表现在对体质偏颇有良好的改善作用上。

二、辨　　病

辨病论治是中医诊疗疾病的一种基本方法，即根据不同疾病的各自特征，做出相应的疾病诊断，并针对不同疾病，进行相应的或特异的治疗。一种具体的病往往具有特定的病因、病机和症状，因而显示其特异性，并反映在病因作用和正虚邪凑的条件下，体内出现一定发展规律的邪正交争、阴阳失调的全部演变过程。因此，辨病论治可以把握疾病的基本矛盾变化，有利于从疾病的全局考虑其治疗方法，而且还能采用某些特异性治法和方药，进行特异性治疗。

徐灵胎在《兰台轨范·序》中云："欲治病者，必先识病之名，能识病之名而后求其病之所由生，知其所由生，又当辨其所生之因各不同，而病状所由异，然后考虑其治之法，一病必有主方，一病必有主药。"指出不同疾病基本病机不同，疾病发生、症状出现与病情发展变化也有差异，治疗也有相应的改变。

三、辨　　证

辨证论治是中医认识和治疗疾病的基本原则，是中医学对疾病的一种特殊的研究和处理方法，也是中医学的基本特点之一。

证，是机体在疾病发展过程中的某一个阶段的病理概括。由于它包括了病变的部位、原因、性质，以及邪正关系，反映出疾病发展过程中某一阶段的病理变化的本质，因而它比症状更全面、更深刻、更正确地揭示了疾病的本质。

中医认识并治疗疾病，既辨病又辨证。辨证首先着眼于证的分辨，然后才能正确地施治。例如，感冒，见发热、恶寒、头身疼痛等症状，病属在表，但是由于致病因素和机体反应性的不同，又常表现为风寒和风热两种不同的证。只有把感冒所表现的"证"是属于风寒还是风热辨别清楚，才能确定用辛温解表法还是辛凉解表法，给以适当的治疗。由此可见，辨证论治既区别于见痰治痰、见血治血、见热退热、头痛医头、脚痛医脚的局部对症方法，又区别于那种不分主次、不分阶段、一方一药对一病的治病方法。

辨证论治作为指导临床诊治疾病的基本法则，由于它能辨证地看待病和证的关系，既可看到一种病可以包括几种不同的证，又可以看到不同的病在其发展过程中可以出现同一种证，因此在临床治疗时，还可以在辨证论治原则的指导下，采取异病同治或者同病异治的方法来处理。所以说，中医治病主要的不是着眼于"病"的异同，而是着眼于病机的区别，所谓"证同治亦同，证异治亦异"。

四、辨病与辨证的关系

各种疾病发展过程中不同阶段可以形成不同的证，或由于患者的年龄、体质、饮食习惯等个体差异，以及地理、气候、环境等因素的影响，而使某种疾病即便在同一阶段，也可表现不同的证。因此"病"和"证"既有区别，又密切相关，辨病与辨证结合运用，既识病，又辨证，则既可把握疾病的发展规律，注意不同疾病的不同特点，又能考虑到患者的个体差异，并注意到不同疾病在某些阶段所表现的共同证候。因此，辨病论治和辨证论治既不可相互割裂，也不可相互代替，二者相结合是目前中医临床最常用的诊治疾病的方法。

五、辨体质、辨病、辨证三位一体

在中医学中，"体""病""证"三者是密切联系的不同概念。

病是对疾病全过程的特点和规律所做的概括，证是对疾病当前阶段的病位、病性等所做的结论，体指向的目标是人，将人作为研究的主体。病注重从贯穿疾病始终的根本矛盾上认识病情，证主要是从机体反应状况上认识病情，体质主要阐述个体区别于他人的形态结构、生理功能和心理状态，以及具有相同体质类型的人，对某些疾病的易感性和疾病发展的倾向性等方面的共同特点；辨病、辨证和辨体质，对于中医诊断来说，都是重要的。辨病有利于从疾病的全过程、特征上认识疾病的本质，重视疾病的基本矛盾；辨证则重在从疾病当前的表现中判断疾病的位置与性质，抓住目前的主要矛盾；辨体质重在揭示个体对疾病的发病倾向、易感性和变化特点。三者从不同的角度来揭示疾病的本质，有重合的地方又有各自的侧重点，相互关联，密不可分，三位一体结合诊治，有利于对疾病的本质进行更加全面的认识。

诊察疾病，辨识证候，应时刻不忘顾及体质状态。因为体质与证候既密切相关，又有层次上的差异，需要加以辨识。体质是受先天因素、后天因素、社会因素等共同影响而形成的相对稳定的特质，形成与转变相对缓慢。而证候是由致病因素及机体对其做出的反应，以及治疗是否合理等方面影响形成的阶段性的现象，在外界因素的作用下容易发生转变。证候的产生是以体质为基础的，且体质容易影响证候的性质，因此临床辨证须先辨体质。

中医历来强调治未病，而从证、病的角度考虑往往难以早期把握，体质决定着个体对某种致病因子的易感性及其所产生的病变类型的倾向性，体质还决定着证候的形成与演变，影响疾病的发生、发展与转归，是病、证产生的背景和重要的物质基础。临床实践中从体质入手可预见疾病发展的信息，譬如痰湿体质者，糖尿病、脑卒中、冠心病、高脂血症、痛风的发生率高于非痰湿体质者。

贾老师也常常强调，除了方证对应，还要考虑其适用的体质特征，有时要治其病，还要考虑患者的体质是否适合这个方子。当代学者黄煌教授也常把现代医学的疾病诊断与传统医学的体质辨证通过"辨方证"相互结合，提出了"方—病—人"的诊疗思维模式，认为每个经方有其主治疾病谱和适应的体质特征，有时仅治其病，有时治其人，有时病、人兼治。

贾老师习惯以辨体质起手，后辨病，再以此二者为基础辨证来谨守病机，选方用药。我们把这种方法就称为辨体质、辨病、辨证的"三位一体"诊疗模式。

第七节　未病先防，既病防变

中医对健康、无病、未病和疾病有自己的认识，而且随着时代的进步，这些认识也在进步与更新。中医学认为，形与神是生命的基本要素。"形"指形体，包括脏腑、组织、器官等；"神"指生命功能，包括心理功能和生理功能，人的生命是肉体（形）与精神（神）的统一体。总的来说，中医学认为健康的本质是和谐，即人与自然和谐、心与身和谐、气与血和谐。

中医学"治未病"思想首见于《素问·四气调神论》："是故圣人不治已病治未病，不治已乱治未乱，此之谓也。夫病已成而后药之，乱已成而后治之，譬犹渴而穿井，斗而铸锥，不亦晚乎！"后世张仲景在《伤寒杂病论》中提及的"凡人有疾，不时即治，隐忍冀差，以成痼疾"，唐代医家孙思邈指出的"消未起之患，治未病之疾，医之于无事之前"，都充分体现了未病先防、已病早治防变、已变防危的"治未病"思想。

"治未病"思想是贾老师临床诊疗疾病一贯强调的预防思想，代表着中医学的特色和精髓。未病先防、既病防变的独特诊疗思想，已成为确立和采取各种养生保健措施及防治疾病方法的指导原则。

一、整 体 观 念

整体观念，是在中国古代朴素唯物主义和辩证法影响下形成的中医学独特的思想方法，即认为事物是一个整体，事物内部的各个部分是互相联系不可分割的，事物与事物之间也有密切的联系。中医学认为人体是一个以心为主宰，五脏为中心，通过经络、精、气、血、津液、神的作用联系脏腑、五体、五华、九窍等形体组织的有机整体。另外，躯体状况和精神活动密切相关，各系统、各器官之间生理功能上互相联系，病理状态下相互影响。在这一有机整体中，强调"形神合一"，认为人的精神活动与人的形体密不可分，互相依存。治疗上，贾老师知"神大用则竭，形大劳则毙"的严重后果，故而强调形神并治，方可祛病的重要思想，故"治未病"的手段不仅仅局限于针药，同时也包含心理治疗，即通过调节生理机制达到调节心理，通过调节心理而达到治病之目的。

二、辨 证 论 治

辨证论治是中医诊断和治疗疾病的主要手段之一，同样是"治未病"中不可或缺的一条重要原则。对于"治未病"而言，不管"未病"状态的西医学诊断能否成立，中医总能将四诊（望、闻、问、切）所收集的资料、症状和体征，通过分析、综合，进行辨证，然后根据辨证的结果，采取相应的调治方法。贾老师在具体诊疗疾病过程中，谨遵《素问·阴阳应象大论》所言"以我知彼，以表知里，以观过与不及之理，见微得过，用之不殆"，强调辨人之体质，辨证之部位属性，辨病之异同与辨病证异同相结合，采用"同病异治"和"异病同治"的方法来防治疾病。

三、防 治 结 合

未病先防，治在未病之先，以预防为先。中医学认为，疾病的发生与正邪两方面相关。《素问·刺法论》曰："正气存内，邪不可干。"正气是维持人体功能活动的能力和对病邪的抵抗力，以及维护健康的能力。邪气是各种致病因素的总称，是疾病发生的重要条件。正气强弱与否是疾病发生的内在原因和根据。因此，未病先防时当以增强正气，避其邪气为原则。如《丹溪心法·不治已病治未病》所说："与其救疗于有疾之后，不若摄养于无疾之先。盖疾成而后药者，徒劳而已。是故已病而不治，所以为医家之法；未病而先治，所以明摄生之理。长如是则思患而预防之者，何患之有哉？此圣人不治已病治未病之意也。"

既病防变，治在发病之初，当防治结合。叶天士在《温热论》中指出"务在先安未受邪之地"，阐明了在疾病过程中要主动采取措施，防变于先，控制病势发展的思想。贾老师认为，预防不能和治疗截然分开，治疗亦不能和预防截然分开。往往是此阶段的治，寓下阶段的防；下阶段的防，又为此阶段的治。例如，治疗郁证，知肝脾相关，故疏肝之时，每兼治脾胃，以防两脏器同时发病而致症状加重。

除邪务尽，使病愈防复，则以防为主，兼夹治疗。如《素问·热论》曰："病热当何禁之?岐伯曰：病热少愈，食肉则复，多食则遗，此其禁也。"《伤寒论注解》言："病有劳复，有食复，伤寒新瘥，血气未平，余热未尽，早作劳动病者，名曰劳复。"贾老师强调病后避外邪、节饮食、适劳作的重要性。同时，在预防中运用一些治疗手段，如对于中风后遗症多采用针灸及辨证选用补阳还五汤、地黄饮子等进行治疗，以促进各种功能的恢复。

四、体 质 辨 识

中医体质学认为，体质决定了患者对病的易感性和所患病证种类的倾向性。中医学认为，体质现象是阴阳、气血、津液盛衰变化的反应状态。贾老师重视人的体质及其差异性，如《灵枢·寿夭刚柔》所言："人之生者，有刚有柔，有弱有强，有短有长，有阴有阳。"强调对于不同体质进行针对性的预防易感疾病比诊治疾病更为重要，以体质为依据进行防治调护，是"治未病"的重要原则，如痰湿体质是临床哮喘、眩晕、糖尿病等疾病的共同土壤，抓住了体质就抓住了疾病的根本，为疾病的治疗和预防指明方向。

第八节　纵向横向，动态辨证

中医学的"证"是一种状态，是对疾病发展过程中所处某一阶段的病位（如表、里、脏腑、经络等）、病因（如风寒、风热、瘀血、痰饮、情志、饮食等）、病性（如寒、热等）及病势等所做的病理性概括，是对致病因素与机体反应两方面情况的综合，是对疾病当前本质所做的结论，反映了该阶段病理变化的全面情况。

辨证论治是中医学精华，历史上形成诸多辨证方法，有的抽象、笼统，有的具体、深刻，有的以病位为纲，有的以病因病性为纲。他们各自有特点，交织重叠。贾老师"勤求古训，博采众方"，上自《黄帝内经》，下及诸家，析理精深，在衷中参西、斟酌古今的基础上，以及长期的医疗实践中，提出了横向（证型）纵向（症状）动态辨证的独特见解。在中医学理论指导下，通过对症状、体征等临床资料的综合分析，先明确病位、病性等病理本质，然后形成完整准确的证名。他善于透过纷繁复杂的临床表现，审明主证，找到疾病的症结，立法用药。

一、把握病变规律

贾老师诊病通过询问病史找病因，审证求因，明确病变所在的表里上下、经络、脏腑等，区分病性的寒热虚实及气血津液的亏虚等，把握病变发展演变的趋势，推测病症的转归与预后，根据中医学理论，将证候的病因、病位、病性、病情、病势综合分析，高度概括，提出证型诊断。同时强调因人、因时、因地制宜，认为审因论治、融汇古今，是治病的利器。正如《南阳活人书》所言："因名识病，因病识证，如暗得明，胸中晓然，无复疑虑，而处病不差矣。"

把握病变规律是贾老师认识疾病、把握病机的重要方法，是辨证论治的基础。如《素问·至真要大论》中所言"诸风掉眩，皆属于肝"，强调眩晕与肝风的关系，有"无风不作眩"之说。又因肝风内动，引火上炎，炼液为痰，故又有"无痰不作眩"之说。《灵枢·海论》言："髓海不足则脑转耳鸣，胫酸眩冒，目无所见，懈怠安卧。"说明肾精亏虚而致眩晕，张景岳有"无虚不作眩"之说。然而，临床所见眩晕却有无风、无痰、无虚的见证，但是在病证中找到血瘀的表现，结合现代血液流变等检查，运用活血行气之品，病证自愈。

二、围绕主证诊病

　　贾老师善于从患者零乱无序、主次不分的病理表现中，通过扎实的理论、娴熟的四诊、丰富的经验及细致的态度发现要害，紧抓主证，及时把握方向。辨证是在深入了解主证特征的基础上，结合兼证及其他有关信息，如起病、季节、病史等进行综合分析，概括证型。

　　如湿热内蕴为主证的疾病，贾老师皆以四妙丸为主方随证加减。常拓展应用于眩晕、不寐、痿证、女子带下、男子遗精等病症。应用关键在于辨主证，兼顾次证，做到《素问·至真要大论》所言："谨守病机，各司其属，有者求之，无者求之，盛者责之，虚者责之，必先五胜，疏其血气，令其条达，而致和平，此之谓也。"常加土茯苓、防己以因势利导，清热利湿；加木瓜、僵蚕以祛风通络除湿；加鸡血藤、川芎、赤芍以活血通络除湿，目的就是疏其气血，令气机条达，而至和平。

　　总之，贾老师诊病先抓主证，根据主证选用适宜的方剂为基础方，再兼顾患者的次要症状，分析推导出次证，针对次证所反映的病机进行随证加减，执简驭繁，行之有效。因此，用方更加精准，每每药到病除，效如桴鼓。这种对病机的探求的思路，可以使我们更好地认知疾病，真正在整体观念下辨证论治。

第三章 经方活学活用

第一节 解 表 剂

一、小 青 龙 汤

出处 东汉·张仲景《伤寒论》。

组成 麻黄（去节）三两（9g），芍药三两（9g），细辛三两（6g），干姜三两（6g），甘草（炙）三两（9g），桂枝三两（9g），五味子半升（6g），半夏半升（9g）。

功能主治 解表蠲饮，止咳平喘。治风寒客表，水饮内停，恶寒发热，无汗，咳喘，痰多而稀，舌苔白滑，脉浮，溢饮，身体重痛，肌肤悉肿。现用于慢性支气管炎、支气管哮喘、肺气肿等属外感风寒，内有停饮者。

方义 方中麻黄、桂枝解表发汗，宣肺平喘；干姜、细辛温肺化饮；半夏燥湿化痰；芍药配桂枝调和营卫；五味子敛肺止咳，并防诸药温散太过而耗散肺气；炙甘草缓和药性，益气和中。合用而成解表化饮、止咳平喘之剂。微利，去麻黄，加荛花（熬令赤色）5g。

贾师发挥 贾老师临证诊病时，常常注重辨体质、辨病、辨证三者合一。素有"宿痰"之人，复感外邪，引动内饮为小青龙汤证的主要致病病机，故此强调疏表化饮，内外兼顾，若不疏表而徒治其饮，或不化饮而散表邪，非其治也。临床中常以小青龙汤化裁，治疗咳嗽、喘证、呃逆、呕吐、消渴、癃闭、腹满等症。《伤寒论·辨太阳病脉证并治》也有记载："伤寒表不解，心下有水气，干呕，发热而咳，或渴，或利，或噎，或小便不利，少腹满，或喘者，小青龙汤主之。"临床中干姜、细辛、半夏辛散温燥易伤津液，故咽干口渴去半夏，加滋阴清热的天花粉；麻黄辛温质轻走上走表，若喘，肺气上逆可去麻黄，加肃降降气化痰平喘之杏仁；麻黄辛温发汗易伤阳，影响三焦水液气化功能，故少腹满，小便不利，可去麻黄加茯苓以渗水利湿；麻黄质轻善于上行走表，噎者，可去麻黄，加温中散寒之附子来治疗。

案例 赵某，女，51岁。间断胃胀半个月。

时胃胀，天冷甚，晨起干咳，咳白黏痰，眠可，大便不成形，小便可，双下肢无力，齿痕舌，脉沉。诊为痞满，肺胃虚寒证。方用小青龙加减：桂枝10g，白芍10g，干姜7g，细辛3g，清半夏9g，陈皮10g，茯苓20g，炒薏苡仁30g，桔梗10g，炒白术20g，生麦芽30g。二诊：药后咳减，晨起白痰，偶咳，胃胀好转，纳眠可，二便正常，舌有齿痕，脉沉，上方加白芥子6g，莪术10g。

患者间断胃胀半个月，天冷时甚，晨起咳白黏痰，大便不成形，双下肢无力，舌有齿痕，脉沉，四诊合参诊断为痞满，肺胃虚寒证。患者年过半百，长期操劳过度，损伤脾气。脾运化水谷失常，气血生化乏源，肌肤四肢失去气血濡养；脾运化水湿失常，津液代谢失司，聚而为痰，阻于中焦，脾不升、胃不降；阻滞于胸见宗气不振，肺气宣降紊乱；水湿下注肠间，小肠泌别清浊，

---

* 本章汤剂组成部分药物后括号内的剂量为贾老师常用剂量。

大肠主津排便功能失调。齿痕舌，脉沉皆为肺胃虚寒所见证。脾五行为土，肺为金。土生金，二者为母子关系，肺有疾患治之于脾，《金匮要略》就有记载：干姜甘草汤治肺痿。贾老师因患者无出汗发热表证，故去麻黄，水湿下注肠间应用健脾燥湿的白术、茯苓、炒薏苡仁（炒后健脾利湿作用强），湿易致气滞，故用辛温之陈皮化湿运脾，桔梗祛痰利咽止咳又可载药上行。二诊加用白芥子祛痰，莪术消食导滞通腑气又能活血，诸药合用，痰消咳止，湿去气疏，脾气得升。水谷水湿得运，肺气得宣，三焦得利，津液藏泻有度，五脏功能有节，胀消咳止痰消。这体现了贾老师治病往往强调抓主证，用主药，审证求因，审病求机，因机用药，调和气机，顾护脾胃的思想。

二、银 翘 散

出处　清·吴瑭《温病条辨》。

组成　连翘一两（30g），银花一两（30g），苦桔梗六钱（18g），薄荷六钱（18g），竹叶四钱（12g），生甘草五钱（15g），荆芥穗四钱（12g），淡豆豉五钱（15g），牛蒡子六钱（18g）。

功能主治　辛凉透表，清热解毒。温病初起，发热无汗，或有汗不畅，微恶风寒，头痛口渴，咳嗽咽痛，舌尖红，苔薄白或薄黄，脉浮数。

方义　温病初起，邪在卫分，卫气被郁，开阖失司，故发热、微恶风寒、无汗或有汗不畅；肺位最高而开窍于鼻，邪自口鼻而入，上犯于肺，肺气失宣，则见咳嗽；风热搏结气血，蕴结成毒，热毒侵袭肺系门户，则见咽喉红肿疼痛；温邪伤津，故口渴；舌尖红，苔薄白或微黄，脉浮数均为温病初起之佐证。治宜辛凉透表，清热解毒。方中银花、连翘气味芳香，既能疏散风热，清热解毒，又可辟秽化浊，在透散卫分表邪的同时，兼顾了温热病邪易蕴结成毒及多夹秽浊之气的特点，故重用为君药。薄荷、牛蒡子辛凉，疏散风热，清利头目，且可解毒利咽；荆芥穗、淡豆豉辛而微温，解表散邪，此二者虽属辛温，但辛而不烈，温而不燥，配入辛凉解表方中，增强辛散透表之力，是为去性存用之法，以上四药俱为臣药。芦根、竹叶清热生津；桔梗开宣肺气而止咳利咽，同为佐药。甘草既可调和药性，护胃安中，又合桔梗利咽止咳，是属佐使之用。本方所用药物均系清轻之品，加之用法强调"香气大出，即取服，勿过煎"，体现了吴氏"治上焦如羽，非轻不举"的用药原则。

本方配伍特点有二：一是辛凉之中配伍少量辛温之药，既有利于透邪，又不悖辛凉之旨；二是疏散风邪与清热解毒相配，具有外散风热、内清热毒之功，构成疏清兼顾，以疏为主之剂。

贾师发挥　银翘散出自《温病条辨》，功效辛凉透表，清热解毒，主治温病初起，邪在卫分之证。临床中贾老师化裁此方，如风热化毒，熏灼咽喉，伤及肺胃脉络，加用芦根、玄参、夏枯草清热解毒滋阴凉血，芦根甘寒归肺胃经，既有清热泻火又有生津利尿之功，玄参味甘苦咸，性微寒，能滋阴凉血，泻火解毒。夏枯草苦辛寒，清肝火、散结消肿；三者合用泻火解毒生津，凉血散结消肿。热毒伤及血络，去荆芥穗、淡豆豉之辛温之药，加清热凉血活血的白茅根、侧柏叶、栀子；伤及阴津加天花粉、生地黄以滋阴生津。本方体现了贾老师辨证用药遵循有主证用主方，有次证宜加减的原则。

案例　列某，男，38岁。咽痛8天。

患者近8天来咽痛，晨起甚，牙龈痛，晨流涕或鼻塞，纳可，平素失眠，近眠可，二便正常，苔黄，脉弦。辨为肺胃热盛证。方用银翘散加减：芦根20g，银花20g，连翘20g，薄荷10g，竹叶20g，桔梗10g，桑叶10g，菊花20g，石膏20g，生麦芽20g，陈皮10g，神曲20g。3剂，日一剂，服药后痊愈。

患者被诊断为咽痛，结合舌脉体征，综合辨证为肺胃热盛。咽喉为肺胃的门户，邪热搏结，蕴结成毒，侵及肺胃，循经上犯咽喉，与外邪搏结，气血壅滞，上焦气机失司，给予辛凉清热泻火解毒之法，方用银翘散加减，银花、连翘、薄荷、桑叶、菊花透散表邪，竹叶、芦根清心胃之火，石膏清肺胃之火，桔梗祛痰利咽载药上行，生麦芽、陈皮、神曲健脾化痰消食，顾护脾胃，3剂痊愈。

第二节 和 解 剂

一、逍 遥 散

出处 宋·陈师文等《太平惠民和剂局方》。

组成 甘草（微炙赤）半两（15g），当归（微炒）、茯苓、芍药、白术、柴胡各一两（30g）。烧生姜一块切破，薄荷少许。

功能主治 血虚劳倦、五心烦热、肢体疼痛、头目昏重、心忪颊赤、口燥咽干、发热盗汗、减食嗜卧，以及血热相搏、月经不调、脐腹胀痛、寒热如疟。

又疗室女血弱阴虚，荣卫不和，痰嗽潮热，肌体羸瘦，渐成骨蒸。

方义 逍遥散为肝郁血虚，脾失健运之证而设。肝为藏血之脏，性喜条达而恶抑郁，主疏泄，体阴用阳。若七情郁结，肝失条达，或阴血暗耗，或生化之源不足，肝体失养，皆可使肝气横逆，胁痛，寒热，头痛，目眩等症随之而起。《灵枢·平人绝谷》："神者，水谷之精气也。"神疲食少，是脾虚运化无力之故。脾虚气弱则统血无权，肝郁血虚则疏泄不利，所以月经不调，乳房胀痛。贾老师常言："疏肝解郁，固然是当务之急，而养血柔肝，亦是不可偏废之法。"本方柴胡疏肝解郁，当归、白芍养血柔肝，当归之芳香可以行气，白芍味甘可以缓急，为肝郁血虚之要药。白术、茯苓健脾祛湿，使运化有权，气血有源。炙甘草益气补中，缓肝之急，虽为佐使之品，却有相助之功。生姜烧过，温胃和中之力益专，薄荷少许，助柴胡疏肝郁而清热。如此配伍补肝体，助肝用，气血兼顾，肝脾并治，为调和肝脾之良方。

贾师发挥 临床中贾老师经常用逍遥散化裁，治疗情志失调性疾病、月经不调、乳癖、头痛、手足凉、腰背热等疾病辨证属于肝郁血虚脾弱证者，贾老师认为肝为藏血之脏，体阴用阳喜条达而恶抑郁，主疏泄，调节全身气机。气郁于内则热，气不达于外则寒，故而疏肝、养肝、柔肝为治疗大法。根据辨证求机，审因论治，有主证用主药，有兼证加减之，如肝郁痰阻，吐之不出，咽之不下合半夏厚朴汤，气郁胁肋化热疼痛合金铃子散，痰气结聚乳络形成乳癖应用贝蒌逍遥散，情志失调合菖蒲郁金汤等。

案例 范某，女，37岁。间断头痛20年，加重4年。

时头痛，部位不定，劳累后、受风、生气头痛多发，呈刺痛，头皮拘急，不伴恶心呕吐，纳可，二便正常，乏力甚，易怒。2004年生育大出血后头痛甚，乳腺增生术后，月经正常，痛经，经前腿冷。舌胖有齿痕，脉细。某院做头颅 MRI 检查未见异常，体检未见异常。中医诊断为头痛，气血不足，肝郁血滞证。贾老师方以逍遥散为主加减：当归10g，白芍30g，炒白术10g，茯苓20g，柴胡10g，香附10g，天麻20g，钩藤20g，黄芩10g，川牛膝10g，莪术10g，生麦芽20g，7剂。药后头痛减轻。

患者间断性头痛多年，结合劳累后、受风、生气多发，刺痛，易怒叹息，经前小腿凉，时痛经，舌胖有齿痕，脉细，既往乳腺增生病史，考虑久病耗气伤血，久病入络。无恶心呕吐，无胃气上逆，纳可，二便正常，提示脾胃气机升降正常。气为血之帅，血为气之母，气虚血虚，气滞血瘀，气滞痰凝，虚则生风，辨证求机综合考虑有气郁、血虚、痰结、血瘀和外风，以疏肝、养血、活血、化痰、祛风为治疗之大法。方用逍遥散加半夏白术天麻汤，加用川牛膝、莪术活血行气，诸药合用，使肝气顺，结痰消，瘀血畅，气血充，外风解，气血调和，脑窍得养，神慧痛止。

二、丹栀逍遥散

出处　明·薛己《内科摘要》。

组成　当归一钱（3g），芍药一钱（3g），茯苓一钱（3g），炒白术一钱（3g），柴胡一钱（3g），炒栀子五分（1.5g），牡丹皮五分（1.5g），甘草一钱（3g）。

功能主治　养血健脾，疏肝清热。主治肝郁血虚，内有郁热证。潮热晡热，烦躁易怒，或自汗盗汗，或头痛目涩，或颊赤口干，或月经不调，少腹胀痛，或小便涩痛，舌红苔薄黄，脉弦虚数。

方义　治疗肝郁脾虚，化火生热之证。原书谓该方："治肝郁血虚发热，或潮热，或自汗盗汗，或头痛目赤，或怔忡不宁，或颊赤口干，或月经不调、肚腹作胀，或小腹重坠、小便涩痛。"根据《素问·六元正纪大论》"木郁达之"的原则，首先顺其条达之性，开其郁遏之气，并宜养营血而健脾土，以达养阴补脾之目的。丹栀逍遥散方中柴胡为君，疏肝解郁，使肝气条达，以复肝用。本品的疏肝之效，历来被前贤所推崇，《药品化义》曰："柴胡性轻清，主升散，味微苦，主疏肝。"臣以当归、白芍二药，当归味甘、辛，性温，归肝、心、脾经，具有补血、活血、调经、止痛之功效。《景岳全书·本草正》谓："当归，其味甘而重，故专能补血；其气轻而辛，故又能行血，补中有动，行中有补，诚血中之气药，亦血中之圣药也。"白芍味苦、酸、甘，性微寒，归肝、脾经，具有平肝止痛、养血调经之效。《本草备要》曰其"补血、泻肝、益脾、敛肝阴"。二药皆入肝经，均能补血，养血柔肝，合用相得益彰，既养肝体助肝用，以治血虚，又防柴胡劫肝阴，佐以白术、茯苓、甘草健脾益气，为补气健脾之要药，三药合用使脾气运化有权，化气生血。正如《本草衍义》指出："茯苓行水之功多，益心脾不可缺也。"《本草汇言》指出："白术乃扶植脾胃、散湿除痹、消食除痞之要药。佐以牡丹皮、栀子皆能清热凉血，其中栀子入营分，能引上焦心肺之热下行，尚可泻火除烦。"朱震亨云："泻三焦火，清胃脘血，治热厥心痛，解热郁，行结气。"牡丹皮亦能入肝胆血分，清血中之浮火。《本草经疏》谓本品："其味苦而微辛，其气寒而无毒。辛以散结聚，苦寒除血热，入血分，凉血热之要药"。

贾师发挥　肝主疏泄，喜条达恶抑郁，肝胆相表里，肝为将军之官，五志主魂，气机表现活动以升为主，胆喜宁静为中正之官，气机活动以降为主。肝五行属于阴木，疏泄脾土，助脾运化；胆为阳木，易犯阳土，又与三焦经互为表里，三焦是全身气血津液代谢运化场所。肝藏血，肾藏精，血成精，精生血，肝肾同源，主司生殖，生理特点导致了病理上的致病因素和传变。所以临床中的月经不调辨证属于冲任失调者，失眠属于肝郁化火者，胃痛、腹痛等消化道疾病辨证属于肝脾不调者，贾老师以丹栀逍遥散加减以疏肝清热，养血健脾，使脾气得运，气血生化有源，肝有所藏，肝体得柔，肝阳疏泄有司，郁热得清，气机升降出入调和，诸症自愈。

案例　陈某，女，33岁。间断失眠2年。

难入眠或早醒，生气或遇事或劳累后甚。多虑，眼困，纳差，易怒，二便正常，怕冷，齿痕舌，脉弦。诊为失眠，肝脾不调证。方用丹栀逍遥散：牡丹皮12g，炒栀子7g，当归10g，白芍 12g, 炒白术 10g, 茯苓 30g, 柴胡 10g, 香附 10g, 玫瑰花 10g, 合欢皮 10g, 菊花 12g, 生麦芽 30g。

气郁化火，烦劳则张，皆可导致气机紊乱，营卫运行失调，阳不入阴，阴不恋阳，神失所守，游移于外，难入眠或早醒；气机紊乱，疏泄过度见易怒，疏泄不及见压抑；因思而远慕谓之虑，今肝气疏泄失职，脾失健运，气血亏虚，神失所养故见多虑；目为肝之窍，今疏泄失职，郁而化火，灼伤阴血，窍目失养见眼困；气有余便是火，气不足便是寒，今疏泄失职，气机升降出入紊乱，气血不达体表四肢百骸，失去温煦肌肤腠理之功，故见怕冷；齿痕舌，脉弦为三焦气血津液活动失常的表现。辨证求机，圆机活法，此案属于气机疏泄紊乱，郁而化火，脾失健运，阴不恋阳，神失所守。因机用药，采用《素问·六元正纪大论》宗旨"火郁发之"，方中牡丹皮清血分伏热，菊花清散上焦肝经之火，炒栀子清利三焦之火，且引火从前阴利小便而去。"肝体阴而用阳"，用当归、白芍柔肝体，炒白术、茯苓补后天生气血；"肝喜条达恶抑郁"，柴胡、香附、玫瑰花、合欢皮、生麦芽疏肝体，柴胡清热疏肝且引药入肝经，生麦芽疏肝消食顾脾胃。诸药合用，清肝泻火，柔肝疏肝，健脾养血，既清肝热，又养肝体，还有防劫伤肝阴、助肝用之功，三焦气机升降出入调畅，阴阳营卫出入和谐，脏腑功能正常，精神情志条达舒畅，神明脑聪，寤寐次序有第，昼则卫气出则寤，夜则卫气入则寐。

三、半夏泻心汤

出处　东汉·张仲景《伤寒论》。

组成　半夏半升（12g），黄芩三两（9g），干姜三两（9g），人参三两（9g），炙甘草三两（9g），黄连一两（3g），大枣十二枚（4枚）。

功能主治　心下痞满不通，呕吐，下利，苔腻而微黄。证属寒热错杂，肠胃升降失调。

方义　半夏泻心汤所治之痞，原系小柴胡汤证误下，损伤中阳，致寒热错杂，成心下痞。痞者，痞塞不通，心下即是胃脘，属脾胃。脾胃居中焦，为气机升降之枢纽，今中气虚弱，寒热错杂，中气既伤，升降失常，见呕吐，下利。治当调其寒热，益气和胃，散结除痞。方中辛温之半夏为君，散结除痞，降逆止呕；干姜辛热温中散寒；黄芩、黄连之苦寒以泻热开痞。四味相伍，辛开苦降，寒热平调，邪之所凑，其气必虚。故方中以人参、大枣甘温益气健脾，甘草补脾和中而调诸药。综观全方，寒热并用调阴阳，苦辛并进调升降，补泻兼施顾虚实，是为本方的配伍特点。

贾师发挥　在临床中，脾胃疾病蕴湿化热尤多，故贾老师常常使用半夏泻心汤治疗脾胃病。因干姜大辛大热，易助火化热，代之以辛散开泄之砂仁、木香，既能辛散胃气，开泄湿浊，又无助热之弊；同时加蒲公英、半枝莲、白屈菜等清热化湿解毒之品。现代药理研究表明蒲公英有杀幽门螺杆菌的作用。若中气虚损不明显者去参、枣、草，以免助湿，或加健脾运脾燥湿利湿之山药、白术、薏苡仁等药，且根据土壅木郁关系，加入疏肝柔肝理气、活血止痛的药物，如川楝子、延胡索、木香、乌药、郁金、白芍等，行气止痛，柔肝缓急，临床疗效显著。

案例　曹某，47岁，男。反复胃脘疼痛1年余。

患者反复胃脘疼痛1年余，2个月前胃镜检查示糜烂性胃炎及十二指肠溃疡（A₂期）；幽门螺杆菌（++）。服用制酸、保护胃黏膜、抗幽门螺杆菌药物治疗1个月症状缓解。3天前因饮酒后加重就诊。现症：胃脘痞胀灼痛，痛引右侧胸胁，疼痛无明显规律，伴口苦反酸，口干喜饮但饮水不多，嘈杂纳呆，大便不成形，解便不爽，小便黄，舌红苔黄腻，脉濡数。治法：清热化湿，和胃理气止痛。选方：半夏泻心汤加减。法半夏12g，黄芩12g，黄连6g，白屈菜15g，砂仁（后下）

6g，蒲公英 15g，佩兰 12g，竹茹 12g，川楝子 10g，延胡索 15g，浙贝母 15g，厚朴 6g，煅瓦楞子（先煎）30g。6 剂，水煎服，日一剂。

半夏泻心汤为仲景治疗少阳误下成痞所立，"但满不痛为痞"，伤寒表邪误下，伤及中气，脾不升，胃不降，中焦痞塞不通而成痞满。尤在泾在《金匮要略心典》中说："痞坚之处，必有伏阳。"故用芩、连之苦以降之，寒以清之。但湿浊黏腻之气，非苦降直泄之药所能去，须以干姜之大辛大热以开散之。半夏辛温通阴阳行湿浊，病因里虚，用参、枣、草当助其正气，又可防止苦辛开泄败胃之弊。

患者反复胃脘疼痛 1 年余，结合胃脘痞胀灼痛，痛引右侧胸胁，疼痛无明显规律，伴口苦反酸，口干喜饮但饮水不多，嘈杂纳呆，大便不成形，解便不爽，小便黄，舌红苔黄腻，脉濡数。辨病为胃痛，证属湿热阻滞。治以清热化湿，和胃理气止痛，给予半夏泻心汤加减治疗。

临床中贾老师将此方广泛应用于脾胃病的治疗，因脾病则生湿，胃病则化燥，脾胃受病则相互影响，导致湿热交蒸困阻中焦，出现脾胃气机升降功能失常的临床表现，疗效显著。

四、当归芍药散

出处　东汉·张仲景《金匮要略》。

组成　当归三两（9g），芍药一斤（30g），茯苓四两（12g），白术四两（12g），泽泻半斤（15g），川芎三两（9g）。

功能主治　疏肝健脾，活血化瘀，健脾利湿。妇人妊娠，肝郁气滞，脾虚湿盛，腹中疞痛。现用于妇女功能性水肿、慢性盆腔炎、功能失调性子宫出血、痛经、阑尾炎，以及慢性肾炎、肝硬化腹水、脾功能亢进等属脾虚肝郁者。

方义　方中有活血养血敛阴之当归、芍药，阴血足，肝有藏，体阴而用阳。川芎入心肝二经，味辛性温，行气活血，为血中之气药，归芍相配，补而不滞，疏而不散。苓术相配健脾燥湿利湿，既补后天之本，又可利湿治标，泽泻一味生于河塘边，味甘淡渗利，归肾经，祛水湿作用强，与苓术配伍使湿无所生。

贾师发挥　当归芍药散具有疏肝健脾、化瘀利湿之功，临床中贾老师常常化裁当归芍药散，不断扩展其范围，广泛应用于妇科、内科、外科、皮肤科、五官科等多种疾病的治疗。临床疾病演变过程中肝脾不调兼有气郁、气虚、血虚、血瘀，又有痰、水湿、食阻、火郁等病理因素。贾老师针对气郁甚者加香附、柴胡，化热者加川楝子；气虚甚者加党参或人参；血虚偏热者加生地黄，偏寒者加熟地黄；血瘀偏热者加郁金、丹参、赤芍、牡丹皮，偏凉者加鸡血藤、川芎；夹痰偏热者用浙贝母、瓜蒌，偏寒者用白芥子、枳实、莱菔子；寒湿者加陈皮、苍术、藿香、佩兰；湿热者用茵陈、黄芩、黄连、黄柏；水湿均用利水药，食阻用焦三仙，火郁加栀子。总之主证用主药，兼证加减之，因机用药，圆机活法，因势利导，调畅气机，顾护脾胃，自始至终贯穿到底。

案例　郑某，女，30 岁。经后腹痛半年，加重 1 个月。

患者体矮小、羸弱，年幼多疾，初潮后月经不调，经期尚准，经后下腹拘急胀痛，时痛时止，时喜按，时按之反剧。舌苔薄腻，脉细弦。此肝肾不足，气滞湿阻之腹痛。治以当归芍药散合枳实芍药散加味。处方：茯苓、全当归各 12g，白芍、白术、川芎各 9g，枳实 6g，菟丝子、丹参各 18g，川断、桑寄生各 15g。服 5 剂后，腹痛已除，腰酸已愈，精神亦振，并嘱下次月经后再服此方。隔 2 个月后随访，经后下腹已无痛感。

根据患者主诉经后腹痛，辨病为痛经。身材矮小、羸弱，年幼多疾，此为先天不足，肝肾不足体质。女子二七而天癸至，月事自通，任脉通，太冲脉盛，月事以时下。然患者先天肝肾不足，精血亏虚，冲任失司，胞宫蓄溢失常，故见初潮后月经不调；经后下腹拘急胀痛，时痛时止，时喜按，时按之反剧。此为气郁血虚血瘀证见。苔薄腻为湿邪见症，脉细弦为气郁血虚见症。治疗以疏肝健脾、活血化瘀、健脾利湿为法，方用当归芍药散加减。当归、芍药养阴柔肝，活血养血，白术、茯苓健脾利湿，川芎辛温行气活血，泽泻利湿伤阴，故弃之未用。方中加入川断、桑寄生、菟丝子补肾益精养先天。丹参一味功同四物，补血活血。枳实行气导滞合用芍药组成枳实芍药散以行气活血。《金匮要略·妇人产后病脉证治》第 4 条记载："产后腹痛，烦满不得卧，枳实芍药散主之。"诸药合用，肾气盛，精血足，瘀血散，气机畅，冲任和，月事通，经痛止。

贾老师诊病通过辨病、辨证、辨体质的病、证、体三位一体结合，使疾病诊断更加准确，用方更加精准，故每每药到病除，效如桴鼓。

第三节　清　热　剂

一、龙胆泻肝汤

出处　清·汪昂《医方集解》。

组成　龙胆草 6g，黄芩 9g，山栀子 9g，泽泻 12g，木通 6g，车前子 9g，当归 3g，生地黄 9g，柴胡 6g，生甘草 6g。

功能主治　泻肝胆实火，清下焦湿热。肝胆实火上扰，症见头痛目赤，胁痛口苦，耳聋、耳肿；或湿热下注，症见阴肿阴痒，筋痿阴汗，小便淋浊，妇女湿热带下等。

方义　足厥阴肝经起于足大趾爪甲后丛毛处，向上沿胫骨内缘，上行过膝内侧，沿大腿内侧中线进入阴毛中，绕阴器，至小腹，挟胃两旁，属肝，络胆，向上分布于胁肋部，沿喉咙的后边，向上进入鼻咽部，上行连接目系出于额，上行与督脉会于头顶部。今肝经湿热循经上扰则头巅耳目作痛，或听力失聪；旁及两胁则为胁痛且口苦；下注则循足厥阴肝经所络阴器而为肿痛、阴痒；湿热下注膀胱则为淋痛等症。故方用龙胆草大苦大寒，上泻肝胆实火，下清下焦湿热为君药。黄芩、栀子具有苦寒泻火之功，在本方配伍龙胆草，为臣药。泽泻、木通、车前子清热利湿，使湿热从水道排除。肝主藏血，肝经有热，本易耗伤阴血，加用苦寒燥湿，再耗其阴，故用生地黄、当归以滋阴养血，以使标本兼顾。方用柴胡，是为引诸药入肝经。

贾师发挥　临床中贾老师经常化裁，若肝胆实火较盛，初期应用龙胆草纯阴之品降肝火，缓解期应用苦、辛、寒，入肝、胆经的夏枯草替换大苦大寒之龙胆草，因龙胆草易伤及肝阳，气机易滞且易伤肝阴，夏枯草疏肝郁、泻火散结且不伤肝阴，《本草通玄》有夏枯草补养厥阴血脉，又能疏通结气的记载。现代药理研究证实关木通含有马兜铃酸，易致急性肾衰竭，甚至死亡，贾老师经常应用具有利尿通淋、生津功效的芦根、牛膝代替。综观全方搭配，泻火除湿不伤阴，利中有滋避肾毒，但本方仍为苦寒之性，每易久服有伤脾胃，故对脾胃虚寒和阴虚阳亢之证，或多服、久服皆非所宜。

案例　范某，女，25 岁。耳鸣 3 个月。

间断耳鸣，耳鸣声低，夜深人静时明显，按之消失。纳可，口干，眼干，二便正常，面色红，自觉发热，可饮凉无不适。齿痕舌，苔薄黄腻，脉弦。近来情绪不佳。某医院检查未见异常。辨为耳鸣，属肝火上炎证。方药：龙胆草 7g，炒栀子 10g，黄芩 10g，柴胡 10g，生地黄 15g，车前子 18g，泽泻 10g，芦根 30g，蔓荆子 10g，川牛膝 12g，僵蚕 10g，生麦芽 30g。5 剂，水煎服，日一剂。二诊：2017 年 4 月 23 日，用药后 2 天至今未耳鸣，纳眠可，口干好转，小便黄，大便正常。齿痕舌，苔薄黄，脉弦。时喉中少痰不利。上方减龙胆草，加夏枯草 20g，浙贝母 10g。5 剂，水煎服，日一剂。

患者耳鸣，结合口眼干、面赤、有热、脉弦、情绪不佳等症状，以及齿痕舌，苔薄黄腻，脉弦，辨证求机为肝火上炎。治疗上采取清肝泻火、除湿开窍法，肝胆火盛，疏泄失职，津液代谢失司，聚津为痰，痰气热和，伤及阴津，窍目失润，火性炎上，气血上逆，选用龙胆泻肝汤直折肝火，芦根清热生津利湿，川牛膝淋尿通淋，引血下行，蔓荆子、僵蚕祛风化痰开窍，生麦芽秉东方之木性，有疏肝气消食健胃安神之功。二诊火势已降应用疏肝、泻火散结且不伤肝阴之夏枯草，喉中少痰不利加浙贝母以清热化痰。诸药合用，清肝利湿，苦寒降火，利中有滋，如此湿热除，痰热清，肝胆气血顺畅，耳窍得养，耳目聪明。

二、竹叶石膏汤

出处 清·俞根初《重订通俗伤寒论》。

组成 竹叶二把（6g），石膏一斤（50g），半夏（洗）半升（9g），麦门冬（去心）一升（20g），人参二两（6g），甘草（炙）二两（6g），粳米半升（10g）。

功能主治 清热生津，益气和胃。主治伤寒、温病、暑病之后，余热未清，气津两伤证。虚羸少气，呕逆烦渴，或虚烦不得眠，舌红少苔，脉虚而数；暑热所伤，发热多汗，烦渴喜饮，舌红、干，脉虚数。现用于肺炎、麻疹或麻疹并发肺炎、流行性脑脊髓膜炎、流行性乙型脑炎、糖尿病、小儿夏季热、中暑等病后期余热不清，耗伤气阴者。

方义 竹叶、石膏之辛寒，以散余热；人参、甘草、麦冬、粳米之甘平，以益肺安胃，补虚生津；半夏之辛温，以豁痰止呕。故祛热而不损其真，降逆而能益其气也。

贾师发挥 竹叶石膏汤是白虎汤去苦寒质润的知母，加人参、麦冬、半夏、竹叶组成。以大寒之剂，易为清补之方，此仲景白虎变方也。《素问·阴阳应象大论》曰："形不足者，温之以气；精不足者，补之以味。"故用人参、粳米，补形气也；佐竹叶、石膏，清胃热也；加麦冬生津，半夏降逆，其中半夏虽温，但配入清热生津药中，则温燥之性去而降逆之用存，且有助于输转津液，使参、麦补而不滞，此善用半夏者也。更逐痰饮，甘草补中，且以调和诸药也。临床上大凡见余热未清，气阴已伤的内科杂病，贾老师常用此方加减治疗。

案例 张某，女，44 岁。手足心热 1 个月。

手足心热，纳可，口干，喜热饮，胸憋气短，眠差，大便不成形，小便黄，心烦，神疲乏力，苔白脉弦，诊为气阴两虚，余热内留。方用竹叶石膏汤加减：竹叶 20g，石膏 20g，党参 20g，麦冬 20g，知母 20g，芦根 20g，牡丹皮 10g，胡黄连 10g，佩兰 10g，荷叶 10g，川楝子 10g，生麦芽 20g。

患者手足心热为阴虚内热见症，口干、小便黄为热灼津伤见症。热扰心神则心烦，眠差。神疲乏力为气虚之症，气不足即是寒，故喜热饮。宗气不足，胸中气机不利，见胸憋气短。气机失调大肠失约则大便不成形。苔白脉弦，主湿阻，符合气阴已伤，余热未清病机。贾老师方用竹叶石膏汤为主加减，石膏清热生津，竹叶助石膏除烦止渴，党参、麦冬益气生津，知母、芦根、胡黄连、牡丹皮滋阴清退虚热，佩兰芳香化湿健脾，荷叶清暑化湿，利小便，川楝子泻热，行气止痛，生麦芽健脾兼疏肝。诸药相合，共奏清热生津、益气养阴之效。

第四节 补 益 剂

一、六味地黄丸

出处 宋·钱乙《小儿药证直诀》。

组成 熟地八钱（24g），山茱萸肉四钱（12g），山药四钱（12g），丹皮三钱（9g），泽泻三钱（9g），茯苓三钱（9g）。

功能主治 滋阴补肾。适用病症：肾阴亏损，头晕耳鸣，腰膝酸软，骨蒸潮热，盗汗遗精，消渴。

方义 六味地黄丸方中重用熟地黄，滋阴补肾，填精益髓，为君药。山萸肉补养肝肾，并能涩精，山药补益脾阴，亦能固精，共为臣药。三药相配，滋养肝、脾、肾，称为"三补"。但熟地黄的用量是山萸肉与山药的两味之和，故以补肾阴为主，补其不足以治本。配伍泽泻利湿泄浊，并防熟地黄之滋腻恋邪；牡丹皮清泻相火，并制山茱萸肉之温涩；茯苓淡渗脾湿，并助山药之健运。三药为"三泻"，渗湿浊，清虚热，平其偏胜以治标，均为佐药。六味合用，三补三泻，其中补药用量重于泻药，是以补为主；肝、脾、肾三阴并补，以补肾阴为主，这是此方的配伍特点。

贾师发挥 六味地黄丸有滋阴补肾之效，贾老师临床中治疗阴虚火旺、遗精盗汗、骨蒸潮热时加用知母、黄柏、地骨皮、白薇滋阴降火；两目昏花，视物模糊时加用枸杞子、菊花以滋阴明目；肾病及肺咳嗽加用清热养阴之麦冬、滋养肺肾敛肺止咳生津之五味子；肾不纳气喘逆加用补肾纳气五味子。现代研究证实六味地黄丸还能够提高 β-内啡肽含量，增加阴道脱落细胞涂片中角化上皮细胞和表层细胞的数量，具有雌激素样作用，通过调理下丘脑-垂体-卵巢轴的功能，使卵巢功能恢复，可应用于多囊卵巢综合征患者。

案例 裴某，女，35岁。月经延后10年。

近10年来月经延后，34～80天一至，量少，6天干净，经前乳胀，纳可，眠可，二便正常，时腰困。曾流产过4次，苔白腻，脉细弦，超声示多囊卵巢。证型为肝肾不足，气滞湿阻。方用六味地黄丸加减：熟地黄20g，山茱萸20g，山药20g，牡丹皮20g，怀牛膝20g，狗脊20g，炒薏苡仁30g，茯苓20g，莪术10g，香附10g，延胡索10g，生麦芽20g。

肝肾同源，肾藏精主生殖，肝藏血主疏泄，精化血，血生精，精血同源，女子以血为用，故有"女子以肝为先天"之说。辨病辨证：月经延后，肝肾不足，气滞湿阻证。主因多次流产，损耗肾精，肝无藏血，见月经不调延后、量少；肝体阴而用阳，肝体失柔，疏泄不及，又经前气血下注胞宫，冲气旺盛携肝气循经上逆故经前乳胀；腰痛，脉细弦为肝肾亏虚，苔白腻为气滞湿阻之象。贾老师应用六味地黄汤以补肾填精治本为主，怀牛膝、狗脊补肾强腰膝；疏泄不及，气滞血瘀应用疏肝行气、活血止痛的香附、莪术、延胡索；肝为木，脾为土，木郁土壅加用莪术、麦芽以疏肝行气消食；茯苓、薏苡仁、麦芽健运脾胃，诸药合用，气血生化有源，精有所化，血有所藏，神有所养，气有所行，脏腑功能正常，藏泻有度，月事按时满溢。

二、知柏地黄丸

出处　清·吴谦《医宗金鉴》。

组成　熟地黄八钱（24g），山茱萸四钱（12g），干山药四钱（12g），泽泻三钱（9g），茯苓（去皮）9g，丹皮三钱（9g），知母两钱（6g），黄柏两钱（6g）。

功能主治　滋阴降火。主治肝肾阴虚，虚火上炎证。头目昏眩，耳鸣耳聋，虚火牙痛，五心烦热，腰膝酸痛，血淋尿痛，骨蒸潮热，盗汗颧红，咽干口燥，舌质红，脉细数。

方义　肾藏精，肝藏血，乙癸同源；肾主骨，肝主筋，腰为肾之府，膝为筋之府；肾主封藏，肾络联喉咙，夹舌根，支脉络于心。肾阴不足，脑髓失充，肝阴不足见头目昏眩；肾开窍于耳，精不上乘或虚火上扰见耳鸣耳聋；虚火扰动灼伤血络，膀胱气化失司见血淋尿痛；虚火循经上扰见虚火牙痛，五心烦热，骨蒸潮热，盗汗颧红，咽干口燥；舌质红，脉细数也为阴虚火旺之证。治宜滋阴降火。方中知母清热泻火，生津润燥，黄柏清热燥湿，泻火除蒸，解毒疗疮，二者合用清热降火，用于阴虚火旺，盗汗骨蒸明显；熟地黄滋阴补血，益精填髓，山茱萸补益肝肾，涩精固脱，山药补脾养胃，生津益肺，补肾涩精，三药配合，肝、脾、肾三阴并补；茯苓利水渗湿健脾宁心；泽泻利小便，清湿热；牡丹皮清热凉血，活血化瘀，退虚热，除无汗之骨蒸。

贾师发挥　知柏地黄丸具有滋阴降火的功效，主要用于阴虚火旺之证，临床以骨蒸潮热，遗精盗汗，五心烦热，颧红口燥咽干，耳鸣，耳聋，舌质红，脉细数为主症。临床中贾老师围绕有主证用主方，有兼证加减药的思想，紧紧抓住主证，拓展应用知柏地黄丸治疗甲状腺功能亢进、男性不育、肾病综合征、尿路感染、前列腺炎、老年性阴道炎、复发性口腔溃疡、女童性早熟、更年期综合征等各种疑难疾病，均有明显的治疗效果。临床中如果虚热明显常常加用地骨皮、白薇、秦艽以清退虚热，必要时引火下行加用牛膝、玄参，阴虚明显常常加用龟板、鳖甲血肉有情之品，滋阴潜阳。

案例　闫某，女，82岁。腰背困痛3年，加重3个月。

腰背痛困，全身发热，喜凉饮，站久即困其，双下肢乏力，不能蹲起，耳聋，耳鸣，眠差，多梦，夜尿4～5次，大便干，手脚热，时心慌，舌胖，脉细，辨病为腰痛，辨证为阴虚内热。方用：熟地黄30g，生地黄30g，山茱萸20g，山药20g，知母20g，黄柏20g，石斛20g，菊花20g，怀牛膝20g，火麻仁20g，枳实20g，炒莱菔子20g，赤芍20g。

老年患者，主诉腰背困痛3年，加重3个月，辨病为腰痛，辨证为阴虚内热。四诊合参，辨病求机：老年患者，肾精亏虚，腰府失养见腰背痛困；久站伤骨，肾气更亏见站久即困其，双下肢乏力，不能蹲起；全身发热，手脚热，时心慌，喜凉饮，耳聋，耳鸣，眠差，多梦，夜尿次数多，大便干，舌胖，脉细皆为阴虚火旺之证。治宜滋阴降火，方选知柏地黄丸加减，生地黄、石斛滋阴补肾，怀牛膝补肝肾强筋骨，且能引火下行，菊花、赤芍清热凉血，火麻仁、枳实、炒莱菔子行气导滞，润肠通便。明代张介宾《景岳全书·新书八阵》记载："补阴不利水，利水不补阴，而补阴之法不宜渗。"患者因火势明显，阴液耗伤，故减去三泻——茯苓、泽泻、牡丹皮，以防其进一步伤阴耗液。诸药合用虚火降，阴液复，腑气通，气机畅，诸症自愈。

三、归　脾　汤

出处　明·薛己《正体类要》。

组成 白术、当归、白茯苓、黄芪（炒）、龙眼肉、远志、酸枣仁（炒）各一钱（3g），木香五分（1.5g），甘草（炙）三分（1g），人参一钱（3g）。

功能主治 养血安神，补心益脾，调经。主治思虑伤脾，发热体倦，失眠少食，怔忡惊悸，自汗盗汗，吐血下血，妇女月经不调，赤白带下，以及虚劳、中风、厥逆、癫狂、眩晕等见有心脾两虚者。现代临床常用于血小板减少性紫癜、神经衰弱、脑外伤综合征、功能失调性子宫出血等属于心脾两虚者。

方义 《医方集解》："此手少阴、足太阴药也。血不归脾则妄行，参、术、黄芪、甘草之甘温补脾；茯神、远志、枣仁、龙眼之甘温酸苦补心，心者属火，脾之母也。当归滋阴而养血助脾运，木香行气而健脾生血，既以行血中之滞，又以助参、芪而补气。气壮能摄血，血自归经，诸证悉除。"归脾汤的配伍特点，一是心脾同治，重点在脾，脾旺气血生化有源。方名归脾，意即在此。二是气血并补，但重用补气，意在生血。方中黄芪配当归，寓当归补血汤之意，使气旺则血自生，血足则心有所养。所以《沈氏女科辑要笺正》指出："归脾汤方确为补益血液专剂。"

贾师发挥 归脾汤方中甘温酸苦药并用，具有补心益脾、养血安神之功。方中参、术、芪、归、草、枣仁、龙眼肉甘温滋腻碍气，虽有木香、茯苓行气淡利之品，但杯水车薪，且气血正常运行，与心主血脉、肝主疏泄、脾主统血功能密切相关，尤其肝主疏泄、藏血，助脾运化，调节精神情志，故此贾老师临床中兼气郁其时经常合用四逆散以疏肝理气，气郁有热常用金铃子散以疏肝清热，如彻夜不眠，贾老师应用龙骨、牡蛎引阳归阴，重镇安神，白芍酸苦化阴敛阴，柔肝疏肝，且现代药理研究发现后药含有白芍总苷具有解痉镇痛作用。

案例 杨某，女，46岁。夜半易醒1年，伴乏力。

患者1年前无明显诱因出现失眠伴全身乏力。入睡尚可，凌晨两点即醒，醒后2小时后方可再次入睡，晨起精神差。纳可，无口干口苦，右臂疼痛，小便调，大便难，不干，日行一次，月经规律。苔腻，脉弦。既往史：肾结石、脂肪肝、乳腺增生、高血压。诊断为失眠，心脾两虚，痰热阻滞证。方用归脾汤加减：炙黄芪20g，太子参10g，炒白术10g，茯苓20g，天麻10g，当归10g，白芍20g，薄荷10g，葛根20g，石菖蒲10g，郁金10g，夏枯草20g。5剂，水冲服，日一剂，早晚分服。

患者久患有肾结石、脂肪肝、乳腺增生、高血压等病史，脏腑亏虚，神不潜藏，易形成痰湿病理产物而阻滞气机，郁而化热，扰乱心神，出现失眠。痰气阻滞气机不能外达而全身乏力，精神差，胃气不降，大便难不干，因郁热伤阴不显著故无口干口苦，气为血之帅，气郁血滞，不通则痛，故右臂疼痛。脏腑亏虚，虚者补之，用归脾汤以健脾补气养血，天麻、葛根祛风通络，舒筋缓急治右臂疼痛，薄荷、夏枯草清热散结兼调畅气机，与石菖蒲、郁金同用痰消气畅郁热自消。由此窥见贾老师诊病三要素，抓主证用主药，有兼证宜加减，审证求机、因机用药、调节气机的用药思想。

四、香砂六君子汤

出处 清·汪昂《医方集解》。

组成 香附子七分（2g），缩砂仁八分（2.5g），橘皮八分（2.5g），白术二钱（6g），半夏一钱（3g），茯苓二钱（6g），人参一钱（3g），甘草（炙）八分（2g），生姜二钱（6g）。

功能主治 疏肝解郁，理气宽中。用于肝胃不和，胸胁胀闷，恶心呕吐，不思饮食，或腹痛泄泻。

方义 柯琴曰：经曰壮者气行则愈，怯者着而为病，盖人在气交之中，因气而生，而生气总以胃气为本，脾胃一有不和，气便着滞，或痞闷哕呕，或生痰留饮，因而不思饮食，肌肉消瘦，诸证蜂起而形消气息矣，四君子气分之总方也，人参致冲和之气，白术培中宫，茯苓清治节，甘草调五脏，胃气既治，病安从来，然拨乱反正又不能无为而治，必举大行气之品以辅之。则补者不至腻而不行，故加陈皮以利肺金之逆气，半夏、生姜以疏脾土之湿气，二者又相辅相成而痰饮可除也，加香附子以行三焦之滞气，缩砂仁以温通脾肾之元气，而贲郁可开也。四君得辅，助则功力倍宣，四辅奉君，则元气大振，相得而益彰矣。

贾师发挥 贾老师认为肝为阴木，体阴而用阳，主疏泄，调节全身气机升降出入，助运脾胃运化常常应用香砂六君子治疗肝脾不调证。临床中常用有行气、消积止痛功效的莪术，消食除胀、降气化痰的炒莱菔子，行气导滞通腑气，腑气得通，三焦得利，肝气得疏，中州枢机调畅，阴阳营卫调和，五脏安宁。

案例 韩某，女，35岁。多眠3年。

2016年住神经内科诊为"抑郁症"，现症：睡眠浅，多梦，次日神疲乏力，心情压抑，多思悲观，胸闷纳差，二便正常，口苦，项肩困，饭后胃胀。月经经期为5～6天，周期为30～60天，量少，齿痕舌，脉沉。中医诊断为肝脾不调证。方药如下：香附10g，砂仁8g，党参12g，炒白术15g，清半夏9g，陈皮10g，茯苓30g，莪术10g，黄芩12g，柴胡10g，川楝子10g，炒莱菔子20g。5剂，水煎服，日一剂，早晚分服。

四诊合参辨病为失眠，辨证为肝脾不调。肝为木脏，主疏泄助运化，疏泄不及，藏血失司，肝体失柔，郁而化火，情志不遂；伤及中焦运化，气机升降失调。以调和肝脾为大法，贾老师常常以香砂六君子汤疏肝解郁，理气宽中，肝脾同调。腑气以通为用，以降为和，且胃又为五脏六腑之大主，贾老师临证中喜用莪术、炒莱菔子活血行气、消食导滞、通腑气。腑气得通，肝气条达，三焦得利，肝脾自和。贾老师常言"气有余便是火"，而小柴胡汤具有疏肝清热和解之功效，常配用柴胡、黄芩治疗；川楝子苦寒，疏肝清热，行气止痛。诸药相合，肝气得疏，脾气得健，气血营卫调和，诸症自愈。

五、参苓白术散

出处 宋·陈师文等《太平惠民和剂局方》。

组成 莲子肉一斤（500g），薏苡仁一斤（500g），缩砂仁一斤（500g），桔梗一斤（500g），白扁豆一斤半（750g），白茯苓二斤（1000g），人参二斤（1000g），甘草二斤（1000g），白术二斤（1000g），山药二斤（1000g）。上药为粉，每服二钱，每日二次。

功能主治 补脾胃，益肺气。用于脾胃虚弱，食少便溏，气短咳嗽，肢倦乏力。主治脾气虚弱，湿邪内生，症见脘腹胀满，不思饮食，大便溏泻，四肢乏力，形体消瘦，面色萎黄，舌苔白腻，脉象细缓者。亦治小儿脾疳，面色萎黄，形容憔悴，毛发枯槁，精神萎靡，不思饮食，睡卧不宁，或脾虚水肿，或脾虚带脉不固，白带过多，绵绵不断，如涕如唾者。

西医诊为消化不良、慢性胃肠炎、附件炎、气管炎等而见上述证候者，均可以此方治疗。

方义 方中以人参、白术、茯苓、甘草（即四君子汤）平补脾胃之气，为主药。以白扁豆、薏苡仁、山药之甘淡，莲子之甘涩，助白术既可健脾补气，又可渗湿而止泻，为辅药。以砂仁芳香醒脾，促中州运化，通上下气机，吐泻可止，为佐药。桔梗为太阴肺经的引经药，入方，如舟车载药上行，达上焦以益肺气。此方对证而兼见肺气虚弱、久咳痰多者，亦颇为相宜，为培土生金之法。诸药合用，共奏益气健脾、渗湿止泻之功。

吴昆《医方考》曰："脾胃喜甘而恶苦，喜香而恶秽，喜燥而恶湿，喜利而恶滞。是方也，人参、扁豆、甘草，味之甘者也；白术、茯苓、山药、莲肉、薏苡仁，甘而微燥者也；砂仁辛香而燥，可以开胃醒脾；桔梗甘而微苦，甘则性缓，故为诸药之舟楫，苦则喜降，则能通天气于地道矣。"

贾师发挥　脾为阴土，主运化，主统血，喜燥，胃为阳土，主受纳，为仓廪之官，喜湿。脾升胃降调节水谷精微消化吸收，生理特点决定了病理症状。脾病多湿，湿又易阻滞气机运化，恶性循环，湿为阴邪，易伤阳气，胃阳不足，腐熟无能。《中华人民共和国药典》和《古今医鉴》所载参苓白术散比较，贾老师推崇后者，也与陈皮醒脾化湿作用相关。且常常加减气味芳香的藿香、佩兰以化湿醒脾，助运化；陈皮、厚朴以行气化湿，除胀满；胃中怕冷，稍加干姜或生姜以温中散寒湿。生麦芽秉春生肝木之性，有少火生气之意，也为贾老师疏肝消食护胃所常用。

案例　宋某，女，27岁。大便溏稠不调2年。

大便溏稠不调，稀多稠少，纳可，时肠鸣或胀，怕冷，眠多梦，小便正常。面黄，苔白黄，脉沉。证属脾虚湿阻。方用参苓白术散加减：党参20g，茯苓20g，炒白术20g，扁豆20g，陈皮10g，山药20g，砂仁10g，炒薏苡仁30g，藿香10g，厚朴10g，干姜10g，生姜10g，生麦芽20g。药后第1天大便正常，之后仍溏稠不调，饭后不饥，神疲乏力，眠多梦，小便正常，苔黄，脉弦，怕冷，上方加枳实10g，厚朴20g。6剂后，大便日一次，畅，成形。

患者大便溏稠不调2年，舌脉四诊合参，辨证求机，中焦虚寒，运化失司，气血营卫亏乏，脏腑四肢筋骨脉肌肉失养见面黄，多梦；脾气亏虚，无力升清，下走肠间见大便溏，时肠鸣腹胀；中焦虚寒，升降失调，气机阻滞，阳气郁内不达于外见怕冷；综合考虑证型为脾虚湿阻。益脾气助健运，温阳化湿除胀。方用参苓白术散加减治疗效佳，苔黄，脉弦，怕冷为湿阻气机郁而化火所致，故加枳实、厚朴行气消胀通腑气，腑气得通，三焦得利，津液得下，上下内外调和，诸症自愈。

六、补中益气汤

出处　金·李东垣《内外伤辨惑论》。

组成　黄芪五分或一钱（18g），人参三分（6g），白术三分（9g），炙甘草五分（9g），当归二分（3g），陈皮三分（6g），升麻三分（6g），柴胡三分（6g）。

功能主治　补中益气，升阳举陷。主治脾虚气陷证。饮食减少，体倦肢软，少气懒言，面色萎黄，大便稀溏，舌淡，脉虚；脱肛、子宫脱垂、久泻久痢、崩漏等。临床常用于治疗内脏下垂、慢性胃肠炎、慢性菌痢、脱肛、重症肌无力、乳糜尿、慢性肝炎等；妇科之子宫脱垂、妊娠及产后癃闭、胎动不安、月经过多；眼科之眼睑下垂、麻痹性斜视等属于脾胃气虚或中气下陷者。

方义　方中黄芪补中益气、升阳固表，为君；人参、白术、甘草甘温益气，补益脾胃，为臣；陈皮调理气机，当归补血和营，为佐；升麻、柴胡协同参、芪升举清阳为使。综合全方，一则补气健脾，使后天生化有源，脾胃气虚诸症自可痊愈；一则升提中气，恢复中焦升降之功能，使下脱、下垂之症自复其位。

贾师发挥　补中益气汤为补气升阳、甘温除热代表方。贾老师临床辨证时注重症状的有无，做到有者求之，无者求之。故此应用本方必须具备体倦乏力、少气懒言、面色萎黄、舌淡脉虚等主症。气虚热甚者，加量黄芪；腹痛者，加芍药、甘草缓急止痛；恶寒身冷痛，常加桂心一取其温经通络，通则不痛之意，二取滋补药少佐桂心，取少火生气之意。头痛甚者加川芎以行气活血疏风止痛，使甘温滋补而不滞腻。临床若恶热喜寒而腹痛者再加黄芩，中气不足，阴火郁滞故用黄芩清热，但毕竟是郁火，因而黄芩用量少；若出现脏腑合并证，两脏同治或三脏同治。此方证为中焦气虚，清阳不升，阴火上乘所致，故而阴虚内热或实火者忌服。

案例 张某，男，35 岁。汗出多 1 年。

患者自述自汗已逾 1 年，汗出多于常人，活动后汗出尤甚，畏风，面色苍白，形寒肢冷，大便溏薄，每日 2～3 次，腰膝酸软，舌淡苔白，脉虚弱。证属脾肾阳虚，阳不敛阴。方以补中益气汤合金匮肾气丸加减。处方：黄芪 20g，党参 15g，白术 10g，当归 10g，陈皮 10g，柴胡 6g，升麻 6g，熟附片（先煎）10g，肉桂（后下）3g，山茱萸 10g，牡丹皮 10g，五味子 10g，煅龙牡（先煎）各 30g，金樱子 10g。6 剂。二诊：症状明显好转，汗已止，唯大便溏薄，腰膝酸软，前方收效，在原方的基础上加怀山药 20g，茯苓 12g，桑寄生 15g。6 剂后，诸症基本消失，续服 8 剂，诸症悉除，随诊半年未复发。

阳加于阴谓之汗，汗为心之液，赖心阳心气统摄，心阳心气又依靠先天肾阴肾阳温煦滋养，后天脾胃气血的濡养，张某自汗已逾 1 年，结合舌脉体征，四诊合参，辨证求机当属阳虚自汗证，病位在心，主要责之脾肾，因脾为气血化生之源，肾藏真阴而寓元阳，只宜固密。《素问·阴阳应象大论》曰："阳在外，阴之使也，阴在内，阳之守也。"脾肾阳气虚弱，气血阴阳生成匮乏，脏腑四肢百骸筋骨肌肉失养，见畏风，面色苍白，形寒肢冷，腰膝酸软；舌淡苔白，脉虚弱皆为气血不足之象。阳不敛阴，则自汗出，脾不运化，肾不封藏，水液代谢失司，见大便溏薄。以补脾益气，温阳敛阴为治疗原则，方以补中益气汤补中益气，升阳固表，合金匮肾气丸温肾助阳，配以煅龙牡、五味子等收涩敛阴之品而获效。

七、二仙丸

出处 《中医方剂临床手册》。

组成 仙茅 9g，仙灵脾 9g，当归 9g，巴戟天 9g，黄柏 4.5g，知母 4.5g。

功能主治 温肾阳，补肾精，泻肾火，调冲任。主治妇女月经将绝未绝。周期或前或后，经量或多或少，头眩耳鸣，腰酸乏力，两足欠温，时或怕冷，时或烘热，舌质淡，脉沉细者。现用于妇女更年期综合征、高血压、闭经，以及其他慢性疾病见有肾阴、肾阳不足而虚火上炎者。

方义 方中仙茅、仙灵脾（淫羊藿）、巴戟天温肾阳，补肾精；黄柏、知母泻肾火，滋肾阴；当归温润养血，调理冲任。全方配伍特点是壮阳药与滋阴泻火药同用，以适应阴阳俱虚于下，而又有虚火上炎的复杂证候。由于方用仙茅、仙灵脾二药为主，故名"二仙汤"。

贾师发挥 冲任失调是指冲任二脉调蓄人体脏腑经络气血功能失常，引起阴阳失衡或气机不畅，表现为病情变化与冲任盈亏密切相关的证候。任为任脉，在天癸作用下司全身精血津液；冲为太冲脉，在天癸作用下所司广聚全身脏腑之血，使血海盛满。天癸则由先天之精化生，又在后天水谷之精充养下成熟，由此可见肾气盛，化生天癸，调节冲任二脉生理功能活动起主要主导作用。二仙汤能温肾阳，补肾精，泻火坚阴，阴阳双补，恢复冲任二脉生理调节功能。贾老师临床中治疗男科疾病，如早泄、阳痿、不育症、男性更年期及焦虑、抑郁、失眠等，妇科疾病，如月经不调、痛经、崩漏、闭经、胎动不安、滑胎及女子更年期综合征、焦虑、抑郁、失眠等与冲任二脉病理相关的疾病，皆以二仙汤化裁，每每获效，效如桴鼓。

案例 庞某，女，51 岁。入睡困难 1 年余。

入睡困难，睡前身热，服半片 1.25mg 地西泮 1～3 小时始眠，易醒，醒后不易入睡，醒后双腿僵硬，口渴，乏力，纳差，性急，易怒，大便正常，小便频，怕冷，手足冷，去年起开始烘热汗出，全身热，平时咽部异物感，时欲哭，颈僵，时头晕，易口疮。月经不调、量少，小便乏力。既往史：肾结石、十二指肠溃疡、背部脂肪瘤术后。辨为失眠，冲任失调证。方用二仙汤加减：仙茅 10g，淫羊藿 10g，知母 20g，黄柏 10g，生地黄 20g，山药 20g，山茱萸 20g，茯苓 20g，合欢皮 10g，莪术 10g，怀牛膝 20g，生麦芽 20g。服药后失眠及烘热汗出好转。

患者既往肾结石、十二指肠溃疡、背部脂肪瘤皆与湿热有关，湿热煎灼，穷久必及肾，耗伤肾气，封藏失职见尿频。肾藏精，主骨生髓，腰为肾之府，精化血，血生精，精血互化，故乙癸同源。肝为阴木，以血柔之，秉性柔和，疏泄调达，现正值七七之年，经断前后，肾精亏虚，天癸渐竭，冲任失调，血海蓄溢失常，见月经不调、量少；髓海失养见头晕；骨失所养见双腿僵硬，颈僵；阴不维阳，虚阳上扰，扰及心神见入睡困难，睡前身热，烘热汗出，全身热；肾阴不足，阴虚火旺，灼伤津液，见口渴；肾阴不足，阴不制阳，肝体失柔，疏泄失职见性急、易怒；基于阴阳互根关系，阴必及阳，日久阴阳两虚见怕冷、手足冷；阳虚不能温煦五脏六腑见小便乏力，阴虚不能滋润，脏躁见时欲哭；脏腑气血津液代谢异常，阻于咽部见异物感，停于口腔易生口疮。辨证求机，阴阳两虚，冲任失调。因机用药，阴阳双补，气机调和，五脏安康，经断前后诸症自愈。方用二仙汤。仙茅、仙灵脾扶肾阳，知母、黄柏泻火坚阴，生地黄、山茱萸滋阴养血，山药、茯苓、生麦芽健脾顾护脾胃，合欢皮、莪术、怀牛膝行气活血。

第五节　理　气　剂

半夏厚朴汤

出处　东汉·张仲景《金匮要略》。

组成　半夏一升（12g），厚朴三两（9g），茯苓四两（12g），生姜五两（15g），苏叶二两（6g）。

功能主治　行气开郁，降逆化痰。主妇人咽中如有炙脔；喜、怒、悲、思、忧、恐、惊之气结成痰涎，状如破絮，或如梅核，在咽喉之间，咯不出，咽不下，此气郁所为也；或中脘痞满，气不舒快，或痰涎壅盛，上气喘急，或因痰饮中结，呕逆恶心。

方义　别名有厚朴汤（《圣济总录》卷一、二、四）、大七气汤（《三因极-病证方论》卷八）、四七汤、厚朴半夏汤（《卫生易简方》）、七气汤（《仁斋直指方》卷五）、四七饮（《杏苑生春》卷四）。

《医宗金鉴》云：此病得于七情郁气，凝涎而生，故用半夏、厚朴、生姜辛以散结、苦以降逆；茯苓佐半夏以利饮行涎，紫苏芳香以宣通郁气。脾气舒涎去，病自愈矣。

《金匮方歌括》云：方中半夏降逆气，厚朴解结气，茯苓消痰；尤妙以生姜通神明，助正祛邪；以紫苏之辛香，散其郁气。郁散气行，而凝结焉有不化哉。

贾师发挥　半夏厚朴汤具有行气开郁、降逆化痰作用，主要应用于痰气阻滞咽喉，吐之不出，咽之不下，如有炙脔之梅核气。临床中贾老师认为当代社会生活节奏加快，生活压力及精神情志等因素，易致精神情志不遂，脏腑功能失调，尤其心、肝、脾、胃等脏腑，心失所养，肝失条达，脾失健运，肺胃气机郁滞等病理机制变化，导致气、血、痰、湿、食、火六郁病理产物产生。故此常以半夏厚朴汤加减，广泛应用各种内科杂病中，如瘿瘤、胃神经官能症、慢性咽炎、慢性支气管炎、食道痉挛等证属气滞痰阻的病症。气郁重合用四逆散；血瘀重合用血府逐瘀汤；痰重者合用二陈汤或涤痰汤；湿重者合用平胃散；食滞者用焦三仙或枳实、莱菔子对药，消食导滞；有火者应用栀子、夏枯草、黄芩等。六者俱有合越鞠丸。同时贾老师非常注重调畅气机升降出入运动，注重调解腑气，浊气得降，清气自升，每每获效。

案例　李某，女，41岁。声音嘶哑9年。

患者于2008年在某医院行声带结节术。近10天咽干。刻诊：音哑，咽干，背冷，喜热饮，乏力，纳可，时呕逆，眠差，入睡困难，多虑易怒。大便干，2～4日一行，小便正常。血压90/60mmHg，左腋下淋巴结术后1年。苔黄腻，脉沉细。贾老师诊为痰气交阻，方用半夏厚朴汤加减：清半夏9g，厚朴10g，茯苓20g，紫苏梗10g，陈皮10g，僵蚕10g，桔梗10g，浙贝母20g，夏枯草20g，莪术10g，枳实12g，炒莱菔子20g。7剂药后，多虑易怒好转，背冷消失，时头蒙，饭后胃胀，眠差，大便干，喉中痰不利，经前阴部潮湿红肿，小便有味，鼻中血痂，齿痕舌，脉弦。上方加苦参10g，黄柏10g，白茅根20g。

患者于9年前行声带结节手术，术后声音嘶哑导致其心情多虑，烦躁易怒使肝气郁滞，疏泄失职，脾运失健，痰湿内生，阻滞气机，痰气交阻，久而化热，热灼咽喉则声音嘶哑，咽干；脾气宜升为健，胃气宜降为顺，痰饮停于胃，胃气不降反升故呕逆；痰气阻滞中焦，气机升降失司，寒则凝，热则化，故喜饮热；痰热阻滞，阳气不达背部故觉冷，不达四末见疲乏；痰气交阻，阳不入阴故眠差；痰气阻滞，腑气不畅故便干数日一行。半夏燥湿化痰，降逆止呕降逆气；厚朴、紫苏梗行气宽中降结气，宣郁气；茯苓健脾渗湿；陈皮行气化湿佐茯苓健脾益气；僵蚕、浙贝母清热化痰；桔梗宣肺利咽开音，载药上行；夏枯草清肝泻火散结；莪术行气；枳实、莱菔子为通腑降气之对药。方证相应，故药后诸症减。时头蒙、饭后胃胀、大便干、喉中痰、经前阴部潮湿、小便有味是湿热未尽之候，故于方中加入清热燥湿之黄柏、苦参，清热泻火凉血利尿之白茅根，使湿热从小便而去。诸药合用，热清痰消，郁散气行，病自愈矣。

第六节　理　血　剂

一、补阳还五汤

出处　清·王清任《医林改错》。

组成　生黄芪四两（120g），当归尾两钱（6g），赤芍一钱半（5g），地龙一钱（3g），川芎一钱（3g），桃仁一钱（3g），红花一钱（3g）。

功能主治　补气活血，祛瘀通络。主治中风后遗症。正气亏虚，脉络瘀阻，半身不遂，口眼㖞斜，语言謇涩，口角流涎。大便干燥，小便频数，或遗尿不禁，舌苔白，脉缓。现用于脑血管意外后遗症、小儿麻痹后遗症，以及其他原因引起的半身瘫痪、截瘫，属气虚血瘀者。

方义　本方重用生黄芪大补元气，当归尾、川芎、赤芍、桃仁、红花活血化瘀，地龙通行经络。诸药合用，使气旺血行，瘀去络通，诸症自可渐愈。

贾师发挥　贾老师治疗中风病气虚血瘀证常常化裁补阳还五汤，中风之所以发病，源于络脉空虚，腠理不密，外邪侵袭。初得中风，在补气活血、祛瘀通络的基础上加防风疏散外风；病久由络入经，由腑入脏，损及脾肾，伤及阳气多加附子振奋肾阳；气虚明显少气乏力，出汗便溏加党参，严重时用人参大补元气；气虚血瘀，血瘀津停，气血阴阳营卫运行失司，神失所养，脑窍失聪往往加用菖蒲、郁金化痰开窍；中风之病机，阴阳失调、气血逆乱直冲犯脑为关键所在，引血下行，滋补肝肾，强筋健骨，牛膝必用，且剂量宜较大。然此方为气虚血瘀常用方，故临床应用多以恢复期、后遗症期见半身不遂，口眼㖞斜，苔白，脉缓无力为辨证要点。

案例　张某，男，52岁。右侧半身不遂70天。

患者于2016年12月4日突发右侧半身不遂，言语欠流利，神清。湖北省某中医院诊断为脑梗死。现：右侧半身不遂，右上肢可抬过胸部，肘腕指不动，可拖步。时头晕，纳可，失眠，二便调，血脂高，否认高血压、甲状腺病史。齿痕舌，苔腻，脉沉弦。中医诊断为中风，气虚痰瘀阻滞证。方用补阳还五汤加减：生黄芪60g，赤芍10g，当归10g，地龙10g，桃仁10g，红花10g，石菖蒲10g，郁金15g，浙贝母10g，僵蚕10g，怀牛膝30g，炒莱菔子20g。

患者右侧半身不遂，结合言语欠流利，神清，齿痕舌，苔腻，脉沉弦，中医诊断为中风（气虚痰瘀阻滞证）。中风发病，源于正气亏虚，元气不足，气虚血虚，气虚血瘀，血瘀津停，气血阴阳营卫运行失司，治疗上给予益气养血活血、祛瘀通络、调和阴阳等法治疗。方选补阳还五汤。黄芪、当归益气养血，桃仁、红花、赤芍活血化瘀，石菖蒲、郁金、地龙、僵蚕、浙贝母行气化痰通络醒神开窍，怀牛膝补肝肾强筋骨引血下行，炒莱菔子行气化痰，导滞通腑气，重用补气加活血化痰通络药配伍，气旺血行以治本，祛瘀化痰通络以治标，标本兼顾，且补而不滞，祛邪而不伤正，诸药合用，气旺、瘀消、络通，诸症向愈。

二、血府逐瘀汤

出处　清·王清任《医林改错》。

组成　桃仁四钱（12g），红花、当归、生地黄、牛膝各三钱（9g），川芎、桔梗各一钱半（5g），赤芍、枳壳各两钱（6g），甘草、柴胡各一钱（3g）。

功能主治　活血化瘀，行气止痛。主治胸中血瘀证。胸痛，头痛，日久不愈，痛如针刺而有定处，或呃逆日久不止，或饮水即呛，干呕，或内热瞀闷，或心悸怔忡，失眠多梦，急躁易怒，入暮潮热，唇暗或两目暗黑，舌质暗红，或舌有瘀斑、瘀点，脉涩或弦紧。

方义　本方主治诸症皆为瘀血内阻胸部，气机郁滞所致。即王清任所称"胸中血府血瘀"之证。胸中为气之所宗，血之所聚，肝经循行之分野。血瘀胸中，气机阻滞，清阳郁遏不升，则胸痛、头痛日久不愈，痛如针刺，且有定处；胸中血瘀，影响及胃，胃气上逆，故呃逆干呕，甚则水入即呛；瘀久化热，则内热瞀闷，入暮潮热；瘀热扰心，则心悸怔忡，失眠多梦；郁滞日久，肝失条达，故急躁易怒；至于唇、目、舌、脉所见，皆为瘀血征象。治宜活血化瘀，兼以行气止痛。方中桃仁破血行滞而润燥，红花活血祛瘀以止痛，共为君药。赤芍、川芎助君药活血祛瘀；牛膝活血通经，祛瘀止痛，引血下行，共为臣药。生地黄、当归养血益阴，清热活血；桔梗、枳壳，一升一降，宽胸行气；柴胡疏肝解郁，升达清阳，与桔梗、枳壳同用，尤善理气行滞，使气行则血行，以上均为佐药。桔梗并能载药上行，兼有使药之用；甘草调和诸药，亦为使药。合而用之，使血活瘀化气行，则诸症可愈，为治胸中血瘀证之良方。

贾师发挥　胸中为气之所宗，血之所聚，肝经循行之分野。瘀血内阻胸部，气机郁滞，宗气升降出入异常，促肺主气功能失司见呼吸不利，短气或气紧；促心行血功能异常表现胸痛、气短、痛如针刺而有定处，以及心神被扰见心悸怔忡、失眠多梦。胸部也是肝脉循行所分布区域，疏泄条达，气血调和，呼吸均匀，血脉流畅。由此可见，血脉正常运行除与宗气有关，还与心主血脉、肺主气、肝主疏泄三脏功能密切相关。因此贾老师临床中大凡见到气滞血瘀证，化瘀活血不忘加用疏肝药物，常用柴胡、枳壳、郁金、川楝子、元胡、莪术等行气疏肝活血止痛。

案例 袁某，男，47 岁。入睡困难 1 个月。

1 个月前工作调动，因压力大致入睡困难，多虑，睡前服劳拉西泮片 2mg，但从 11 点睡到凌晨 3 点，醒后右上肢拘挛，双脚热汗或双手僵，双膝以下不适，纳可，口干，二便调，乏力。既往有甲状腺功能减低病史，口服左甲状腺素钠片，每日 2 片（100μg）。舌胖有齿痕，脉沉弦。诊为失眠，肝郁血滞证。方用血府逐瘀汤加减：当归 20g，生地黄 20g，桃仁 10g，红花 10g，赤芍 20g，川牛膝 10g，枳壳 10g，柴胡 10g，桔梗 10g，炒栀子 10g，炒薏苡仁 20g，生麦芽 20g。

患者既往患有甲状腺功能减低，提示脏腑功能衰减，加之调动工作及生活压力原因，致肝疏泄失职，气机郁滞，血行不畅，加之多虑耗伤心脾，心主血脉功能失司成瘀；脏腑功能衰减及气滞血瘀，阻滞脉络，营卫不和，阳不入阴见入睡困难，神不守舍见多虑；瘀血阻滞，气郁化火伤津故口干；瘀血阻络，经气不通，气血津液运行受阻，睡卧后气血运行更加缓慢而上肢筋脉失养见拘挛，气血不能运达四末而双手僵、双膝以下不适，郁而化热见双脚热汗；脏腑功能衰减及气滞血瘀，新血不生，四末肌肉失却气血滋养濡润，故乏力；舌胖暗有齿痕，脉沉弦，均为肝郁脾虚血瘀之明证。贾老师辨病为失眠，辨证为肝郁血滞，有主证用主方，方药之中贯穿着调节气机升降的思想，疾病安有不愈之理。方中当归养血和血，生地黄滋阴生津，桃仁、红花活血化瘀，赤芍疏肝化瘀凉血，牛膝活血化瘀并引血下行，栀子清肝泻火，凉血清心除烦，薏苡仁健脾祛湿，麦芽健脾兼疏解肝郁，桔梗、枳壳升降相因，调节气机升降，柴胡疏肝解郁，协桔梗可升清阳之气。诸药合用，气行血畅，脏腑调和，疾病自愈。

三、通窍活血汤

出处 清·王清任《医林改错》。

组成 赤芍一钱（3g），川芎一钱（3g），桃仁（研泥）三钱（9g），红枣（去核）7 个，红花三钱（9g），老葱（切碎）3 根，鲜姜（切碎）三钱（9g），麝香（绢包）五厘（0.15g），黄酒半斤（250g）。

功能主治 活血化瘀，通窍活络。用于血瘀所致的斑秃、酒渣鼻、荨麻疹、白癜风、油风等，以及偏头痛，日久不愈，头面瘀血，头发脱落，眼痛白珠红和久聋、牙疳、妇女干血劳、小儿疳证等。

方义 《医林改错评注》：方中赤芍、川芎行血活血，桃仁、红花活血通络，葱、姜通阳，麝香开窍，黄酒通络，佐以大枣缓和芳香辛窜药物之性。其中麝香味辛性温，功专开窍通闭，解毒活血（现代医学认为其中含麝香酮等成分，能兴奋中枢神经系统、呼吸中枢及心血管系统，具有一定抗菌和促进腺体分泌及兴奋子宫等作用），因而用为主药；芳香走窜的麝香与姜、葱、黄酒配伍更能通络开窍，通利气血运行的道路，从而使赤芍、川芎、桃仁、红花更能发挥其活血通络的作用。

《历代名医良方注释》：妇女干血劳或小儿疳证，都因瘀血内停，新血不生所致，必须活血化瘀，推陈致新。本方用活血通窍之品治疗干血劳证，深得此法。方中麝香为君，芳香走窜，通行十二经，开通诸窍，和血通络；桃仁、红花、赤芍、川芎为臣，活血消瘀，推陈致新；姜、枣为佐，调和营卫，通利血脉；老葱为使，通阳入络。诸药合用，共奏活血通窍之功。

贾师发挥 通窍活血汤具有活血化瘀、通窍活络之功。主要应用于各种血瘀所致的斑秃、酒渣鼻、荨麻疹、白癜风、油风、偏头痛、久聋、牙疳、妇女干血劳、小儿疳证等疾病。贾老师门诊以头痛患者居多，头痛剧烈，时间久者，常加细辛、白芷以辛温开窍、通络止痛，加菖蒲、郁金以理气宣窍，通络止痛；头痛顽固难愈者加全蝎、僵蚕、蜈蚣、地鳖虫等虫类以搜剔经络瘀血。根据血寒则凝，热则行，往往习惯加用质轻桂枝以辛温通络，甚者加黑附片以温里散寒通络。

案例　牛某，女，30岁。右侧偏头痛半年余。

患者半年前无明显诱因开始出现右侧偏头痛，疼痛性质呈刀割样，位置固定不移，时心慌、手抖、不伴恶心、呕吐、出汗。用力时头痛加重，月经周期及经期正常，有少量瘀血块，无痛经，纳可，无口干口苦，可凉饮，眠可，二便调，舌淡暗，脉沉涩。诊断为头痛，瘀血阻滞证。方药如下：赤芍 6g，川芎 6g，桃仁 9g，红花 9g，老葱 3 根，鲜姜 9g，桔梗 6g，僵蚕 9g，蔓荆子 6g，天麻 10g，葛根 18g，怀牛膝 10g，红枣 7 个。

头为诸阳之会，清阳之腑，凡五脏精华、六腑清阳之气皆上注于头，故脏腑经络发生病变，皆可以引起头痛。故此头痛辨证分外感和内伤两种。

患者为年轻女性，以右侧偏头痛半年余为主要症状，疼痛性质呈刀割样，位置固定不移，结合平素月经有少量瘀血块，舌淡暗，脉沉涩，四诊合参，辨证求机，为瘀血所致。瘀血阻滞头部脉络，不通则痛；瘀血特性固定不移；瘀血扰心，心主血脉功能失司时心慌；瘀血阻滞脉道，阴阳气血不相接续，加之瘀血不去新血不生，肌肉筋脉失养见手抖；用力时筋脉拘急，脉道不通，瘀滞更甚见头痛加重；瘀血未及脾胃，故纳可，无口干口苦，可凉饮，二便调；舌淡暗，脉沉涩皆为瘀滞之象。活血化瘀通络为治疗大法，选用通窍活血汤。贾老师为患者治病时用药用方深思熟虑，常常要考虑患者的经济承受能力，考虑麝香虽通行十二经，为主药，但其价格昂贵，故常弃而不用。桔梗、怀牛膝一升一降，调节气机升降出入；僵蚕、蔓荆子、天麻祛风通络止头痛；葛根有舒筋缓急之功，现代药理研究表明其具有扩张血管、改善微循环、降低血管阻力、使血流量增加等作用。诸药合用，血活瘀化，脉络通畅，通则不痛，头痛自止。

第七节　治　风　剂

一、川芎茶调散

出处　宋·陈师文等《太平惠民和剂局方》。

组成　川芎四两（120g），荆芥（去梗）四两（120g），白芷二两（60g），羌活二两（60g），甘草二两（60g），细辛一两（30g），防风（去芦）一两半（45g），薄荷八两（240g）。上药为末，每服二钱（6g），日二次，清茶调下。

功能主治　疏风止痛。主治风邪头痛、偏正头痛，或巅顶作痛，恶寒发热，目眩鼻塞，舌苔薄白，脉浮者。

方义　川芎量大善治少阳、厥阴经头痛，祛风活血而止头痛，血分之气药，"诸经头痛之要药"；薄荷质轻而上行，善疏风止痛，清利头目，利咽喉；荆芥、羌活为太阳经头痛、后脑牵连项痛常用药；白芷疏风止痛可治阳明经头痛、前额及眉心痛；细辛散寒止痛，长于治少阴经头痛；防风为风药上走头目，兼能解表散寒，以风热在上，宜于升散也；甘草益气和中，调和诸药；茶调者，茶能上清头目也。

贾师发挥 贾老师常言：治疗头痛时，辨证尤为关键。①辨病因：内伤还是外感，外感须辨或风寒或风热或风湿；②辨病机：外感病机是邪从外侵袭，脉络壅滞，清窍不利；内伤与脏腑功能失调、风火痰瘀病理因素上扰清窍有关。③辨邪正盛衰及病程长短关系：外感病多实证，病程短，头痛暴起。内伤病头痛相对来说，病程长，既有病理因素的实证，又有本虚，故虚实夹杂病机多见。④辨部位：或太阳经，或阳明经，或厥阴经，或少阳经，或少阴经。总之，外感风寒头痛辨证要点：病因为风寒之邪；病机为邪从外侵袭，脉络壅滞，清窍不利；寒为阴邪，侵犯太阳经，故头痛连项背，遇风寒加重；清窍不利见鼻塞，正气奋起抗邪，邪实相搏，正气不虚见脉浮。对于气虚、血虚或因肝肾阴亏、肝阳上亢、肝风内动引起的头痛，均非所宜。

案例 邢某，男，28岁。间断顶枕部痛10天。

10天前吹空调后出现头痛，未诊治。刻诊：时顶枕部痛，受风后前额冷，则发作头痛，易怒，纳可，眠差，大便干，小便正常，汗多。齿痕舌，苔白，脉略弦。诊为头痛，风寒侵络证。方用川芎茶调散加减：川芎20g，荆芥10g，白芷10g，蔓荆子10g，葛根20g，羌活10g，僵蚕10g，蝉衣10g，川牛膝10g，生麦芽20g，炒莱菔子20g。

外感头痛多因起居不慎，坐卧当风，感受风寒湿热等外邪，而以风邪为主。所谓"伤于风者，上先受之""巅顶之上，唯风可到"。太阳又主一身之表，故外邪自表侵袭经络，上犯巅顶，清阳之气受阻，气血不畅，阻遏络道，而致外感头痛。根据外感头痛辨证依据，病因、部位、发病机制，邪正关系，起病快慢及病程长短进行分析如下：患者邢某，间断顶枕部痛10天，吹空调后出现头痛，首先辨病为头痛，发病时间不长，因吹空调受凉为外感风寒为患。风为阳邪，易袭阳位，其性开泄，故汗多。寒性凝滞，寒主收引与风邪相兼为患，阻滞经络，气血运行受阻，头为身体之阳位，故伤风寒头先受之致前额冷头痛。寒凝气滞，气机升降失调，心神失养，故眠差；肝失条达，故易怒；肠腑郁热灼津故大便干。方用川芎茶调散祛风散寒止痛。川芎为祛风活血止痛要药必不可少，蔓荆子、白芷祛风止痛，荆芥、僵蚕、蝉衣专走一身之表，葛根入阳明经可疗前额冷痛。川牛膝活血止痛，麦芽健脾兼疏肝理气，炒莱菔子行气导滞通便。

二、芎芷石膏汤

出处 清·吴谦《医宗金鉴》。

组成* 川芎10g，白芷3g，石膏10g，藁本10g，羌活10g，菊花20g。

功能主治 疏风清热。主治头痛眩晕，时有发作，日久不愈，以及外感风热头痛。头痛而胀，其则头痛如裂，发热恶风，面红目赤，口渴喜饮，大便不畅或便秘，小便黄，舌红苔黄，脉浮数。

方义 方中以川芎、白芷、菊花、石膏为主药，以疏风清热。菊花质轻性凉，具有散风清热、平肝明目之功效，《本草备要》记载："菊花味兼甘苦，性察平和，备受四气，饱经霜露，得金水之精，益肺肾二脏。"石膏甘寒质重清热除烦，生津止渴；川芎善治少阳、厥阴经头痛，祛风活血而止头痛，为血分之气药，"诸经头痛之要药"；白芷疏风止痛治阳明经头痛；羌活、藁本治太阳经头痛，为后脑牵连项痛常用药，但偏于辛温，故伍以菊花、石膏校正其温性，变辛温为辛凉，疏风清热而止头痛。

贾师发挥 头痛病分内伤和外感两种，外感头痛往往见急性起病，病程短，头痛伴见身无汗或有汗、发热、身重、鼻塞、流涕、咽痛、怕风、苔薄白或薄黄或薄黄腻、脉浮紧或浮数或脉濡，

---

* 原书未载用量，此为贾老师临床常用量。

病机为起居不慎，坐卧当风，外感风寒湿热，侵袭经络，上犯巅顶，清阳之气受阻，气血不畅，阻遏络道，而致外感头痛，病性属于实证，辨部位以六经辨证为主。内伤头痛，往往见慢性起病，多与情志饮食久病劳倦诱因有关，病程长，头痛伴见相应脏腑气血阴精不足，又有气火痰瘀等病理因素存在的临床表现，病机为情志、饮食、久病、劳倦等诱因伤及脏腑气血津液，或引起脏腑气机升降出入功能紊乱，生理功能失调，产生病理性气血痰火，进一步阻滞脏腑气机，疾病本质虚实兼杂，辨部位以脏腑辨证为主，尤其辨肝、脾、肾。外感风热头痛较甚者，菊花、石膏不足清其热，去辛温羌活、藁本，改用黄芩、山栀、薄荷辛凉清解。发热甚，加金银花、连翘清热解毒。若热盛津伤，症见舌红少津，可加知母、石斛、花粉清热生津。若大便秘结，口鼻生疮，腑气不通者，可合用黄连上清丸，以苦寒降火，通腑泻热，直折其火。

案例　张某，女，61 岁。头痛间断发作 2 年。

患者 2 年前不明诱因出现头痛间断发作，发作时由右顶枕部后转至两颞部，咀嚼时牙痛，纳差，可凉饮。近眠可，大便不成形，怕风。既往有高血压病史。齿痕舌，苔黄，脉沉弦。诊为头痛，风热阻络证。方用芎芷石膏汤加减：川芎 10g，白芷 10g，石膏 20g，僵蚕 10g，全蝎 10g，蔓荆子 10g，川牛膝 20g，知母 20g，生地黄 20g，细辛 3g，陈皮 10g，生麦芽 20g。

患者 61 岁，为老年患者，高血压病史多年，提示肾精亏虚，肝体失柔，阴不制阳，肝阳上亢的体质；头痛由右顶枕部转至两颞部说明风性善行，怕风说明风性开泄，卫气不固，腠理疏松的特性；咀嚼时牙痛，可凉饮，苔黄无胃热燥实腑实证，无胃热伤阴白虎汤四大症，故提示外感风热由邪气侵犯阳明经络所致；纳差，大便不成形，齿痕舌提示胃不受纳，脾不运化，湿邪内留；脉沉主病位在里，弦主头痛。四诊合参，辨为头痛病，阴虚阳亢，脾虚夹湿，外感风热袭表证，变证求机，本虚标实，因机用药，依据标本缓急原则，急则治其标，缓则治其本。以祛风清热为主，应用芎芷石膏汤，热盛伤津加知母、生地黄以滋阴清热；头痛加僵蚕、全蝎、蔓荆子、细辛以祛风通络止痛；陈皮、生麦芽醒脾化湿，行气消食，顾护后天脾胃；川牛膝补肝肾，益精活血利尿，引血下行。诸药合用，标本同治，风热清，头痛止，肾气补，潜亢阳，运脾胃，诸症自愈。

三、天麻钩藤饮

出处　胡光慈《中医内科杂病证治新义》

组成　天麻 9g，钩藤（后下）12g，生石决明（先煎）18g，山栀 9g，黄芩 9g，川牛膝 12g，杜仲 9g，益母草 9g，桑寄生 9g，夜交藤 9g，朱茯神 9g。

功能主治　清热平肝，潜阳息风。治肝经有热，肝阳偏亢，头痛头胀，耳鸣目眩，少寐多梦，或半身不遂，口眼㖞斜，舌红，脉弦数。现用于高血压。

方义　方中天麻、钩藤、石决明平肝息风；山栀、黄芩清肝泻火；杜仲、桑寄生补益肝肾；夜交藤、朱茯神养心安神；益母草活血利水；牛膝活血通络，引血下行。诸药合用，共成清热平肝、潜阳息风之效。

贾师发挥　天麻钩藤饮主治肝阳偏亢，生风化热证，部位在肝肾，病性为本虚标实，以实为主。以平肝潜阳息风、清热补肝肾、活血利水为治法。临床工作中，贾老师以天麻钩藤饮治疗眩晕、头痛、耳鸣等病属于肝阳上亢、肝风上扰者。若肝火盛，加大苦大寒之龙胆草直折其火，火衰减用泻火散结且不伤肝阴之夏枯草；眩晕头痛，肝阳上亢明显者，用羚羊角粉清热平肝，龙骨、牡蛎重镇降逆潜阳。阴虚明显者，用二至丸加枸杞子、生地黄、何首乌滋阴养血；肾阴虚明显者，直接合用六味地黄汤黄滋补肾阴，滋水涵木，柔肝降逆平肝。如此加减，每每获效。

案例 李某，男，31岁。间断头痛、头蒙2年。

患者2年来时头痛，头蒙，测血压190～160/120～110mmHg，未用降压药。刻诊：时头痛头蒙。诱因不明，伴头胀或头热。口干口苦喜热饮，凉饮腹痛。纳可，眠可，二便正常。体胖，舌尖红，脉沉。体检血脂、血糖、肝功能正常。诊断为头痛，肝阳上亢夹痰蒙窍证。贾老师方用天麻钩藤饮加减。方药如下：天麻10g，钩藤20g，石决明10g，黄芩10g，夏枯草20g，怀牛膝20g，清半夏10g，炒白术10g，泽泻20g，炒薏苡仁20g，茯苓20g，炒莱菔子20g。

天麻钩藤饮应用指征：病位在肝肾，病性为本虚标实，以实为主，高血压往往责于肝肾阴虚，水不涵木，肝阳暴亢，阳亢化热，循经上扰，气血紊乱为主要病机。肝体失柔，肝阳失用，胆气不循常道而上逆见口干、口苦；横逆犯脾，气机紊乱见腹痛；运化水液障碍，停留经脉见体胖；阳亢上逆之气协痰气上扰脑窍见头痛，头蒙。平肝息风，清热化痰，活血利水治其标，补肝肾来治其本。据法选方，以方选药，安能有不治愈之理？

第八节 祛 湿 剂

一、独活寄生汤

出处 唐·孙思邈《备急千金要方》。

组成 独活三两（9g），桑寄生、杜仲、牛膝、细辛、秦艽、茯苓、肉桂心、防风、川芎、人参、甘草、当归、芍药、干地黄各二两（6g）。

功能主治 祛风湿，止痹痛，补肝肾，益气血。主肝肾两亏，气血不足，风寒湿邪外侵，腰膝冷痛，酸重无力，屈伸不利或麻木偏枯，冷痹日久不愈。现用于慢性关节炎、坐骨神经痛等证属肝肾不足、气血两亏者。

方义 方中独活、秦艽、防风、细辛祛风除湿，散寒止痛；杜仲、牛膝、桑寄生补肝肾，强筋骨，祛风湿；当归、熟地黄、白芍、川芎养血和血；人参、茯苓、甘草补气健脾；桂心温通血脉。诸药合用，共奏祛风湿、止痹痛、补肝肾、益气血之功。

贾师发挥 贾老师常言："冷痹者，阴邪实也；无力者，气血虚也。"又言"正气存内，邪不可干，邪之所凑，其气必虚。"道出痹证本虚标实病机。《素问·逆调论》记载："营气虚则不仁，卫气虚则不用，营卫俱虚则不仁不用。"《素问·痹论》云："痹在骨则重，在于脉则不仁。"今气血亏虚，腠理不固，致风寒湿邪侵袭，累及肝肾，耗伤气血为久痹。治宜扶正祛邪标本兼顾，既驱散风寒湿邪又补肝肾益气血，以独活寄生汤加味。寒邪重者，贾老师临证常加用辛、甘、大热有毒之制附子，既补火助阳，又逐风寒湿邪；精血亏虚不荣则痛，寒湿阻滞不通则用苦、温之骨碎补，既补肝肾，又活血，通则不痛，现代药理研究认为骨碎补具有一定的改善软骨细胞、推迟细胞退行性变、降低骨关节病变率的功能；湿为阴邪，易阻气机，其性下趋，贾老师常选用具有舒筋活络化湿和胃之功的木瓜；肉苁蓉补肝肾润肠通便，畅通腑气，现代药理研究认为肉苁蓉具有肾上腺皮质或有类似肾上腺皮质激素样作用，调节机体免疫功能。诸药合用，邪正兼顾，祛邪不伤正，扶正不留邪。

案例 王某，女，45岁。突发右臀部疼痛伴右腿痛1周。

患者于2017年5月27日突发右臀部及右腿疼痛，MRI示腰椎病变，劳累及受凉后甚，纳可，眠可，二便正常。既往有高血压病史。怕冷喜热，面黄，舌有齿痕，脉沉弦。中医辨为痹证，肝肾不足，寒凝血滞证。方药如下：独活 10g，桑寄生 20g，秦艽 10g，防风 10g，细辛 10g，制附子 6g，骨碎补 20g，木瓜 10g，怀牛膝 20g，鸡血藤 20g，肉苁蓉 20g，生麦芽 30g。

患者突发右臀部疼痛伴右腿痛，MRI 示腰椎病。结合怕冷喜热，劳累及受凉后甚，齿痕舌，脉沉弦。辨病辨证：痹证，肝肾不足，寒凝血滞证。以祛风湿、止痹痛、补肝肾、益气血为治疗大法，贾老师根据《备急千金要方》卷八记载："治腰背痛独活寄生汤也。"方中应用辛、甘、大热有毒的制附子补火助肾阳，合用细辛又逐内外之寒湿；用补肾、活血的骨碎补，舒筋活络化湿的木瓜，补肝肾润肠通便的肉苁蓉，三药合用，既补肝肾又舒筋活血，通络止痹痛；鸡血藤取其养血通络，通则不痛；生麦芽一味贾老师最常用之，因秉东方之木性，有行气消食护胃安神之功，防止甘温之药滋腻碍气，又可消食护胃养心安神，故此每每用之。

二、藿朴夏苓汤

出处 清·石寿棠《医原》。

组成 藿香两钱（6g），姜半夏一钱半（4.5g），赤茯苓三钱（9g），苦杏仁三钱（9g），生苡仁四钱（12g），白蔻仁一钱（3g），通草一钱（3g），猪苓三钱（9g），淡豆豉三钱（9g），泽泻一钱半（4.5g），厚朴一钱（3g）。

功能主治 理气化湿，疏表和中。治湿温初起，恶寒无汗，身热不扬，肢体困倦，肌肉烦疼，面色垢腻，口不渴或渴不欲饮，胸胁痞闷，大便溏而不爽，舌苔白滑或腻，脉濡缓或沉细。

方义 藿朴夏苓汤出自《医原》，能宣通气机，燥湿利水，主治湿热病邪在气分而湿偏重者。方中淡豆豉、藿香芳化宣透以疏表湿，使阳不内郁；藿香、白蔻仁、厚朴芳香化湿；厚朴、半夏燥湿运脾，使脾能运化水湿，不为湿邪所困。再用杏仁开泄肺气于上，使肺气宣降，则水道自调；茯苓、猪苓、泽泻、薏苡仁淡渗利湿于下，使水道畅通，则湿有去路。全方用药照顾到了上、中、下三焦，以燥湿芳化为主，以开宣肺气、淡渗利湿为辅，与三仁汤结构略同，而利湿作用过之。现代药理研究表明，方中藿香具有抗菌、抗病毒、助消化、解痉、镇痛、镇吐、抑制胃肠推进运动、促进胃肠功能正常化、抑制由锌异常所致的肠道损害等作用；杏仁、半夏、白蔻仁等具有平喘、镇咳、化痰等功能；厚朴、半夏、白蔻仁还有助消化作用；茯苓、泽泻、猪苓、薏苡仁具有较强的利尿作用；淡豆豉具有降温作用。

贾师发挥 藿朴夏苓汤具有理气化湿、疏表和中之效，主治湿温初起，表证明显者。湿热伤人一为外感时令湿热之邪；一为湿饮内停，内外相引，感受外湿，酿成湿毒。《温热经纬》言："太阴内伤，湿饮停聚，客邪再至，内外相引，故病湿热。"贾老师将藿朴夏苓汤加减广泛应用于外感内伤杂病。

案例 胡某，男，61 岁。口干 4 个月。

口干夜甚，舌干，喜热饮，纳可，时腹胀，天冷胀甚，矢气多则胀减，饭后胃胀，眠可，小便正常，大便黏，不畅，背部时木。齿痕舌，苔黄，脉沉。胃镜示慢性胃炎。辨证为湿热阻滞。方用藿朴夏苓汤加减：藿香 10g，厚朴 10g，清半夏 9g，茯苓 30g，陈皮 10g，桔梗 10g，黄芩 10g，炒薏苡仁 45g，苍术 10g，芦根 30g，竹叶 10g，生麦芽 30g。药后诸症好转，齿痕舌，脉缓，上方加通草 6g。

患者口干夜甚 4 个月，伴腹胀天冷胀甚，矢气后胀减，大便黏滞不畅，背部时木，齿痕舌，苔黄，脉沉，辨证求机为湿热阻滞。湿热蕴结中焦，阻滞气机，津失输布，见口干舌干；内有所缺，外有所求，故喜饮；气机郁滞，胃阳不展，饮热自救；食后助湿，壅滞胃气，升降失调，饭后更其；寒性凝滞，阻滞气机，故天冷胀甚，矢气后腑气升降出入暂时通畅，见矢气胀缓；湿热蕴结肠道，阻滞肠腑气机，小肠泌别津液及大肠排泄大便功能失司见大便黏、不畅；湿热阻滞太阳经络，经气失和，气血失调见背部时木；齿痕舌，苔黄，脉缓皆为湿热之象。综合以上辨证考虑，病因属湿热并重，以清热利湿、疏通气机、调和气血为治疗原则。藿朴夏苓汤具有理气化湿和中之功而用之，因无表证，故去掉芳化宣透以疏表邪的淡豆豉，桔梗味苦辛性微温，辛能行散，苦能降能泻能燥，能宣肺又能清热；陈皮芳化湿邪，健脾运脾；芦根、竹叶清热利尿除烦又能滋阴，故而代替杏仁、蔻仁、泽泻；黄芩苦寒有清热燥湿、泻火解毒之效。诸药合用，不失藿朴夏苓汤理气化湿和中之功，弥补藿朴夏苓汤不足之效。二诊诸症好转加通草一味，甘淡性微寒气薄质轻，升而复降，具有清热利尿、引湿下行之意，更有黄芩滑石汤之效，清热利湿并重。

三、四 妙 丸

出处 清·张秉成《成方便读》。

组成 苍术、牛膝各四两（120g），黄柏、薏苡仁各八两（240g）。水泛为丸，每服6～9g。

功能主治 清热利湿，通筋利痹。主治湿热下注，两足麻木，筋骨酸痛等。用于治疗丹毒、急慢性肾炎、湿疹、骨髓炎、关节炎等。

方义 方中苍术燥湿健脾；黄柏清热燥湿；牛膝补肝肾，强筋骨，引血下行；薏苡仁祛湿热健脾，利筋络。四味合用，为治湿热痿证之妙剂。为二妙散加怀牛膝、薏苡仁而成。

贾师发挥 湿热内蕴为主证的疾病，贾老师皆以四妙丸为主方随证治之。常常拓展应用于失眠、痿证、湿疹湿疮、小便异常、女子带下、男子遗精阳痿等疾病，均能药到病除。关键在于辨证，辨主证时，注意次证，做到《素问·至真要大论》："谨守病机，各司其属，有者求之，无者求之，盛者责之，虚者责之，必先五胜，疏其血气，令其条达，而致和平。"如常常加用土茯苓、防己以因势利导利湿清热；加用木瓜、蚕沙、络石藤、银花藤、鸡血藤等以祛风通络，除湿效宏力彰。

案例 冯某，男，66岁。入睡困难1年。

患者1年前不明原因出现入睡困难，现口服0.5mg氯硝西泮，每晚可眠3～5小时，其间小便2～3次，小便痛，不热，纳差，乏力，心情压抑，烦躁，大便正常，少眠则头痛。舌苔黄腻脉弦，肝功能、肾功能、血糖、尿常规未见异常，三酰甘油：2.18mmol/L；腹部超声：脾大。诊为失眠，肝郁湿热证。方用四妙丸加味：苍术20g，黄柏20g，炒薏苡仁20g，川牛膝10g，土茯苓20g，延胡索10g，合欢皮10g，炒酸枣仁20g，生牡蛎30g，生龙骨30g，首乌藤30g，生麦芽20g。10剂药后好转。

患者年过半百，肾气渐衰，气血不足，脏腑功能减退，脾胃受损，肝失条达，疏泄不及，情志不遂故心情压抑，郁而化火见烦躁；脾胃受损，运化失健则纳差，聚湿生痰，湿浊内生故化验三酰甘油异常，停聚局部见脾大；肾失封藏，膀胱失约，三焦气化失司见夜尿频；脾胃受损，营卫失调，神失所养，加之湿阻气机，郁而化热，湿热阻滞脉络，卫阳被阻，阳不入阴则失眠；气血不足，神不得养，不荣则痛，眠少气血更亏，故见头痛，乏力；舌苔黄腻脉弦为湿热之征。诊断为失眠，肝郁湿热证。四诊合参，综合考虑，病势为本虚标实，根据急则治其标，缓则治其本原则，给以清热利湿、养心安神之治法。贾老师改四妙丸剂为汤剂取其速效之意。方中苍术燥湿健脾，黄柏清热燥湿，牛膝活血并引热下行，土茯苓清利湿热泻火利关节，薏苡仁清湿热舒筋络。延元索活血安神止痛，合欢皮疏肝解郁安神，酸枣仁、首乌藤养心安神，龙骨、牡蛎重镇潜阳安神。诸药合用，以清热利湿为主，养心安神、解郁安神、重镇安神、活血安神并用，湿热除，气机畅，脾胃健，营卫和，心神宁，诸症自愈。

第九节　祛　痰　剂

一、止　嗽　散

出处　清·程国彭《医学心悟》。

组成　桔梗、荆芥、紫菀、百部、白前各二斤（1000g），甘草十二两（375g），陈皮一斤（500g）。上药为末，每服三钱（9g），食后临卧开水调下。

功能主治　宣肺疏风，止咳化痰。外感咳嗽，症见咳而咽痒，咯痰不爽，或微有恶风发热，舌苔薄白，脉浮缓。

方义　方中桔梗苦辛微温，能宣通肺气，泻火散寒，治痰壅喘促，鼻塞咽痛。荆芥辛苦而温，芳香而散，散风湿，清头目，利咽喉，善治伤风头痛咳嗽。紫菀辛温润肺，苦温下气，百部甘苦微温，二者药性温而不热，润而不腻，皆可止咳化痰。白前辛甘微寒，长于下痰止嗽，治肺气盛实之咳嗽，与桔梗一升一降，易复肺气宣降之机。陈皮调中快膈，导滞消痰。甘草炒用气温，补三焦元气而散表寒。贾老师说"本方温润和平，不寒不热，既无攻击过当之虞，大有启门驱贼之势，是以客邪易散，肺气安宁，宜其投之有效欤！"但阴虚肺燥之虚损咳嗽，则非其所宜，这在临证时须加辨别。

贾师发挥　止嗽散所主病证为表邪未尽，伤于肺系，肺卫失宣，以咳为主症。辨证要点为具备咳嗽、咯痰、咽痒、微有恶风发热、苔薄白、脉浮缓等肺卫失宣证候。贾师认为，此时外邪已十去八九，肺气宣肃失调为当前主要病机，以宣肃肺气，化痰止咳为治疗原则。又肺主气，司呼吸，宣发卫气，肥腠理，司开合，且邪已十去八九，临床常用止嗽散加减，僵蚕味辛苦气薄，得天地清化之气，轻浮而升阳中之阳，助卫气宣发；蝉蜕味咸且甘气寒质轻，能祛风解毒有火郁发之之意；姜黄气味辛苦，大寒无毒，祛邪伐恶，行气散郁；大黄味苦寒无毒，上下通行；取僵蚕、蝉蜕，宣散卫气，驱邪达表；姜黄、大黄，降阴中之浊阴，一升一降，气机通畅，内外通和，而邪气之流毒顿消矣，诸症自消。

案例　白某，女，54岁。咳嗽流涕3天。

3天前受风出现流涕，咽痒，咳嗽未发热。刻诊：咽痒，咳嗽，喉中黄痰，流涕，不思饮食，乏力，时头痛，眠可，大便2～3天一行，质干。苔腻，脉细。诊为咳嗽，风寒化热。方用止嗽散加减：桔梗10g，紫菀10g，荆芥10g，百部10g，白前10g，防风10g，僵蚕10g，蝉蜕10g，柴胡15g，黄芩12g，浙贝母15g，炒薏苡仁30g，炒莱菔子20g。

患者咳嗽流涕3天，病程短，受风急性起病，咳嗽黄痰为肺系外感，以流涕、咽痒、头痛、乏力为主症，据此辨病为咳嗽，证属风寒化热。外邪犯表，循经入里，肺失宣肃，营卫失调，应以宣肺疏风、调和营卫、止咳化痰为治疗原则。贾老师常用止嗽散宣肃肺气，化痰止咳；僵蚕、蝉蜕宣发卫气，驱邪达表；邪气入里化热，灼津为痰，清热化痰用柴胡、黄芩、浙贝母；且有升降气机功能的小柴胡汤中柴胡、黄芩搭配有助调节三焦气机；肺与大肠相表里，腑气不通应用炒莱菔子行气导滞通腑气。苔腻为痰，生化之源在于脾，故应用防风、炒薏苡仁以化湿健脾除痰。诸药合用，以止嗽散宣肃肺气、化痰止咳为主，炒莱菔子导滞通腑气，僵蚕、蝉蜕搭配苦寒性降的黄芩、浙贝母，一升一降，既能宣散卫气、驱邪达表，又能肃肺气化痰止咳。

二、贝母瓜蒌散

出处　清·程国彭《医学心悟》。

组成　贝母一钱五分（4.5g），瓜蒌一钱（3g），天花粉、茯苓、橘红、桔梗各八分（2.5g）。

功能主治　润肺清热，理气化痰。主治燥痰咳嗽。咳嗽呛急，咯痰不爽，涩而难出，咽喉干燥哽痛，苔白而干。

方义　本方证多由燥热伤肺，灼津成痰，肺清肃无权，以致肺气上逆，咳逆呛急；"燥胜则干"，伤及津液，故咯痰不爽、黏而难出、咽喉干燥哽痛；苔白而干为燥痰之佐证。治宜润肺清热、理气化痰。方中苦甘微寒贝母，清热润肺，化痰止咳；甘寒微苦瓜蒌，清肺润燥，开结涤痰，与贝母相须为用，是为润肺清热化痰的常用组合，共为君药。臣以天花粉，既清降肺热，又生津润燥，可助君药之力。痰因湿聚，湿自脾来，痰又易阻滞气机，无论湿痰抑或燥痰，皆须配伍橘红理气化痰、茯苓健脾渗湿，此乃祛痰剂配伍通则，但橘红温燥、茯苓渗利皆伤阴津，故用量颇轻，少佐以贝母、瓜蒌、花粉等寒性药中，则可去性存用，并能加强脾运、输津以润肺燥。桔梗宣肺化痰，且引诸药上行，为佐使药。诸药合用，清润宣化，肺脾同调，而以润肺化痰为主，且润肺而不留痰，化痰又不伤津，如此肺热清而燥痰化，宣降有权而咳逆自平。

贾师发挥　贾老师常言："燥痰之证，不外内外两因，外燥又有温、凉燥之分，但是临床多由肺阴不足、虚火灼津成燥。"以清热润燥，理气化痰为治疗原则。选用川贝母清热润肺，止咳化痰；瓜蒌、花粉清热涤痰而润燥；茯苓、橘红健脾理气以祛痰，且可防止甘寒滋腻碍气伤胃之弊；桔梗祛痰利咽，又载诸药入肺，宣肺利气。合而用之燥痰可除，肺阴得润，清肃有权则咳逆可止。

案例　赵某，女，65岁。间断痰中带血3年。

咽部异物感，瘙痒，本院喉镜检查后考虑为淋巴滤泡。刻诊：痰中带血，晨起甚，痰黏黄，时咳，不痒，咽干，异物感甚，喜热饮，纳可，眠可，二便正常，饭后胃胀，舌胖苔白，脉弦，血脂高。辨为痰热阻滞。脾胃气虚。方用贝母瓜蒌散加减：浙贝母12g，瓜蒌12g，茯苓30g，陈皮10g，清半夏9g，厚朴10g，芦根30g，白茅根30g，桔梗10g，炒白术20g，太子参15g，生麦芽30g。

赵某间断痰中带血3年，诊断为咳血，结合痰黏黄，时咳，晨起甚咽干，异物感甚，饭后胃胀，舌胖苔白，脉弦，辨证求机痰热阻滞，脾胃气虚，本虚标实，治则以清热化痰，健运脾胃。脾胃亏虚，运化失司，水聚为痰，阻滞气机，痰气阻滞，郁而化热，痰热上逆，肺失宣肃，或咳，或干，或痞满，热迫血行，血溢于外，见痰中带血，舌胖苔白脉弦，皆为痰热阻滞迫血妄行之证。根据急则治其标，缓则治其本原则，方选贝母瓜蒌散以清热润肺、理气化痰。加用芦根、白茅根以清热生津利尿凉血，白术、太子参、生麦芽健脾益气助消化，清半夏、厚朴、桔梗行气化痰，一升一降，调节气机。诸药合用，清热凉血，气化痰消，肺脾同调，标本同治，咳止痰消。

三、半夏白术天麻汤

出处　清·程国彭《医学心悟》。

组成　半夏一钱五分（4.5g），白术、天麻、陈皮、茯苓各一钱（3g），甘草（炙）五分（1.5g），生姜 1 片，大枣 2 枚。

功能主治　燥湿化痰，平肝息风。主治痰饮上逆，痰厥头痛者，胸膈多痰，动则眩晕，恶心呕吐。

方义　方中以半夏燥湿化痰，降逆止呕，天麻平肝息风而止头眩为君；白术运脾燥湿，茯苓健脾渗湿为臣；陈皮理气化痰，生姜、大枣调和脾胃为佐；甘草协合诸药为使。诸药相伍，共奏燥湿化痰、平肝息风之功。

贾师发挥　经云："诸风掉眩，皆属于肝是也，逍遥散主之""清阳不升，浊阴不降，则上重下轻也，六君子汤主之""肾水不足，虚火上炎者，六味汤""命门火衰，真阳上泛者，八味汤""湿痰壅遏者，非半夏天麻不除是也，半夏白术天麻汤主之"。临床上贾老师根据气行痰消、气滞痰凝的原则，应用行气化痰法，以枳实、莱菔子化痰通腑；痰为阴邪，易阻滞阳气，采用温药和之，故用附子、干姜；脾为生痰之源，肺为贮痰之器，往往健脾利肺化痰用茯苓、白术；痰为津液所化，基于津血同源，加用活血化痰法加用泽泻、瞿麦；痰易阻气机，郁而化热，故清热化痰时而常用天竺黄、浙贝母、地龙。风为阳邪，百病之长，风痰易相加为患，故用祛风化痰之白附子、僵蚕。痰气阻滞蒙蔽心神或脑窍，取芳香辛温开窍醒脑化痰之菖蒲、郁金。风痰阻滞脑窍，除祛风化痰外，贾老师还善用牛膝，使浊阴下行从尿排出。总之，证随机变，法随机出，药随法立，无不收效。

案例 1　温某，女，55 岁。间断头晕 10 天。

患者因爬山受风后引起头晕。刻诊：时头晕，起坐及左右转头时头晕，不伴耳鸣，项僵，时伴头蒙，纳可，眠差，二便正常，经常牙肿，可凉饮，时左上肢拘痛，项僵，血压 90/60mmHg。苔腻，脉沉。诊断为眩晕，痰热阻滞证。方用半夏白术天麻汤加减：清半夏 9g，炒白术 20g，天麻 15g，柴胡 15g，黄芩 15g，葛根 45g，僵蚕 10g，桑枝 30g，秦艽 15g，地龙 10g，丹参 30g，生麦芽 30g，赤芍 15g。5 剂药后头未晕，牙龈肿痛渐消失。纳可，眠可，二便正常。效不更方，又 7 剂后痊愈。

案例 2　高某，女，39 岁。间断头蒙 4 年。

患者 4 年前不明诱因出现头蒙、头晕，经前甚，经量少，色暗，纳可，反酸，眠可，舌肿有齿痕，脉沉。证为痰湿阻滞。方用半夏白术天麻汤加减：清半夏 9g，炒白术 10g，茯苓 30g，陈皮 10g，天麻 10g，石菖蒲 10g，郁金 15g，僵蚕 10g，川牛膝 12g，莪术 10g，海螵蛸 30g，生麦芽 30g。药后头晕头蒙可见好，不欲饮食，饭多胃胀，烧心，眠可，二便正常。喜热饮，齿痕舌，脉沉，上方加吴茱萸 10g，黄连 3g。

以上两则医案，皆以半夏白术天麻汤加减。温某间断性头晕头蒙，受风后起病，项僵伴左上肢拘痛，苔腻脉沉。四诊合参，辨病辨证为眩晕，痰热阻滞证。风痰阻络脑窍，清阳不升，脑腑失养；风痰阻滞经络，经气不利，肢体筋脉肌肤失养；治以祛风化痰通络开窍柔筋，方中以半夏白术天麻汤为基础方，葛根、桑枝、秦艽祛风通络，葛根辛能发散外邪，甘能缓解项背强急。柴胡、黄芩、葛根、桑枝、秦艽解除太阳、阳明、少阳之邪。丹参、地龙、赤芍活血凉血通络。诸药合用，风无所藏，痰无所留，经气流通，诸症自愈。

冲为血海，任主胞胎，高某时头晕，经前甚，女子经前血液下注胞宫，肝血不足，冲脉壅盛，协肝气犯胃见反酸；协气血上壅脑窍，经脉气血壅滞见头蒙头晕；舌肿有齿痕、脉沉为痰阻之象。以祛风化痰、平冲降逆为治疗原则。主方祛风化痰，石菖蒲、郁金化痰开窍，僵蚕质轻味辛行散，有祛风息风化痰之效。牛膝有补肝肾、活血利尿、引血下行之功。莪术为血中之气药，破血行气，消食化积。二者相同之处，皆以风痰阻络病机为主。不同之处，前者风痰阻滞肢体筋脉肌肤，应用辛甘发散缓筋药；后者以祛风化痰为基础，平冲降逆、引血下行药为主。总之，贾老师诊病常常强调三部曲，即有主证用主方，有兼证宜加减，辨病求因，辨证求机，因机用药，调气机，顾脾胃的诊病用药原则。

四、黄连温胆汤

出处 清·陆廷珍《六因条辨》。

组成 半夏（洗）、竹茹、枳实（麸炒）各二两（6g），陈皮三两（9g），炙甘草一两（3g），茯苓一两半（5g），黄连三两（9g）。

功能主治 清热燥湿，理气化痰，和胃利胆。主治胸闷心烦，泛恶，嗳气，伴有头重目眩，口苦，舌红苔黄腻，脉滑数。

方义 方中半夏辛温，燥湿化痰，和胃止呕，竹茹甘微寒，清热化痰，除烦止呕，二者相合，不温不凉，化痰和胃，除烦降逆之力增；陈皮辛苦温，枳实辛苦微寒，二者相伍，理气化痰之力大增；茯苓健脾化痰杜绝生痰之源；黄连苦寒清心泻火除心烦；生姜、甘草调和脾胃，且制半夏之毒。全方搭配，痰得化，热得清，气得行，胃得降，胆得宁，烦得止，诸症自愈。若心悸动甚，惊惕不安，加珍珠母、朱砂以镇惊安神定志。若实热顽痰内扰，经久不寐或彻夜不寐，大便秘结者，可用礞石滚痰丸以降火泻热、逐痰安神。

贾师发挥 黄连温胆汤具有清热燥湿、理气化痰、和胃利胆之功，贾老师经常化裁治疗内伤杂病，如惊悸、眩晕、呕吐、失眠、癫病、痫病、痉病抽搐等属于痰热阻滞型。惊悸或用重镇安神的龙骨、牡蛎、珍珠母；眩晕用天麻清热平肝息风；癫痫抽搐用全蝎、僵蚕以息风止痉；失眠用远志、菖蒲、琥珀粉以宁心；心烦用栀子、淡豆豉以清热除烦；呕吐用枇杷叶、旋覆花以降逆止呕。总之随证加减。

案例 刘某，男，52岁。失眠30年，加重半个月。

入睡困难，躺1小时后方入眠。服地西泮2.5～5mg，亦夜不眠，亦不能午睡，头蒙，腰背困，纳可，二便正常，易怒，怕热。2014年检出糖尿病、高血压。苔腻，脉沉。诊为失眠，痰热扰心证。方用黄连温胆汤：黄连7g，清半夏9g，陈皮10g，茯苓30g，竹茹10g，天竺黄10g，首乌藤10g，石菖蒲10g，远志10g，合欢皮10g，郁金15g，生麦芽30g。5剂，药后入眠困难好转，可眠4～5小时，停药又甚，每晚可眠1～2小时，纳可，次日项僵，二便正常，舌胖，脉沉。上方加生龙骨30g，生牡蛎30g。

失眠总括病机为阳不入阴，阴不敛阳。《黄帝内经》也有记载："卫气者，出其悍气之慓疾，而先行于四末、分肉、皮肤之间，而不休者也。昼日行于阳，夜行于阴，常从足少阴之分间，行于五脏六腑，今厥气客于五脏六腑，则卫气独卫其外，行于阳，不得入于阴。行于阳则阳气盛，阳气盛则阳跷陷，不得入于阴，阴虚，故目不瞑。黄帝曰：善。治之奈何？伯高曰：补其不足，泻其有余，调其虚实，以通其道，而祛其邪。饮以半夏汤一剂，阴阳已通，其卧立至。"可见失眠或因为营气亏虚，营卫失和；或卫气入营通道阻滞，隔离于外。今患者长期失眠，脏腑精气亏虚，加之情志不遂，疏泄不及，气郁生痰，痰浊内扰，阻滞气机，郁而化热，精气亏虚，营卫失和，痰热内伏，卫气入营通道阻滞，独卫其外。以理气清热化痰引卫入营安神为治法，方选黄连温胆汤，加天竺黄清热化痰，石菖蒲、远志醒脾化痰开窍，合欢皮、郁金疏肝行气化痰安神，生麦芽秉春生肝木之气疏肝行气消食化痰。二诊用龙骨牡蛎重镇安神，引阳入阴，交通心神。诸药合用，痰热消，气机调，营卫和谐，阴阳相通，寤寐有序。

第十节 消 导 剂

一、枳实导滞丸

出处 金·李东垣《内外伤辨惑论》。

组成 大黄一两（30g），枳实五钱（15g），黄连三钱（9g），黄芩三钱（9g），神曲五钱（15g），茯苓三钱（9g），白术三钱（9g），泽泻二钱（6g）。

功能主治 消积导滞，清利湿热。主治由饮食积滞、湿热内阻所致的脘腹胀痛、不思饮食、大便秘结、痢疾里急后重。

方义 方中君以大黄攻积泻热，使积热从大便而下；臣以枳实行气消积，而除脘腹之胀满；佐以黄连、黄芩清热燥湿，又能厚肠止痢；以茯苓、泽泻利水渗湿，且可止泻；用白术健脾燥湿，以攻积而不伤正；神曲消食化滞，使食消而脾胃和。诸药相伍，使积去滞消，湿化热清，则诸症自解。

贾师发挥 凡气、血、痰、湿、食、虫等壅滞而成的积滞痞块，皆用消法，程钟龄曾说"消法去壅也"，临床上首先要辨证求因，辨病求机，分清虚实，遵行虚则补之，实则泻之或补泻并用原则治疗。食积阻滞、湿热不化壅滞胃肠可引起胃肠气机阻滞不通、运化失司。以饮食积滞、湿热内阻为主，贾老师常用枳实导滞丸消之；对于饮食积滞、湿热阻滞、气滞，以脘腹胀满、里急后重为主症，用木香槟榔丸，单纯食积痰滞用保和丸治之。虚实夹杂证就消补兼施，用以健脾丸、枳术丸、枳实消痞丸。

案例 郝某，女，35岁。时大便干4年。

4年前无明显诱因出现大便干，现腹胀，大便2～3日一行，便干，小便可，纳可，时眠差，多虑，吃火锅后易腹泻，月经周期正常，量少，色暗，齿痕舌，苔白腻略黄，脉沉，诊为便秘，湿热内阻证。方用枳实导滞丸。组成：黄连15g，黄芩15g，枳实12g，茯苓12g，白术12g，大黄9g，莪术10g，炒莱菔子20g。

患者主诉时大便干4年，辨病为便秘，辨证为湿热内阻。四诊合参，辨证求机，湿热内阻，气机阻滞，腑气不通，见腹胀，时便秘；湿热灼伤阴液，见便干；吃火锅后助湿化热，下迫肠间，泌别运化功能失司，清浊不分见腹泻；湿热扰神见眠差；神不宁见多虑；湿热灼伤阴血，见经血量少，色暗；湿热壅滞经络见齿痕舌；上蒸于舌面见苔白腻略黄；脉沉主里病。综合病机，湿热为患，治宜清利湿热、通腑导滞，选用枳实导滞丸。方中大黄攻积泻热，使热从大便而下；枳实行气消积，而除腹之胀；以黄连、黄芩清热燥湿，又能厚肠止痢；以茯苓、白术健脾渗湿止泻，又有顾护脾胃作用；莪术、炒莱菔子行气化滞，使食消而脾胃和。诸药相伍，使积去滞消，湿化热清，则诸症自解。

二、柴胡加龙骨牡蛎汤

出处 东汉·张仲景《伤寒论》。

组成 柴胡四两（12g），龙骨、黄芩、生姜、铅丹、人参、桂枝（去皮）、茯苓各一两半（4.5g），半夏（洗）二合半（6g），大黄（切）二两（6g），牡蛎（熬）一两半（4.5g），大枣（擘）6枚。

功能主治　和解清热，镇惊安神。伤寒往来寒热，胸胁苦满，烦躁惊狂不安，时有谵语，身重难以转侧，现用于癫痫、神经官能症、梅尼埃病及高血压等见有胸满烦惊为主症者。

方义　方中柴胡、桂枝、黄芩和里解外，以治寒热往来、身重；龙骨、牡蛎、铅丹重镇安神，以治烦躁惊狂；半夏、生姜和胃降逆；大黄泻里热，和胃气；茯苓安心神，利小便；人参、大枣益气养营，扶正祛邪。共成和解清热、镇惊安神之功。

贾师发挥　贾老师应用经方治疗临床疾病，经常注重以下几点：①探寻原文，审证求机；②法随机变，深究方规；③巧用类方，扩展思路；④经方变通，化裁应用。临床每每应用柴胡加龙骨牡蛎汤治疗情志疾病，总结出应用指征多见于年轻人群，起病较短，有抑郁焦虑、多虑烦躁等神志症状，时好时坏，伴有睡眠障碍，睡前烦躁，眠浅，多梦易惊，有胸胁苦满，有脾胃运化失常，小便不利，一身尽重；冬天怕冷，夏天怕热。临床中因铅丹含有四氧化三铅有毒，贾老师以赭石或磁石或龙骨、牡蛎重镇安神药替用之。白芍养血柔肝，配合桂枝，引阳出表。

案例　王某，男，55 岁。失眠 30 余年。

患者 30 年来间断性入睡困难，每晚睡 5～6 小时（服用阿普唑仑 0.8mg），尿时余沥不尽，有阴缩症状。腰部酸困，怕冷，睡前足热，时有耳鸣，纳可。苔腻，脉弦滑。既往史有高血压、糖尿病病史。辨为失眠，枢机不利证。治宜和解少阳，化痰通络，补肾安神。方药：柴胡 10g，黄芩 10g，清半夏 10g，党参 20g，生龙骨 10g，生牡蛎 10g，桂枝 10g，白芍 20g，骨碎补 20g，蜈蚣 1 条，天麻 10g，赤芍 20g，生麦芽 20g。

二诊：失眠好转，未服催眠药，可睡 5～6 小时，入眠困难，睡前足部热，尿失禁稍好，阴缩稍好，腰软，纳可，大小便正常，血糖 5～9mmol/L，舌苔中心腻，脉弦滑。上方减生麦芽，加蜈蚣 2 条，炒莱菔子 20g，枳实 10g，磁石 10g。

患者久患有慢性疾病，日久情志不遂，气机不畅，少阳枢机不利，阳不入阴故失眠；三焦气机出入不利、决渎失职致尿余沥不尽；气机不和，肾络失养故腰痛；耳窍失养故耳鸣；阴缩由气机郁滞、阳气不达所致；三焦枢机不利，津液气化失常，内生痰湿，故苔腻脉弦；阻滞气机，气有余便是火，故而睡前足热。总括病机，该患者为枢机不利，气机升降紊乱，阳不入阴，虚实寒热错杂，兼有痰湿。贾老师临床中对于气机枢转不利疾病，不能清楚归结于某一脏腑时，往往以"枢机不利，阳不入阴"立论。

强调在和解枢机、升清降浊、通利出入、恢复紊乱气机基础上，随证加减，是贾老师治疗枢机不利的一项重要原则。柴胡加龙骨牡蛎汤中柴胡秉天地春生之性，疏解少阳，升达胆气，黄芩清泻少阳郁热，柴、芩合用疏解枢机，半夏配黄芩辛开苦降，畅达中焦枢纽，柴、夏升降相因，调升降而畅三焦，党参益气和中，扶正祛邪。诸药合用，升降协调，疏利三焦，调达上下，和畅气机。加用龙骨、牡蛎重镇安神药，引阳入阴。桂枝温阳化气，白芍养血柔肝；骨碎补补肾温肾，天麻、蜈蚣息风通络止痉，赤芍凉血活血通络，又可制气机郁滞生热。生麦芽善疏肝气，健脾消食开胃，既加强调畅气机之能，又可防诸药伤胃。二诊苔腻脉弦滑，加用行气消痰之枳实、莱菔子以降气化痰、泄浊通腑，加用重镇坠痰之磁石，通过气行痰消、痰消气行来更好地调节枢机，枢机和协，神气舍心，精神乃安，疾病向愈。

第四章 中医特色疗法

第一节 针 灸

本节以周围性面神经麻痹为例，分享贾老师在临床中对针灸疗法的运用。周围性面神经麻痹是由于感受风邪、病毒或自主神经功能不稳，从而引起的茎乳孔内面神经的急性非化脓性炎症。本病属中医学"口僻"范畴。其临床表现为病侧面部表情肌瘫痪，包括患侧额纹消失、眼裂扩大、鼻唇沟平坦、口角下垂，示齿时口角偏向健侧，鼓腮时漏气，喝水时漏水。患侧不能做皱额、蹙眉、闭目、鼓气和噘嘴等动作。临床上，贾老师内外结合治疗周围性面神经麻痹取得了很好的临床疗效，现将其经验总结如下。

一、分 期 治 疗

周围性面神经麻痹根据发病的时间分为急性期（7天之内），静止期（8~15天）和恢复期（16天以上）。贾老师根据病情在各个时期发展的规律，结合患者本身的情况，均会开出汤药处方，认为及早诊断和服药是病情恢复的关键。除了中药汤剂外，贾老师还会给予患者针灸治疗。关于什么时期介入针灸治疗，历来是各位医者争论的焦点，一些人认为早期针灸治疗不利于病情恢复，建议7天急性期过后再开始治疗；而绝大多数人认为越早开始治疗预后越好。早期治疗到底指什么时间呢？贾老师通过长期的临床实践发现，发病4~7天开始治疗，患者的痛苦小且易于疾病的恢复，是最佳的针灸治疗开始时间。贾老师在7天之内，行浅刺针法；急性期过后逐渐加深针刺深度；对于一些恢复期才开始治疗甚至3~6个月后才转诊来的患者，对于难恢复的部位，贾老师采取齐刺针法以加强疗效；对于瘀血阻络，局部僵硬的患者，给予局部放血；对于久病体虚者，给予艾灸等疗法。

二、分 型 治 疗

周围性面神经麻痹最常见的是贝尔麻痹和亨特综合征。贝尔麻痹主要表现为病侧面部表情肌瘫痪；亨特综合征除了有病侧面部表情肌瘫痪外，还伴有一侧耳部剧痛，耳部疱疹，同侧周围性面瘫可伴有听力和平衡障碍。临床上，亨特综合征比贝尔麻痹难治，且预后较差。贾老师在治疗此类型的面瘫时，常采取中西医结合、医患结合的双结合方法，即中药加外治疗法，结合抗病毒药物和糖皮质激素类药物。

本病需医生治疗结合患者自身的锻炼，患者自身锻炼如下。①抬眉训练：嘱患者上提两侧眉毛。②闭眼训练：训练者紧闭双眼，若患侧眼露白时，可适当按摩患侧上下眼睑。③耸鼻训练：少数患者不会耸鼻，训练往鼻子方向用力。④示齿训练：嘱患者口角向两侧同时运动，露出上齿。⑤努嘴训练：用力收缩口唇并向前努嘴。⑥鼓腮训练：鼓腮漏气时，用手捏住患侧上下口唇进行鼓腮训练。

三、用 药 特 点

贾老师运用中药治疗周围性面神经麻痹，采用分期治疗与辨证相结合。急性期以祛风为主，以牵正散为主方加减，灵活运用僵蚕、地龙、蝉衣、蜈蚣等虫类药物，起到平肝潜阳、息风定痉的作用。静止期在祛风的基础上养血，正所谓"治风先治血，血行风自灭"，常用白芍等药物。恢复期以益气扶正为主，对于本身体质虚弱者或久病者，以补阳还五汤加减治疗。

亨特综合征，表现为耳部疱疹伴耳部剧痛，中医认为是风痰阻滞经络，据贾老师长期临床经验总结，特别要注意寒包火的情况，患者本身有热，又感受风寒之邪，症状呈寒热并现。

四、外 治 疗 法

（一）针灸疗法

贾老师针灸治疗周围性面神经麻痹，运用的是乾坤针法。此针法是贾老师通过师承李济春教授，并综合前人不同针刺手法流派，融合个人经验而形成。这种针法突出阴阳平衡的辨证思想，以简驭繁，医者为乾，患者为坤，阳经为乾，阴经为坤，上下左右，内外表里，皆有乾坤，医生和患者之气通过"针"这个载体连接，交经接气，以气推气，而不刻意捻针提插，旨在意守气形，经脉交通，阴阳平衡。将"乾属阳，坤属阴，乾坤相对，相辅相成"从而达到阴阳和调的主旨，贯穿于辨证取穴、进针、行针等整个治疗过程。取穴时，以乾坤双穴为一单位，而且要阴阳、左右、上下配伍。

1. 乾坤针法取穴　周围性面神经麻痹常用的乾坤双穴配伍有百会与三阴交（诸阳之会与诸阴之交）、阳白与风池（足少阳经前与后）、四白与地仓（足阳明经上与下）、巨髎与颊车（足阳明经上与下）、承浆与水沟（任脉与督脉）、合谷与足三里（手阳明经与足阳明经）。

2. 乾坤针法手法　进针得气后，医者用拇指、示指捏住针柄，使针柄正对医者劳宫穴，左右手各持乾坤穴上相对应的一针。然后医者调息，集中思想，"手如搏虎，势如擒龙"（明·杨继州《针灸大成》），将丹田之气运于劳宫，左右手相互对应，不提插捻转，使劳宫气通过针体达到穴中，从而推动经气运行，达到交通经气，阴阳贯通，经络舒畅之目的。在治疗过程中，医者与患者均能获得较强的气感。医者双手下沉紧，患者的治疗部位上可见沿经络走行的肌群颤动或浅表血管的搏动（可见乾坤针法直接作用于经筋）。另外，患者治疗穴位上除有一般的酸麻胀痛外，常自觉有电击感或温热感迅速沿经传导。

3. 乾坤针法治疗疗程　每次治疗取穴不宜过多，以3～6组为宜，每日1次。每次治疗行针时间一般为10分钟左右，留针30分钟。10次为1个疗程。

（二）艾灸

秋冬季节的面瘫患者，贾老师会在针刺的基础上加艾灸疗法，以起到温经通络的作用。对于一些顽固性的面瘫，或者耽误病情者，无论任何季节，贾老师都会给予百会穴和足三里穴艾灸，以培补中气。

（三）放血

所有的面瘫患者，可在沿患侧颊黏膜咬合线上下，用一次性针头挑割数处，深度达黏膜下，或者在曲张的小静脉处直接刺破血管放血，每周 1 次。若患者患侧面部有局部僵硬，可在患处用一次性针头刺络放血，并加拔火罐，每周 1 次，直到患处僵硬感消失。

（四）蜡疗

面瘫患者从针灸治疗开始后，就配合蜡疗。将做好的石蜡饼（将温度控制在 50℃左右）放在患者面部（患侧和健侧均放），每日 1 次，每次 30 分钟。10 次为 1 个疗程。

（五）小结

贾老师治疗面瘫的特点就是内服和外治相结合，针灸是最主要的外治疗法。贾老师认为针灸贵在得气，正如《灵枢·九针十二原》所指出的，"为针之要，气至而有效"。贾老师运用乾坤针法，医者为乾，患者为坤，阳经为乾，阴经为坤，上下左右，内外表里，皆有乾坤，医生和患者之气通过"针"这个载体连接，交经接气，以气推气，而不刻意捻针提插，旨在意守气形，经脉交通，阴阳平衡。因此，其治疗效果明显优于一般针法。

蜡疗是一种集穴位刺激和温热疗法为一体的物理疗法。因石蜡具有蓄热性能大、可塑性好与黏滞性，以及软化作用强等诸多优良特性。因此，蜡疗有温经散寒通络、活血化瘀消肿、祛风健脾除湿等功效。贾老师认为，周围性面神经麻痹多由经络空虚，风寒或风热之邪乘虚侵袭阳明、少阳经络，以致风痰、瘀血阻滞经脉，经筋失养，筋肉纵缓不收而发病。石蜡热容量大，导热性小和近于不对流性，使患者耐受高温而无灼烫感，反而有舒适温热感。蜡敷面部后，患者局部毛细血管明显扩张，血流量增加，血流速度加快，局部组织的新陈代谢活跃，使侵袭患处的风邪从肌肤毛孔而出；另外，石蜡的机械压迫作用可减轻患侧面部的疼痛，消散水肿，从而改善其功能。

贾老师运用艾灸法和放血法，常分型而选用。

对于气血不足型面瘫，常运用艾灸治疗。此型患者常自觉疲惫，患处皮肤松软。针刺通经活络之力强，而补益之力差。正如《灵枢·官能》所载："针所不为，灸之所宜。"艾灸之法，在温通经络、行气活血之外，更可扶正祛邪，增强机体的正气。故在针刺的基础上，配合艾灸患侧面部及百会、足三里穴，往往能提高临床疗效。

对于正气尚足，外邪壅盛型患者，常运用放血疗法。此型患者患处皮肤僵硬，或有口苦口干，烦热，大便干等症状。贾老师认为，放血疗法有泻热解毒、化瘀通络及调和气血等作用。故运用于此型患者，常可迅速"泻其邪气"，起到事半功倍的作用。关于放血部位的选择，如皮肤僵硬，则在患处局部刺络、拔罐、放血；若皮肤僵硬不甚，则在患侧颊黏膜咬合线上下，寻找阳性反应点。

五、典型案例

案例 1　原某，女，3 岁。2017 年 4 月 6 日初诊：左侧口眼㖞斜 4 天。未诊查。现症：左侧口眼㖞斜，左侧闭眼不全露睛，鼻唇沟变浅，鼓腮漏气。左右眉毛不对称，左眉不可抬。纳可，夜不近衣，大便干，小便正常。苔腻，脉数。诊断：口僻（风痰阻滞证）。处方：白附子 3g，全蝎 1g，僵蚕 2g，地龙 2g，柴胡 6g，黄芩 4g，忍冬藤 4g，赤芍 4g，蝉蜕 3g，炒莱菔子 5g。5 剂。

2017 年 4 月 11 日复诊：口眼㖞斜明显好转，左眼闭眼已不露白，鼓腮不漏气，左眉可上抬，纳可，二便调，夜近衣。苔白腻，脉数。上方加陈皮5g。7剂。

2017年4月17日三诊：口眼㖞斜基本痊愈，鼓腮不漏气，眉毛左右基本对称，昨日流涕，苔白，脉数。上方加葛根6g。7剂。

给予针灸治疗，隔日1次，每次30分钟。穴位处方：百会配三阴交（双双）、阳白（患侧）配风池（双双）、四白（患侧）配地仓（患侧）、巨髎（患侧）配颊车（患侧）、合谷（对侧）配足三里（双双），因其大便干，加天枢（双双）。治疗10次后痊愈。

按语：患者急性期就诊，贾老师以牵正散为主方加减，运用大量虫类药，如僵蚕、地龙、蝉衣、全蝎等，以加强平肝潜阳、息风定痉的作用。患者为3岁女童，为减少疼痛刺激，故隔日针灸1次。治疗效果甚佳，发病半个月即痊愈。

案例2 张某，男，55岁。2017年6月6日初诊：左侧口眼㖞斜2个月。地方医院诊断为"周围性面神经麻痹"，曾服10剂中药，未行其他治疗。现症：左侧口眼㖞斜，面部颤抖。左侧闭眼不全露睛，鼻唇沟变浅，鼓腮漏气。不伴耳鸣，左耳听力差，纳可眠差，二便调。既往有高血压、糖尿病病史（血压、血糖服药后控制良好），2个月前曾做头颅CT未见异常。舌胖苔白，脉弦细。诊断：口僻（气虚血瘀证）。处方：生黄芪40g，赤芍20g，当归10g，地龙10g，桃仁10g，红花10g，葛根20g，川牛膝10g，鸡血藤20g，僵蚕10g，天麻10g，生麦芽20g。7剂。

2017年6月13日复诊：口眼㖞斜较前好转，鼓腮已不漏气，纳眠可，二便调。苔白，脉弦细。上方去地龙，葛根加至30g，生黄芪加至60g。7剂。

2017年6月21日三诊：闭眼已不露白睛，左侧面部颤抖好转，左侧鼻唇沟较前加深，纳眠可，二便调。苔白，脉弦。上方加蜈蚣1条，全蝎10g。7剂。

2017年6月28日四诊：左眼闭合已不露白，左侧面部颤抖消失。左右两侧鼻唇沟对称。纳眠可。二便调。苔白，脉弦。守上方7剂。

给予针灸治疗，每日1次，每次30分钟。穴位处方：百会配三阴交（双双）、阳白（患侧）配风池（双双）、四白（患侧）配地仓（患侧）、巨髎（患侧）配颊车（患侧）、承浆配水沟、合谷（对侧）配足三里（双双），因其有高血压病史，加曲池（双双）。

因患者发病2个月后才来我科治疗，为加强疗效，给予蜡疗治疗。每日1次，每次30分钟。将蜡饼敷在患者面部（患侧、健侧均有）。治疗25次后痊愈。

按语：患者恢复期才来治疗，且为55岁男性患者，素有高血压、糖尿病史。贾老师治疗以益气扶正为主，补阳还五汤加减治疗。大剂量使用黄芪，以补气升阳、益卫固表。贾老师善用大剂量葛根，以生津止渴、解肌升阳。对于虫类药物的使用，蜈蚣因其蓄积中毒，故不可长期大量使用。

第二节 贴 敷

中医贴敷疗法，是以中医基本理论为指导，经络学说为理论基础，施于皮肤、孔窍、腧穴及病变局部等部位的治病方法，属中医外治法。其临床应用有着悠久的历史。贴敷通常把药物打磨成粉状，用介质调成膏糊状，或将中药汤剂熬成膏贴敷于特定的穴位上以达到治疗疾病的目的，传统使用的介质可以是水、姜汁、蒜汁、醋、油、蛋清、蜂蜜、植物油、清凉油、药液等。此法简便易学、作用迅速、使用安全、不良反应极小、患者乐于接受。它不仅在外、骨伤、皮肤、五官、肛肠等科疾病的治疗方面特色显著，而且对内、外、妇科疾病也有显著疗效，尤其对于老幼虚弱之体、攻补难施之时或不肯服药之人、不能服药之症，更有内服法所不具有的诸多优点。

贴敷疗法是一项系统工程，它包括选药、炮制、研药加工、调和剂、剂型、辨病证、辨体质、辨症状选穴、经络指导选穴、患者体质评估、贴敷中及贴敷后皮肤不良反应的观察、异常处理等。

贴敷注意事项如下。

（1）贴药时，采取适当体位。根据患病部位或穴位所在部位，分别采取平卧（侧卧、俯卧、仰卧）、正坐、俯首、平肩等姿势，使药物能敷贴稳当，以防药物流失。

（2）贴药部位要常规消毒。因皮肤受药物刺激会产生水疱和破损，容易发生感染。通常用75%酒精棉球做局部消毒。

（3）贴药后外加固定，以防药物脱落。通常选用的为医用胶布或防敏无纺布膏药布。

（4）每个或每组穴位，不宜连续贴敷过久，要交替使用，以免药物刺激太久造成皮肤溃疡，影响继续治疗。

（5）头面部、关节、心脏及大血管附近，不宜用刺激性太强烈的药物进行发疱，以免发疱遗留瘢痕，影响美观或活动功能。

（6）孕妇的腹部、腰骶部及某些敏感穴位，如合谷、三阴交等处不宜采用贴敷发疱治疗。有些药物，如麝香等，孕妇禁用，以免引起流产。

（7）小儿皮肤嫩薄，不宜用刺激性太强的药物，贴药时间也不宜太长，一般只能贴1～2小时或1小时以内，以免引起不良反应。并要注意做好护理。勿令抓破或拭擦。

（8）穴位贴药后加灸加熨，要掌握温度适当，不能烫伤，灸后的艾炷要及时熄灭，以防复燃，引起火灾事故。

（9）对久病体弱消瘦及有严重心脏病、肝病等患者，使用药量不宜过大，以免患者发生呕吐、眩晕等。

（10）使用膏剂贴敷时，应注意药膏的软硬度，必须及时更换，以免药膏干燥裂伤皮肤，引起疼痛或溃烂。

（11）在冷天和严寒情况下，用药贴敷穴位时，要注意保暖，防止受寒；在夏季用药贴敷穴位，胶布固定后，防止因汗液浸润而致滑脱，宜用绷带固定。

（12）有皮肤过敏或皮肤破损者，不宜用此法。

（13）由于某些中药成分有毒，炮制或使用不当，可能会引起不良反应。因此在使用贴敷疗法前，要向专业的医师咨询；如出现不良反应，也应立即停药，并及时就诊。

（14）处方中如有冰片引起皮肤不适，贴敷时可配少许蜂蜜缓解；野生大黄贴敷后引起的皮肤着色可配少许青黛缓解；芒硝容易引起皮肤过敏，配药时可加一粒氯苯那敏预防皮肤过敏。

下面总结一些贾老师对各种常见病证的贴敷方药。

一、感　　冒

（一）风寒感冒

（1）主症：恶寒重，发热轻，无汗，头痛，肢节酸痛，鼻塞流清涕，喉痒咳嗽，吐稀薄白痰，舌苔薄白。

（2）处方：麻黄、杏仁、桂枝、甘草。

（3）方解：麻黄解表散寒，桂枝解肌祛寒，杏仁宣肺平喘，甘草润肺止咳。

（4）穴位：大椎、肺俞等。

（二）风热感冒

（1）主症：发热，或有汗，鼻塞，流黄稠涕，头痛，咽喉疼痛，咳嗽痰稠，舌苔薄黄。
（2）处方：金银花、连翘、栀子、黄芩、桔梗、牛蒡子。
（3）方解：金银花、连翘、栀子、黄芩辛凉透表、清热解毒，桔梗、牛蒡子宣肺祛痰、利咽散结。
（4）穴位：大椎、肺俞等。

二、腹　泻

（一）风寒泻

（1）主症：肠鸣腹胀，喜温喜按，泻下泡沫状稀便，色淡黄，无味，舌质淡苔薄白。
（2）处方：高良姜、肉桂（或丁香、吴茱萸），小便短少者加车前子，腹泻严重者加石榴皮，腹痛肠鸣者加白芍。
（3）方解：高良姜温中止呕、散寒止痛，肉桂、丁香、吴茱萸温中散寒，车前子分利渗湿，白芍缓急止痛。
（4）穴位：神阙。

（二）湿热泻

（1）主症：腹泻急迫，便下稀薄，色黄而臭，或夹有黏液，肛门灼红，腹痛阵作，小便黄少，舌红苔黄。
（2）处方：葛根芩连汤加藿香、金银花，小便少加车前子，腹痛加白芍、延胡索。
（3）方解：葛根芩连汤清热解毒、利湿止泻，车前子分利渗湿，延胡索、白芍缓急止痛，金银花也可清热解毒。
（4）穴位：神阙。

（三）暑湿泻

（1）主症：发热，身倦，口渴，泄泻，小便黄少。
（2）处方：甘草、滑石粉，小便少加车前子。
（3）方解：六一散清暑利湿，车前子分利渗湿。
（4）穴位：神阙。

（四）食积泻

（1）主症：腹胀腹痛，大便酸臭，呈黄绿色稀薄液状，夹有食物残渣或奶瓣，恶心呕吐，不思饮食，色苔薄黄或垢腻。
（2）处方：焦四仙（消食散），发热加大黄或连翘，食积有热加黄连，呕吐加半夏。
（3）方解：山楂、神曲、麦芽、槟榔消食导滞。
（4）穴位：神阙。

（五）脾虚泻

（1）主症：病程较长，大便稀溏，色淡无臭味，夹有不消化食物残渣，食欲不振，面色萎黄，形体瘦弱。舌淡，苔薄白，舌体胖大，边有齿痕。

（2）处方：党参、茯苓、白术、山药。

（3）方解：党参、茯苓、白术、山药健脾益气，助运止泻。

（4）穴位：神阙。

三、口腔溃疡

（一）实热证口腔溃疡

（1）主症：口腔溃疡，局部疼痛，疮面红肿灼热、疼痛明显。

（2）处方：黄连、冰片。

（3）方解：黄连泻火解毒、燥湿、杀虫，冰片消肿止痛、通诸窍、散郁火。

（4）穴位：双侧涌泉。涌泉贴敷，上病下治，引热下行。

（二）虚证口腔溃疡

（1）主症：疮面不红，疼痛不甚。

（2）处方：黄连、冰片、吴茱萸。

（3）方解：黄连泻火解毒、燥湿、杀虫，冰片消肿止痛、通诸窍、散郁火，吴茱萸温中散寒、理气燥湿、引火下行。

（4）穴位：双侧涌泉。

（三）鹅口疮

（1）主症：多发于小儿，口腔黏膜出现奶块样斑片。

（2）处方：吴茱萸、大黄、胆南星。

（3）方解：大黄泻热通肠、凉血解毒，吴茱萸止痛、理气、燥湿，胆南星清热、息风。

（4）穴位：双侧涌泉。

四、咽扁桃体炎

（一）疱疹性咽峡炎

（1）主症：咽部疼痛，扁桃体肿大，或有疱疹。

（2）处方：大黄、黄连、冰片，热象明显时加栀子。

（3）方解：大黄泻热通肠、凉血解毒，黄连泻火解毒、燥湿、杀虫，冰片消肿止痛、通诸窍、散郁火，栀子泻火、清热。

（4）穴位：颌下局部、双侧涌泉。

（二）化脓性扁桃体炎

（1）主症：扁桃体肿大、化脓，吞咽困难。

（2）处方：芒硝、桔梗、射干。

（3）方解：芒硝清热泻火、消肿、软坚散结，桔梗祛痰、利咽、宣肺、排脓，射干解毒利咽、清热化痰、散热消结。

（4）穴位：颌下局部。

（三）慢性咽炎

（1）主症：咽喉部干涩，或有痒感，或有异物感。

（2）处方：大黄、芒硝、桔梗、蝉蜕、牛蒡子。

（3）方解：大黄泻热通肠、凉血解毒，芒硝清热泻火、消肿、软坚散结，桔梗祛痰、利咽、宣肺、排脓，蝉蜕散风除热、利咽、透疹、退翳、解痉，牛蒡子疏散风热、宣肺透疹、消肿解毒。

（4）穴位：天突或颌下局部。

（四）腺样体肥大

（1）主症：鼻塞或打呼噜，睡眠时憋气。

（2）处方：辨证偏痰湿者用茯苓、沙参、橘红、芒硝、路路通、山慈菇；辨证风邪偏盛者用赤芍、川芎、辛夷、苍耳子。

（3）方解：茯苓渗湿利水、健脾和胃、宁心安神，沙参清热养阴、润肺止咳，橘红散寒、燥湿、利气、消痰，芒硝清热泻火、消肿、软坚散结，路路通祛风通络、利水除湿，山慈菇清热解毒、消痈散结；赤芍清热凉血、活血祛瘀，川芎活血祛瘀、行气开郁、祛风止痛，辛夷散风寒和通鼻窍，苍耳子发散风寒、通鼻窍、祛风湿、止痛。

（4）穴位：天突和大椎交替贴敷。

（五）手足口病

（1）主症：手、足、口腔部小疱疹，伴发热等症状。

（2）处方：黄连、栀子、冰片；如腹泻时间长，可去掉栀子加吴茱萸；也可配消食散贴肚脐。

（3）方解：黄连泻火解毒、燥湿、杀虫，栀子泻火、清热，冰片消肿止痛、通诸窍、散郁火。

（4）穴位：双侧涌泉。

（六）咽痒咳嗽

（1）主症：咽喉部干痒不适，反复咳嗽。

（2）处方：蝉蜕、木蝴蝶、乌梅、白僵蚕。

（3）方解：蝉蜕散风除热、利咽，木蝴蝶利咽润肺、疏肝和胃、敛疮生肌，乌梅生津，白僵蚕化痰散结。

（4）穴位：天突。

五、流行性腮腺炎

（1）主症：以耳垂为中心的腮腺部位肿胀疼痛。
（2）处方：大黄、芒硝、青黛。
（3）方解：大黄泻热通肠、凉血解毒，芒硝清热泻火、消肿、软坚散结，青黛清热泻火、凉血解毒。
（4）穴位：肿胀局部，贴敷后加用冷敷。

六、单纯性淋巴结炎

（1）主症：病灶局部包块，可有疼痛。
（2）处方：大黄、芒硝。
（3）方解：大黄泻热通肠、凉血解毒，芒硝清热泻火、消肿、软坚散结。
（4）穴位：肿痛局部。

七、牙 龈 肿 痛

（1）主症：牙龈肿胀、疼痛。
（2）处方：大黄、芒硝。
（3）方解：大黄清热泻火、凉血解毒，芒硝清热泻火、消肿、软坚散结。
（4）穴位：面部压痛点，加冷敷。

八、急性单纯性面神经炎

（1）主症：患侧耳后疼痛、口眼㖞斜、咀嚼肌功能障碍。
（2）处方：①芒硝；②全蝎、白僵蚕、白附子。
（3）方解：芒硝可迅速缓解急性期神经性水肿；白附子、白僵蚕、全蝎祛风化痰、通络解痉。
（4）穴位：①患侧乳突局部；②颊车、颧髎。

九、咳　　喘

（一）寒咳

（1）主症：咳嗽，咳痰清晰色白，流清涕，恶寒发热，舌苔薄白。
（2）处方：麻黄、杏仁、细辛、干姜、桂枝。
（3）方解：麻黄、杏仁轻宣肺气，细辛、干姜温肺散寒，桂枝发汗解肌、温经通脉、助阳化气、散寒止痛。
（4）穴位：膻中、肺俞、天突、大椎、定喘。

（二）热咳

（1）主症：咳嗽气粗，咽红咽痛，咯黄痰，鼻流黄涕，身热，舌苔薄黄。

（2）处方：麻黄、杏仁、黄芩、地龙、甘草、石膏，伴寒象加细辛，伴鼻塞加辛夷，伴头痛加白芷。

（3）方解：麻黄、杏仁、甘草轻宣肺气，黄芩、地龙、石膏清肺泻热，细辛温肺散寒，辛夷散风寒和通鼻窍，白芷祛风湿。

（4）穴位：膻中、肺俞、天突、大椎、定喘。

（三）风燥咳嗽

（1）主症：喉痒干咳，咽喉干痛，口鼻干燥，无痰或少痰，舌干红少津，苔薄黄。

（2）处方：沙参、白前、杏仁、栀子。

（3）方解：白前、沙参、栀子清热润燥生津，杏仁宣肺止咳。

（4）穴位：膻中、肺俞、天突、大椎、定喘。

（四）痰湿咳嗽

（1）主症：咳声重浊，痰多，痰黏稠，大便时溏，舌苔白腻。

（2）处方：半夏、陈皮、茯苓、苍术、厚朴、莱菔子。

（3）方解：半夏、陈皮、茯苓理气化痰，苍术燥湿健脾，厚朴、莱菔子行气化痰。

（4）穴位：膻中、肺俞、天突、大椎、定喘。

（五）阴虚咳嗽

（1）主症：干咳，或痰中带血丝，口干，低热，盗汗，舌红少苔。

（2）处方：沙参、麦冬、五味子、玉竹、花粉、桑叶。

（3）方解：沙参、麦冬甘寒生津，玉竹、花粉养阴生津、清肺润燥，桑叶宣透燥热，五味子收敛肺气。

（4）穴位：膻中、肺俞、天突、大椎、定喘。

十、急性乳腺炎、乳腺增生

（1）主症：患乳肿胀疼痛，炎症表面皮肤红热，可出现发热；增生患乳有肿块。

（2）处方：大黄、芒硝。

（3）方解：大黄泻热通肠、凉血解毒，芒硝清热泻火、消肿、软坚散结。

（4）穴位：局部加冷敷。

十一、风湿类疾病等引起的关节肿胀疼痛

（1）主症：病变部位疼痛、肿胀、功能障碍、关节畸形。

（2）处方：姜黄、桂枝、甘遂。

（3）方解：姜黄破血逐瘀、行气止痛、消肿散结，桂枝发汗解肌、温经通脉、助阳化气、散

寒止痛，甘遂泄水逐肿、消肿散结。

（4）穴位：关节局部。

第三节 膏 方

一、概 述

膏方是指一类经特殊加工制作成膏状的中药制剂，是将中药饮片反复煎煮，去渣取汁，经蒸发浓缩后，加阿胶、龟甲胶、鳖甲胶等胶类药物收膏，再加糖或蜂蜜制成的半流体稠状剂型。这种膏剂具有浓度高、体积小、口感好、药效稳定、便于携带等优点，既能滋补强身，抗衰延年，又能治病纠偏，可广泛用于防病治病、养生保健和延年益寿。

1. 膏方的特点 膏方是根据每个人的体质、临床表现等"量体裁衣"，是一种彰显个体化的治疗，一人一方，针对性强；膏方既可以用于滋补养生，又能用于治疗疾病，强调养生与治病的双重效果；膏方由于加入冰糖、蜂蜜、阿胶等，并经过特殊的工艺熬制而成，所以口味怡人，可谓良药苦口变可口，效果持久。

2. 膏方的适应人群

（1）亚健康人群，无明显的疾病，但经常有疲劳感，容易感冒，或长期劳累，精神压力过重致身体偏弱，处于亚健康状态的人群。

（2）患有慢性病，处于稳定期的人群，如高血压、糖尿病、肺气肿等慢性疾病。

（3）处于康复期的人群，如手术后、大出血后、产后等身体极度虚弱的人。

（4）有早衰倾向，需要抗衰老的人群，常用于延缓衰老、补充精力的中老年人。

（5）某些疾病过程中需要攻补兼施的人群。

（6）体质偏颇的人群。

3. 服用膏方的注意事项 膏方一般为空腹服，此时胃肠空虚，吸收力强，且不受食物干扰，药物易于发挥作用。如果空腹时服用感到胃肠有不适感，可以在饭后半小时服用。养心安神的膏滋药宜在睡前服。

服膏剂量要根据病情或身体情况及药物的性质决定。一般每日 2 次，每次服一匙。病情较重的人，剂量可稍大一些；病轻者或老年人、妇女、小孩等用量稍小些；有滋补作用、药性较平和的药物，用量可大些；药性剧烈的药物，用量宜小，并从小剂量开始，逐步增加。

膏方进补阶段，应注意忌口，如膏方中有人参，应忌食萝卜、莱菔子、红茶、绿茶等；阳虚便溏畏寒者忌生冷食物；阴虚便秘、潮热者忌辛辣刺激性食物。一般须遵照医嘱配合施行。

如遇以下几种情况应暂时停服：感冒发热、咳嗽痰多、胸闷气急，因受寒或食物中毒出现急性腹痛，消化不良、胃肠功能紊乱，神志昏迷，头胀头痛，大便或小便不通，红肿热痛等。

二、贾老师应用膏方经验

（一）失眠

现代医学定义失眠时，主要强调三个方面：首先指出失眠是一种主观体验，其次强调失眠是个体对睡眠时间和（或）睡眠质量的不满意，最后强调对日间功能活动已造成影响。中医学将其称之为"不寐""不得眠""不得卧""目不瞑"等，轻者入睡困难，或寐而不酣，时寐时醒，或醒后不能再寐，重则彻夜不寐，常影响人们的正常工作、学习和生活。中医内科学将不寐划为肝郁化火、痰热内扰、阴虚火旺、心脾两虚、心胆气虚五种证型，以下介绍各证型的临床膏方治疗。

1. 肝郁化火型

证候特点：急躁易怒，不寐多梦，甚至彻夜不眠，头晕头胀，目赤耳鸣，口干而苦，不思饮食，舌红，苔黄，脉弦而数。

处方：柴胡 80g，夏枯草 100g，芦根 200g，黄芩 150g，车前子（包煎）100g，当归 200g，生地黄 150g，甘草 60g，茯神 200g，茯苓 200g，合欢皮 150g，香附 150g，郁金 200g，生龙骨 300g，生牡蛎 300g，蜂蜜 300g。

制作：上药除蜂蜜外加水煎煮 3 次，滤汁去渣，合并滤液，加热浓缩为清膏，再加蜂蜜 300g 收膏即成。

服法：每次服 10～15g，每日 2 次，开水调服。

2. 痰热内扰型

证候特点：胸闷，心烦不寐，泛恶嗳气，头晕目眩，口苦，舌红，苔黄腻，脉滑数。

处方：法半夏 150g，陈皮 200g，淡竹茹 200g，茯苓 300g，枳实 200g，黄连 100g，栀子 200g，竹叶 100g，远志 100g，珍珠 100g，炒薏苡仁 300g，蜂蜜 300g。

制作：上药除蜂蜜外加水煎煮 3 次，滤汁去渣，合并滤液，加热浓缩为清膏，再加蜂蜜 300g 收膏即成。

服法：每次服 10～15g，每日 2 次，开水调服。

3. 阴虚火旺型

证候特点：心悸不宁，心烦不寐，腰酸足软，头晕耳鸣，健忘遗精，口干津少，五心烦热，舌红少苔，脉细而数。

处方：熟地黄 250g，山药 200g，山茱萸 200g，茯苓 300g，牡丹皮 150g，泽泻 100g，黄连 60g，炒酸枣仁 150g，首乌藤 150g，远志 100g，白芍 150g，怀牛膝 200g，黄柏 150g，知母 150g，龟甲胶 200g，蜂蜜 300g。

制作：上药除龟甲胶和蜂蜜外，余药加水煎煮 3 次，滤汁去渣，合并滤液，加热浓缩为清膏，再将龟甲胶加适量黄酒浸泡后隔水炖烊，再加蜂蜜 300g 收膏即成。

服法：每次服 10～15g，每日 2 次，开水调服。

4. 心脾两虚型

证候特点：多梦易醒，心慌健忘，神疲食少，头晕目眩，四肢倦怠，面色少华，舌淡苔薄，脉细无力。可见于外伤或产后失血过多者。

处方：党参 250g，白术 200g，炙黄芪 300g，当归 100g，茯神 250g，远志 200g，炒酸枣仁 300g，龙眼肉 100g，白芍 250g，首乌藤 200g，合欢皮 200g，柏子仁 150g，丹参 250g，木香（后下）15g，陈皮 50g，炙甘草 50g，阿胶 200g。

制作：上药除阿胶和蜂蜜外，余药加水煎煮 3 次，滤汁去渣，合并滤液，加热缩为清膏，再将阿胶加适量黄酒浸泡后隔水炖烊，冲入清膏和匀，最后加蜂蜜 300g 收膏即成。

如胸闷、纳呆、苔腻加陈皮 100g、茯苓 200g、厚朴 100g。

服法：每次服 10～15g，每日 2 次，开水调服。

5. 心胆气虚型

证候特点：心烦不寐，多梦易醒，胆怯心悸，触事易惊，气短自汗，倦怠乏力，舌淡，脉弦细。

处方：党参 200g，炒白术 150g，茯苓 300g，茯神 200g，远志 300g，石菖蒲 300g，炒酸枣仁 300g，知母 200g，川芎 150g，生龙骨 300g，生牡蛎 300g，蜂蜜 300g。

制作：上药除蜂蜜外加水煎煮 3 次，滤汁去渣，合并滤液，加热缩为清膏，再加蜂蜜 300g 收膏即成。

服法：每次服 10～15g，每日 2 次，开水调服。

（二）头痛

头痛是以患者自觉头部疼痛为特征的一种常见病证，也是一个常见症状，可单独出现，也可以发生在多种急慢性疾病中，有时亦是某些相关疾病加重或恶化的先兆。中医将头痛分为外感头痛和内伤头痛，外感头痛常见证型为风寒、风湿、风热证，内伤头痛常见证型为肝阳上亢、肾虚、气血亏虚、痰浊上扰、瘀血阻滞。下面介绍内伤头痛的膏方治疗。

1. 肝阳上亢型

证候特点：头胀痛而眩，心烦易怒，胁痛，夜眠不宁，口苦，舌红苔薄黄，脉沉弦有力。

处方：天麻 200g，钩藤（后下）250g，石决明 300g，黄芩 100g，炒山栀 100g，怀牛膝 150g，炒杜仲 100g，桑寄生 150g，首乌藤 200g，茯神 300g，龟甲胶 200g，黑芝麻 200g，蜂蜜 300g。

制作：上药除龟甲胶、黑芝麻和蜂蜜外，余药加水煎煮 3 次，滤汁去渣，合并滤液，加热浓缩为清膏，再将龟甲胶加适量黄酒浸泡后隔水炖烊，黑芝麻炒干至微香研碎后，冲入清膏和匀，最后加蜂蜜 300g 收膏即成。

服法：每次服 10～15g，每日 2 次，开水调服。

2. 肾虚型

证候特点：头痛而空，每兼眩晕，腰痛酸软，神疲乏力，遗精，带下，耳鸣少寐，舌红少苔，脉沉细无力。

处方：熟地黄 250g，山茱萸 200g，山药 200g，枸杞子 200g，人参 100g，当归 200g，炒杜仲 200g，怀牛膝 200g，牡丹皮 150g，鹿角胶 200g，鳖甲胶 200g，胡桃肉 200g，蜂蜜 300g。

制作：上药除鹿角胶、鳖甲胶、胡桃肉和蜂蜜外，余药加水煎煮 3 次，滤汁去渣，合并滤液，加热浓缩为清膏，再将鹿角胶、鳖甲胶加适量黄酒浸泡后隔水炖烊，胡桃肉研碎后，冲入清膏和匀，最后加蜂蜜 300g 收膏即成。

服法：每次服 10～15g，每日 2 次，开水调服。

3. 气血亏虚型

证候特点：头痛而晕，心悸不宁，遇劳则重，自汗，气短，畏风，神疲乏力，面色㿠白，舌淡苔薄白，脉沉细而弱。

处方：人参 100g，茯苓 200g，炒白术 300g，生地黄 200g，当归 200g，川芎 150g，赤芍 150g，甘草 60g，黑芝麻 200g，阿胶 200g，蜂蜜 300g。

制作：上药除阿胶、黑芝麻和蜂蜜外，余药加水煎煮 3 次，滤汁去渣，合并滤液，加热浓缩为清膏，再将阿胶加适量黄酒浸泡后隔水炖烊，黑芝麻炒干至微香研碎后，冲入清膏和匀，最后加蜂蜜 300g 收膏即成。

服法：每次服 10～15g，每日 2 次，开水调服。

4. 痰浊上扰型

证候特点：头痛昏蒙，胸脘满闷，呕恶痰涎，舌胖大有齿痕，苔白腻，脉沉弦或沉滑。

处方：制半夏 150g，青皮 200g，生白术 300g，茯苓 200g，薏苡仁 300g，陈皮 200g，生姜 100g，天麻 150g，白芷 150g，蜂蜜 300g。

制作：上药除蜂蜜外加水煎煮 3 次，滤汁去渣，合并滤液，加热浓缩为清膏，再加蜂蜜 300g 收膏即成。

服法：每次服 10～15g，每日 2 次，开水调服。

5. 瘀血阻滞型

证候特点：头痛经久不愈，其痛如刺，固定不移，或头部有外伤史者，舌紫或有瘀斑、瘀点，苔薄白，脉沉细或细涩。

处方：当归 150g，郁金 150g，白芷 100g，天麻 100g，生地黄 90g，香附 150g，蔓荆子 150g，桃仁 200g，红花 200g，川芎 150g，赤芍 200g，鹿角胶 200g，蜂蜜 300g。

制作：上药除鹿角胶和蜂蜜外，余药加水煎煮 3 次，滤汁去渣，合并滤液，加热浓缩为清膏，再将鹿角胶加适量黄酒浸泡后隔水炖烊，冲入清膏和匀，最后加蜂蜜 300g 收膏即成。

服法：每次服 10～15g，每日 2 次，开水调服。

（三）眩晕

眩晕指由各种原因导致的头晕眼花、头重脚轻感。重者闭目难立，视物旋转。中医认为眩晕有虚实之分，虚证有气血亏虚、肾精不足，实证有肝阳上亢、痰湿中阻等。膏方多可用于虚证眩晕的治疗。

1. 气血亏虚型

证候特点：眩晕、遇劳即发，面色㿠白、唇甲色白，心悸失眠，神疲懒言，舌淡，苔薄白，脉细弱。

处方：党参 150g，炙黄芪 150g，天麻 150g，炒白术 100g，茯苓 150g，白芍 150g，当归 100g，酸枣仁 150g，生地黄 150g，熟地黄 150g，龙眼肉 100g，大枣 100g，怀山药 150g，黄精 150g，升麻 60g，柴胡 60g，木香 30g，阿胶 200g，蜂蜜 300g。

制作：上药除阿胶和蜂蜜外，余药加水煎煮 3 次，滤汁去渣，合并滤液，加热浓缩为清膏，再将阿胶加适量黄酒浸泡后隔水炖烊，冲入清膏和匀，最后加蜂蜜 300g 收膏即成。

服法：每次服 10～15g，每日 2 次，开水调服。

2. 肾精不足型

证候特点：眩晕，精神萎靡，耳鸣眼花，腰酸腿软，遗精，舌瘦小，质淡红，苔薄白，脉沉细。

处方：熟地黄 200g，山茱萸 150g，菟丝子 150g，怀牛膝 150g，桑椹 200g，怀山药 100g，天麻 150g，茯苓 150g，泽泻 100g，炒白术 100g，枸杞子 150g，女贞子 150g，黑芝麻（炒干至微香）60g，陈皮 100g，龟甲胶 150g，鹿角胶 100g，蜂蜜 300g。

制作：上药除鹿角胶、龟甲胶和蜂蜜外，余药加水煎煮 3 次，滤汁去渣，合并滤液，加热浓缩为清膏，再将鹿角胶、龟甲胶加适量黄酒浸泡后隔水炖烊，冲入清膏和匀，最后加蜂蜜 300g 收膏即成。

服法：每次服 10～15g，每日 2 次，开水调服。

（四）习惯性便秘

习惯性便秘是指粪便干结、排便困难或不尽感及排便次数减少等，症状至少持续 3 个月以上，属中医"大便难""脾约""阳结""阴结""肠结""风秘""热秘""风燥""热燥""虚秘"等，现统称"便秘"。多因胃肠积热、情志不畅、气虚乏力、血虚津亏、阳虚寒凝而致大肠传导功能失常。

1. 气机郁滞型

证候特点：大便艰涩难下，胁肋胀痛，嗳气，呃逆，食欲不振，腹胀欲便，排便不畅，后重窘迫，舌苔薄白，脉弦。

处方：炒槟榔 150g，木香 100g，陈皮 100g，枳实 150g，乌药 100g，白芍 200g，厚朴 100g，大黄 100g，炒莱菔子 150g，全瓜蒌 300g，当归 100g，生地黄 100g，神曲 100g，谷芽 100g，甘草 60g，蜂蜜 300g。

制作：上药除蜂蜜外加水煎煮 3 次，滤汁去渣，合并滤液，加热浓缩成清膏，再加蜂蜜 300g，收膏。

服法：每次服 15～20g，每日 2 次，开水调服。

2. 脾肾阳虚型

证候特点：大便不畅，但粪不坚干，腰酸背冷，小便清长，手足不温，或腹中冷痛，舌淡，苔白，脉沉迟。

处方：当归 100g，肉苁蓉 300g，枳壳 150g，熟附子 30g，干姜 50g，熟地黄 200g，党参 150g，菟丝子 150g，怀牛膝 150g，火麻仁 150g，大黄（后下）90g，厚朴 100g，神曲 100g，甘草 60g，阿胶 200g，蜂蜜 300g。

制作：上药除阿胶和蜂蜜外，其余药物加水煎煮 3 次，滤汁去渣，合并滤液，加热浓缩成清膏，再将阿胶加适量黄酒浸泡后隔水炖烊，冲入清膏和匀，最后再加蜂蜜 300g 收膏即成。

若食欲不振，加白术 100g，茯苓 150g，陈皮 50g；腹冷痛可加乌药 100g，木香 50g。

服法：每次服 15～20g，每日 2 次，开水调服。

3. 肝肾阴虚型

证候特点：大便干结难解，唇干舌燥，口渴喜饮，眩晕咽干，舌质红或偏红，少津，脉细数。

处方：生地黄 300g，元参 300g，天冬、麦冬各 200g，杏仁 200g，火麻仁 300g，瓜蒌仁 200g，松子仁 200g，柏子仁 200g，玉竹 200g，黄精 200g，黑芝麻 100g，郁李仁 200g，核桃仁 200g，当归 150g，桑椹 200g，龟甲胶 300g，蜂蜜 300g。

制作：上药除龟甲胶和蜂蜜外，其余药物加水煎煮 3 次，滤汁去渣，合并滤液，加热浓缩成清膏，再将龟甲胶加适量黄酒浸泡后隔水炖，冲入清膏和匀，最后再加蜂蜜 300g 收膏即成。

服法：每次服 15～20g，每日 2 次，开水调服。

4. 气虚型

证候特点：便秘不畅，粪质并不干硬，虽有便意，但临厕便努挣不出，挣则汗出气短，便后乏力，平时面色苍白，精神疲乏，舌淡嫩，苔白，脉弱。

处方：炙黄芪 300g，党参 200g，白术 200g，绞股蓝 150g，刺五加 200g，黄精 200g，茯苓 200g，怀山药 250g，枳实 150g，炒槟榔 150g，陈皮 150g，阿胶 300g，大枣 200g，炙甘草 50g，蜂蜜 300g。

制作：上药除阿胶和蜂蜜外，其余药物加水煎煮 3 次，滤汁去渣，合并滤液，加热浓缩成清膏，再将阿胶加适量黄酒浸泡后隔水炖，冲入清膏和匀，最后再加蜂蜜 300g 收膏即成。

服法：每次服 15～20g，每日 2 次，开水调服。

5. 热积型

证候特点：大便干结，小便短赤，面赤身热，或兼有腹胀、腹痛、口干、口臭，舌红，苔黄，脉滑数。

处方：生大黄（后下）40g，蒲公英 300g，黄连 30g，枇杷叶 200g，决明子 200g，百合 200g，元参 200g，元明粉 30g，炙甘草 50g，冰糖 200g。

制作：上药除冰糖外加水煎煮 3 次，滤汁去渣，合并滤液，加热浓缩成清膏，再将阿胶加适量黄酒浸泡后隔水炖烊，冲入清膏和匀，最后再加冰糖 200g 收膏即成。

服法：每次服 15～20g，每日 2 次，开水调服。

（五）中风后遗症

中风是危害人类健康的重大疾病，其发病率、病死率、致残率均很高，且随着年龄的增加而增加，临床分为出血性中风和缺血性中风，中风发病半年以上者，即为中风后遗症期。常见的症状有偏瘫、口舌㖞斜、失语或不语、感觉减退或消失。

中风后遗症按照中医辨证属本虚标实，本虚则以气虚、阴虚为主，标实则以血瘀、痰浊为主。临床分型为气虚血瘀型和阴虚风动型。

1. 气虚血瘀型

证候特点：半身不遂，口舌㖞斜，言语謇涩或不语，偏身麻木，面色㿠白，气短乏力，口角流涎，自汗出，手足肿胀，舌有瘀斑，脉虚弱。

处方：生黄芪 500g，党参 200g，红花 100g，川芎 150g，桃仁 150g，当归 50g，赤芍 150g，地龙 150g，僵蚕 150g，丹参 200g，郁金 150g，川断 150g，怀牛膝 150g，阿胶 200g，蜂蜜 300g。

制作：上药除阿胶和蜂蜜外，余药加水煎煮 3 次，滤汁去渣，合并滤液，加热缩为清膏，再将阿胶加适量黄酒浸泡后隔水炖烊，冲入清膏和匀，最后加蜂蜜 300g 收膏即成。

服法：每次 15～30g，每日 2 次，开水调服。

2. 阴虚风动型

证候特点：半身不遂，口舌㖞斜，言语謇涩或不语，偏身麻木，眩晕耳鸣，烦躁失眠，手足心热，舌红，脉细弦。

处方：生白芍 200g，天门冬 150g，玄参 150g，生龙骨 300g，生牡蛎 300g，代赭石 200g，杭白菊 150g，天麻 150g，钩藤（后下）150g，地龙 100g，赤芍 150g，怀牛膝 150g，川楝子 80g，生麦芽 200g，石决明 200g，夏枯草 150g，龟甲胶 150g，鳖甲胶 150g，蜂蜜 300g。

制作：上药除龟甲胶、鳖甲胶和蜂蜜外，余药加水煎煮 3 次，滤汁去渣，合并滤液，加热浓缩为清膏，再将龟甲胶、鳖甲胶加适量黄酒浸泡后隔水炖烊，冲入清膏和匀，最后加蜂蜜 300g 收膏即成。

服法：每次 15～30g，每日 2 次，开水调服。

三、贾老师膏方治疗医案赏析

医案 1 王某，女，37 岁，2016 年 12 月 20 日就诊。失眠 5 个月，患者入睡困难，眠浅，晨起后头晕、神疲、乏力，饭后及晨跑后多汗，偶见腰困，哺乳期乳汁少，纳可，大便干。舌淡红，苔薄白，边齿痕，脉细弦。诊断：不寐，心脾两虚证。处方：炙黄芪 30g，党参 15g，炒白术 15g，茯苓 20g，当归 10g，白芍 10g，柴胡 10g，香附 10g，远志 10g，石菖蒲 20g，杜仲 12g，怀牛膝 30g，王不留行 12g，山药 20g，山茱萸 20g，桑寄生 30g，菟丝子 15g，火麻仁 20g，赤芍 12g，陈皮 10g。西洋参 150g，阿胶 200g，龟甲胶 100g，蜂蜜 500g，黄酒 450ml。15 剂，上方熬制成膏，每次 6g，每日 2 次。

赏析 该患者属哺乳期女性，产后出现入睡困难、晨起后头晕、神疲、乏力，饭后及晨跑后多汗，腰困，哺乳期乳汁少，考虑为产后经血不足，心脾亏虚，气血生化乏源，不能上奉于心，可致心神失养而失眠。药用归脾汤加减进行治疗，贾老师指出临床治疗心脾两虚型失眠，往往须在归脾汤的基础上联合逍遥散使用，疏肝气以助养心脾，临床实践证明，二者联用疗效要优于单纯使用归脾汤。方中炙黄芪、党参、炒白术、茯苓可补气健脾；当归、白芍、柴胡、香附养血柔肝，疏肝理气；远志、石菖蒲为药对，二药伍用，可通心络，交心肾，宁神之力强。考虑患者偶有腰困，恐有产后肾虚之证，故加入杜仲、怀牛膝、山药、山茱萸、桑寄生等补肾救虚。为避免膏方滋腻，有碍脾胃，助生化热，方中入陈皮行气且顾护脾胃，入赤芍以防滋腻化热。全方脾肾兼顾，通补兼施，疗效显著。

医案 2 姚某，男，42 岁，2016 年 12 月 10 日就诊。时头蒙，曾在山西省某医院检查，诊断为颈动脉斑块形成、脂肪肝。患者时呃逆，着急时加重，食欲差，饭后胃胀，双膝关节时痛，大便每日 2 次，苔厚腻，脉弦。诊断：眩晕，肝脾不调，痰浊阻滞证。处方：香附 10g，清半夏 9g，陈皮 10g，茯苓 30g，浙贝母 15g，川贝母 10g，石菖蒲 10g，郁金 15g，莪术 10g，炒薏苡仁 30g，木瓜 10g，延胡索 15g，川楝子 10g，炒白术 20g，党参 15g，怀牛膝 30g，生麦芽 30g，鸡内金 15g。西洋参 150g，蜂蜜 500g，黄酒 450ml。15 剂，上方熬制成膏，每次 6g，每日 2 次。

赏析 该患者为中年男性，时头蒙、呃逆，着急时加重，饭后胃胀，苔厚腻，考虑为肝脾不调，痰浊阻滞。在社会物质生活水平整体提高的今天，越来越多的人偏食膏粱厚味，日久极易损伤脾胃，加之工作和生活压力的增大，种种原因致使肝郁脾虚型患者越来越多。此类人群在情绪不佳的基础上经常出现食多胃胀、疲乏等症状，此时用香砂六君子汤加减治疗，往往可取得很好的疗效。需要指出的是，贾老师常常用香附代替木香，"以香易香"，正是其重视疏肝理气的鲜明体现。肝主疏泄，情志不畅、疏泄不及时常横逆克脾，故可见食欲差，食后胃胀。脾虚痰湿不得正常输布，上走于头可见头蒙头晕，阻滞中焦可见胃胀、恶心。治当疏肝健脾，运化痰湿。方中香附、川楝子疏肝理气；砂仁临床多后下，但因膏方煎煮时间过长，恐伤砂仁之性，因此未入该药，贾老师指出膏方的遣药组方既要掌握纠正患者机体偏颇所需的药物，又要兼顾药物特性及膏方制作的特点，才可取得良好的效果；陈皮、半夏理气燥湿，化痰醒脾；党参、炒白术、茯苓益气健脾；石菖蒲、郁金多作为药对使用，可化痰开窍，对患者头蒙的症状起到治疗作用；木瓜、延胡索、怀牛膝均可改善患者膝关节疼痛，体现了贾老师"有主证，用主方，有兼证，加辅药"的全面把握、多方位临证的遣药特点。全方共奏疏肝健脾、运湿化痰之功，疗效显著。

医案 3 孟某，女，52 岁，2016 年 12 月 4 日就诊。间断背痛，天冷甚，左侧肢体麻木，偶见腰酸痛，左膝关节怕凉，手时麻木，大便时稀，苔白，脉弦。诊断：中风，肝肾亏虚，寒凝血滞证。处方：独活 10g，桑寄生 30g，秦艽 10g，防己 10g，细辛 3g，怀牛膝 30g，骨碎补 20g，炒杜仲 15g，炒白术 20g，茯苓 30g，葛根 20g，莪术 10g，延胡索 10g，郁金 15g，锁阳 15g，鸡血藤 30g，天麻 10g，炒薏苡仁 30g，鸡内金 12g，生麦芽 30g。鹿角胶 200g，蜂蜜 400g，阿胶 100g，黄酒 450ml。15 剂，上方熬制成膏，每次 6g，每日 2 次。

赏析 该患者为中年女性，间断背痛，天冷甚，左侧肢体麻木，偶见腰酸痛，左膝关节怕凉，考虑为肝肾亏虚，寒凝血滞。主要病因病机为肝肾亏虚，外邪乘虚而入，结于经脉筋骨不散，导致气滞血瘀，不通则痛。方用加减独活寄生汤治疗，原方由唐代医学家孙思邈所创，载于《备急千金要方》一书中，乃治疗风寒湿痹证的重要方剂之一。《素问遗篇·刺法论》指出："正气存内，邪不可干，邪之所凑，其气必虚，风雨寒热不得虚，邪不独伤人，卒然逢疾风暴雨而不病者，盖无虚，故邪不独伤人。"该病乃本虚标实，故遣药组方亦应标本兼顾，扶正祛邪。方中独活祛风胜湿、止痛，现代药理学研究表明，独活可起到抗炎镇痛之作用；桑寄生祛风湿，补肝肾，强筋骨；防风祛风解表，胜湿止痛；秦艽祛风湿，舒筋络；杜仲、牛膝可补益肝肾，肝藏血，主筋，肾藏精，主骨，生髓，肝肾同源，补益肝肾方可强筋健骨，使得肌肉得以充实，关节变得灵活，"本虚"从根本上得以调治；独活、秦艽、防己则在干预外邪所致的寒凝血滞、关节不利方面可取得较佳的疗效，本方兼顾"标""实"，体现了祖国医学辨证论治的特点。以独活寄生汤为基础方，加入活血通络止痛的延胡索、鸡血藤，以求补肝肾、益气血、祛风湿、止痹痛，贾老师特别指出该方中细辛起温通作用，而骨碎补、炒杜仲则发挥温补的作用，全方通补兼施，方可取得佳效。

医案4 徐某，女，50岁，2016年11月6日就诊。月经2个月未至，之前月经量少，腰困，眼睛干涩，经前乳房胀痛，时烘热汗出，急躁易怒，齿痕舌，脉弦细。诊断：冲任失调。处方：知母20g，黄柏15g，淫羊藿8g，当归12g，白芍12g，生地黄20g，山茱萸20g，枸杞子30g，菊花20g，怀牛膝30g，山药30g，牡丹皮10g，川楝子10g，莪术10g，炒白术20g，茯苓20g，炒薏苡仁45g，旱莲草15g，玫瑰花10g，陈皮10g，生麦芽30g。鹿角胶200g，蜂蜜400g，阿胶100g，黄酒450ml。15剂，上方熬制成膏，每次6g，每日2次。

赏析 该患者为中年女性，月经2个月未至，时烘热汗出，伴见腰困、眼睛干涩、急躁易怒，为典型的冲任失调，贾老师指出此类患者常常涉及两个方面的问题，一方面是肝郁，另一方面是肾虚，临床治疗时多用知母、黄柏、仙茅、淫羊藿改善雌激素低下引起的不适，并随证加减，主证用主药，兼证用兼药，方中遣药一队以生地黄、山茱萸、枸杞子、怀牛膝、山药等补肾为主，一队以牡丹皮、川楝子等疏肝为主，功效专注，效果显著。

第五章 专病临证经验

第一节 心脑系疾病之不寐

一、柴胡加龙骨牡蛎汤

医案 1 王某，女，56 岁。2017 年 5 月 5 日初诊。

主诉：入睡困难伴头痛 7 年。

现病史：入睡困难，睡眠轻，睡前胡思乱想，耳鸣，脑鸣，头皮痛，心烦，烦躁，怕冷，易怒，头晕，纳可，二便调。舌边暗红，脉弦。

中医诊断：不寐（枢机不利，阳不入阴证）。

中医治法：疏肝解郁，健脾和营。

处方：柴胡 10g，黄芩 10g，清半夏 10g，党参 20g，生牡蛎 10g，生龙骨 10g，桂枝 10g，白芍 30g，炒酸枣仁 20g，石菖蒲 10g，远志 10g，生麦芽 20g。7 剂，日一剂，水煎服。九味镇心颗粒 2 盒，每次 1 袋，每日 3 次，冲服。

二诊：2017 年 5 月 12 日。仅昨夜入眠可，每夜睡眠 5～6 小时，睡前多思，左颞疼痛，左面自感抽搐，窜痛，纳可（消谷），二便正常，脾气急，易怒，苔黄，脉沉。上方加川芎 10g，僵蚕 10g。7 剂，日一剂，水煎服。

三诊：2017 年 5 月 19 日。近 5 天眠佳，每夜睡眠 7 小时，眠深，睡前多思好转，30 分钟便可入睡，仍左颞隐痛，看微信甚，耳鸣，脑鸣，人多则烦，纳可，饮凉或咳，二便正常，舌边红苔黄。上方加蔓荆子 10g。

病案分析 柴胡加龙骨牡蛎汤出自《伤寒论》，是由小柴胡汤去甘草加龙骨、牡蛎、桂枝、茯苓、铅丹、大黄而成，主治少阳枢机不利的少阳病证，是调和枢机，和解少阳，宁心安神的典型方剂。方中小柴胡汤和解少阳，宣畅枢机，加桂枝温通经脉，达郁阳于四肢；大黄泻热和胃，并止谵语；铅丹、龙骨、牡蛎重镇安神，定惊止烦；茯苓淡渗利水，通利三焦，宁心安神，以止烦惊。诸药共奏和解清热、镇惊安神之功。

方证相应是中医入门的重要方法，每种病证都有它特异性的主要症状，可以是一个症状，也可以由若干个症状组成，一个症状可能对一个病的贡献度并不大，但是一组症状反映的就是中医的证、证候，证候反映的就是疾病的病机。本病案方用柴胡加龙骨牡蛎汤加减调节气机，调畅枢机，调理患者功能状态，改善患者症状。首先，小柴胡汤用药最大的特点为"或然症"，临床不适症状很多，飘忽不定，寒热错杂，方用小柴胡和解枢机；其次为血弱气尽，腠理开，邪气因入，往往表现出虚的症状，正所谓"邪之所凑，其气必虚，正气存内，邪不可干"，但是虚的并不甚，故加党参补正气。其中柴胡解半表之邪，黄芩清半里之热，从更深的层次讲，气机升降出入失常，气有余便是火，气不足则生寒，柴胡升，半夏降，调气机升降，气机调畅，上焦得通，津液得下，胃气因和，身濈然汗出而解。加龙骨、牡蛎后对睡眠效果更好。

本病案患者失眠时好时坏，遇见事情后睡眠更差，伴耳鸣、头痛、烦躁易怒、怕冷，气机郁滞，血行不畅，寒热错杂，有主证用主方，方用小柴胡汤加龙骨牡蛎，顾及兼症，配伍酸苦之白芍，合桂枝调和营卫，改善怕冷，酸枣仁、菖蒲、远志养心化痰安神，加用生麦芽，顾护中焦运化，恢复中焦气机功能，二诊时睡眠已有好转，仍头痛头晕，加用川芎、僵蚕祛风活血止痛，三诊时睡眠已好大半，仍有头痛、耳鸣加用蔓荆子清利头目止痛。

医案 2 陈某，女，58 岁。2016 年 11 月 11 日初诊。

主诉：入睡困难 2 年。

现病史：2 年前因紧张引起失眠，入睡困难，服阿普唑仑片，每日 0.4mg，可睡 2～3 小时，眼干涩，心烦，第二日疲乏，性急，纳可，大便干 2～3 日一行，小便干涩，夜尿 1～2 次，怕冷，不喜凉饮，左侧肋下憋胀，时舌麻，时鼻塞，背腰部往来寒热，舌淡苔白，脉弦。

中医诊断：不寐（枢机不利，阳不入阴证）。

中医治法：疏肝解郁，健脾和营。

处方：柴胡 10g，黄芩 6g，清半夏 9g，党参 20g，龙骨 30g，牡蛎 30g，桂枝 10g，白芍 10g，茯苓 20g，合欢皮 10g，炒酸枣仁 30g，枳实 12g，炒莱菔子 20g。7 剂，日一剂，水煎服。

二诊：2016 年 11 月 17 日。入睡困难，服右佐匹克隆 1.5mg、枣仁安神胶囊可睡 3 小时，醒时（凌晨 1 点）心情压抑，不喜与人交流，眼干涩，饭后胃胀，纳少，喜热饮，大便干，2～3 日一行，小便正常，舌胖苔白，脉弦。时少腹热，或背热或冷半年。

方药：香附 10g，砂仁 10g，党参 15g，炒白术 20g，清半夏 9g，陈皮 10g，茯苓 20g，合欢皮 10g，莪术 10g，枳实 150g，厚朴 18g，炒莱菔子 20g。7 剂，日一剂，水煎服。

病案分析 患者或然症较多，左侧肋下憋胀，背腰部往来寒热，心烦，小便干涩，可考虑枢机不利，阳不入阴则不寐。气机不畅，气不足则为寒，气郁久则是热，故呈现背腰部寒去热来。邪犯少阳，经气不利，故见左侧肋下憋胀。少阳郁热，上扰心神则心烦。枢机不利，决渎失司则小便干涩，邪气弥漫，旁溢他经出现其他症状。方用柴胡加龙骨牡蛎汤加减，以小柴胡汤和解枢机，使气机调畅，加生龙骨、生牡蛎除有安神功效之外，还能化无形之痰；桂枝通阳化气，配合白芍调和营卫；茯苓健脾安神、利水渗湿；合欢皮舒郁安神养心，酸枣仁养心安神，加强安神促眠的效果；大便干加枳实、炒莱菔子、厚朴以破气消积，消食除胀，通腑气。

患者二诊时症状有所改善，但睡眠仍差，详细询问其病史，患者自诉饭后胃胀，对于胃胀患者，上方用药中龙骨、牡蛎使得脾胃运化失司，影响其疗效，改用香砂六君子汤先健脾益气，调理脾胃。加莪术、枳实、厚朴、炒莱菔子消食除胀，破气消积，通腑气；再加合欢皮舒郁安神养心，调理精神和睡眠。

此案例病机为肝气郁滞，胆失疏泄，少阳枢机不利，阴阳营卫气血紊乱，气机升降出入失常，阳不入阴而失眠。少阳枢机不利则寒热往来，气血不荣则疲乏，阳热郁内而心慌，气机升降失司，胃气不降则便干，三焦气机失常而小便频，清气不升则眼干涩。

建议多从气机升降出入紊乱着手，就更能体现柴胡加龙骨牡蛎汤应用指征。

二、丹栀逍遥散

医案 张某，女，58 岁。2017 年 8 月 2 日就诊。

主诉：间断入睡困难 3 年，加重 2 个月。

现病史：2017 年 3 月因失眠服贾老师的药约 20 剂后眠可，停药 2 个月后又失眠。现：彻夜不眠，多虑，睡前身热，纳可，神疲乏力，大便干，小便频，不热，心烦易怒，苔黄，脉细。

中医诊断：不寐（肝郁化热证）。

中医治法：疏肝解郁，清热安神。

处方：牡丹皮20g，炒栀子10g，当归10g，白芍20g，炒白术10g，茯苓20g，柴胡10g，香附10g，生龙骨10g，生牡蛎10g，五味子10g，炒莱菔子20g。共7剂，日一剂，水煎服。

二诊：2017年8月8日。入睡困难好转，12点可入睡，睡到6～7点，醒后项僵，睡前身已不热，次日头胀，神疲乏力，纳可，大便干，小便频，量少，齿痕舌，脉弦。上方加石菖蒲10g，黄连3g，枳实10g。7剂，日一剂，水煎服。

病案分析　患者以失眠为主症，所以可以明确诊断为不寐。患者女，58岁，已过七七之年，肾精亏，天癸竭，此时多气血不足，且患者多虑，思虑伤脾，脾虚水谷精微生成不足，则气血化生也不足，则易神疲乏力；患者平时易怒，怒则伤肝，致肝气郁结，肝郁日久化热，热结体内，则大便干；睡前身热有阴虚之象，此患者应该是郁结不通，热结蕴里则身热，小便频则是肾封藏失司所致，苔黄是热之象。所以根据患者症状可诊断为不寐，肝郁化热证。方证对应用丹栀逍遥散为主方，随症加减。方中丹栀逍遥散疏肝清热，养血健脾。加上生龙骨、生牡蛎镇静安神，同时对于尿频也有收敛固摄作用。加上五味子收敛固涩，补肾宁心，加强治疗尿频之力。再用炒莱菔子通腑利大便。二诊失眠好转，但次日头胀，多是热结痰凝阻滞脑窍，所以加上石菖蒲化痰开窍，黄连加强清热之力。腑气或者是大便不通，热结不易祛除，病不易好，同时加上枳实，意与炒莱菔子配伍，这是贾老师常用的通腑气、利大便之良方。

此病例症状少，清楚，简单明了，是典型的肝郁化热型失眠，方证对应用丹栀逍遥散；再根据患者时彻夜难眠症状比较重，所以贾老师用龙骨、牡蛎加强镇静安神之力，圆机活法，以及最后的通腑气，调畅气机，使热从下而出，整体通畅，病邪去则神安。

三、龙胆泻肝汤

医案　安某，女，35岁。2017年4月27日初诊。

主诉：入睡困难5天。

现病史：现见入睡困难，睡后5～6分钟即醒，醒后神疲乏力，心烦意乱，全身热，手脚及腋下汗出，纳可，二便正常，口干，喜凉饮，项软，苔白，脉沉弦。检查：MRI检查示颈4～7椎间盘突出。

中医诊断：不寐（肝胆火旺证）。

中医治法：清利肝胆，镇静安神。

处方：龙胆草10g，炒栀子10g，黄芩10g，柴胡10g，生地黄20g，车前子10g，泽泻10g，合欢皮10g，生龙骨10g，赤芍10g，生麦芽30g，葛根20g。共7剂，日一剂。水煎服。

二诊：2017年5月5日。用药后睡眠可，近2天全身疼痛，发热，出冷汗，恶心，纳可，咽痛，咽干，二便正常，心烦气短消失，舌暗红有齿痕，苔白，脉弦。

处方：柴胡20g，黄芩10g，清半夏9g，党参12g，桔梗10g，白芍10g，僵蚕10g，姜黄10g，蝉蜕10g，葛根20g，莪术10g，炒莱菔子20g。5剂，日一剂，水煎服。

三诊：2017年5月12日。入寐困难复作，睡前烦热，自诉服4月27日方后，眠可，服5月5日方后反能眠1小时，纳可，乏力，二便正常，全身疼痛无，怕惊吓，汗多，手足仍热，打喷嚏，舌红，苔黄，脉沉。

处方：龙胆草 10g，炒栀子 10g，黄芩 10g，柴胡 10g，生地黄 30g，车前子 10g，泽泻 10g，合欢皮 10g，生龙骨 10g，赤芍 10g，生麦芽 30g，葛根 20g。7 剂，日一剂，水煎服。

病案分析　肝主疏泄与人的情志息息相关，情志不佳，气机郁结，郁而化火，同气相求，最易影响心主神志，神不安，则白天烦躁，夜不能入阴，则不能寐，火热迫津于外则汗泄，壮火食气，神疲乏力。火伤津耗液则口干，喜凉饮。脉沉弦，肝气郁结较深，故贾老师辨证为肝胆火旺证，方用龙胆泻肝汤加减治疗，加合欢皮、生麦芽，增强疏肝之力，加生龙骨、葛根，一升一降调节升降气机，使津气恢复正常。

二诊明显可看出邪犯少阳，为肝郁风侵，因为此患者病本为肝郁，又外受邪侵，枢机不利，故用小柴胡汤，和解少阳，疏肝畅气，又加升降散改大黄为莱菔子，升降阴分气机，桔梗、葛根利咽生津，白芍养血柔肝以助肝体，莪术调畅气血，健肠胃。

三诊服上方邪气去，正气复伤，火邪又显，失眠复作，所以复用龙胆泻肝汤方祛火邪，恢复正气。

通过这则病例，不难看出，紧抓病机，灵活变通。

四、香砂六君子汤

医案　陈某，女，58 岁。2015 年 12 月 21 日初诊。

主诉：间断睡眠欠佳 30 余年，加重 3 个月。

现病史：30 年来间断睡眠欠佳，近 3 个月无明显诱因睡眠欠佳加重，入睡尚可，夜间醒后难再睡，一般 3～4 点醒，白天疲乏。纳可，食多胃胀，口干欲饮，大便不畅。舌红，苔薄黄腻，脉沉细。既往有焦虑症病史 2 年。

中医诊断：不寐（肝郁脾虚证）。

中医治法：疏肝健脾。

处方：香附 10g，砂仁 10g，党参 20g，炒白术 20g，清半夏 10g，陈皮 10g，茯苓 20g，莪术 20g，远志 10g，合欢皮 10g，枳实 20g，炒莱菔子 20g。7 剂，水煎服。

二诊：2015 年 12 月 28 日。醒后可再次入睡，甚至可睡 7 小时，睡眠时间延长（2～3 点醒转为 5～6 点醒）。胃胀消失，纳可，乏力消失。效不更方。

病案分析　患者近 30 年间断睡眠欠佳，贾老师诊断为不寐，肝郁脾虚证。贾老师常说现在物质生活较好，大多数人的饮食比较丰盛，偏于肥甘厚味，很多失眠都与脾胃不和相关。现代最新的研究也指出，胃肠和大脑有密切的关系，也从科学的角度说明了"胃不和卧不安"的科学性，然而人们的生活压力较大，情绪也容易焦虑紧张，这也会影响脾胃。所以，贾老师的患者中肝郁脾虚型的不寐占很大一部分，该患者表现为食多胃胀，疲乏，且情绪不佳，曾患焦虑症，所以是典型的肝郁脾虚型不寐。通过香砂六君子汤加减，其中香附疏肝理气，砂仁、陈皮、半夏理气燥湿化痰醒脾，半夏还可以引阳入阴，莪术、枳实、莱菔子行气导滞以降浊气，党参、白术、茯苓益气健脾，远志、合欢皮宁志安神，诸药合用一方面补益正气，另一方面祛除痰湿食之邪，体现了贾老师通过调畅气机治疗疾病的思想，《丹溪心法》谓"气血冲和，万病不生，一有怫郁，诸病生焉"，故患者在服用 1 周后就取得了显著的效果。

第二节 心脑系疾病之胸痹

一、香砂六君子汤

医案 隋某，女，28岁。2017年5月31日初诊。

主诉：间断胸憋，少气半个月，加重2天。

现病史：半个月前生气后胸憋，做心电图未见异常。刻下：时胸闷，生气甚，易怒，眠差，二便调，时胃胀痛。舌胖苔腻，脉沉。

既往史：行剖宫产术后8个月，停母乳2个月；十二指肠球炎；体胖：体重78.8千克（身高162cm）。

中医诊断：胸痹（肝郁脾虚证）。

中医治法：疏肝健脾止痛。

处方：香附10g，砂仁8g，党参20g，炒白术10g，清半夏9g，陈皮10g，枳壳10g，桔梗10g，黄芩20g，莪术10g，枳实10g，炒莱菔子20g，玄参20g。7剂，日一剂，水煎服。

二诊：2017年6月7日。6月4日月经至，伴腹闷，经量少（上次行经为4月份）。纳可，眠可，大便稀、黏，小便正常，舌胖脉弦。上方加炒薏苡仁45g以健脾渗湿。

病案分析 患者产后半年，气血不足，母乳不足；肝主疏泄，主条达，调节情志，病由情绪波动引发，故见气机郁滞；气虚无以推动水谷之运化，中焦升降失调气机不畅，痰浊内生，停聚体内，故见胃胀痛，体胖，苔腻，脉沉。

本病属本虚标实，气虚为本，肝郁气滞为标。故以香砂六君子汤祛痰益气，行气解郁。加枳壳、桔梗一降一升，调畅气机，气郁日久化热化火，加黄芩疏肝经之郁热；气虚无以推动血液运行，日久成瘀，故以莪术行气活血化瘀；枳实、炒莱菔子通腑行气，调节气机；玄参滋阴清热。二诊时症状缓解，大便稀黏，湿困于脾，故以炒薏苡仁燥湿健脾。贾老师辨病诊治时，多从郁论治，郁则气血痰火湿食均可累及机体。

二、血府逐瘀汤

医案 王某，女，50岁。2017年5月2日初诊。

主诉：阵发性胸闷5月余。

现病史：2016年于晋中某医院住院，确诊为二尖瓣、三尖瓣关闭不全（轻度）、慢性胃炎，治疗后缓解不明显，求中医诊治。刻下：胸部憋闷，劳累加重，情绪波动时加重，素眼睑发热，不思饮食，口唇紫绀，小便不尽，大便可。舌胖苔少，脉弦。

中医诊断：胸痹（气滞血瘀证）。

中医治法：行气活血止痛。

处方：当归20g，生地黄20g，桃仁10g，红花10g，赤芍20g，枳壳10g，桔梗10g，柴胡10g，川牛膝10g，黄芩10g，薄荷10g，麦芽30g，车前子20g。7剂，日一剂，水煎服。

二诊：2017年5月16日。胸闷好转，偶心慌心悸，仍眼睑热，手心汗，小便热，纳可。舌胖苔黄，脉弦。上方加芦根20g。

　　病案分析　患者中年妇女，阵发性胸部憋闷 5 月余，故中医可诊断为胸痹。患者年过半百，阳气渐衰，综合西医二尖瓣、三尖瓣关闭不全（轻度）诊断，考虑心气已损，故可见心慌心悸。肝体阴而用阳，主藏血主疏泄，今患者正值七七之年，肾精亏，天癸竭，三阳脉衰，气血不足，肝失所养，疏泄失常，气机升降失司，瘀血阻滞，阻碍清阳升达，气机不畅，郁滞于胸，故可见胸胁胀闷；气机不畅，清阳不升，浊阴不降，中州脾胃功能失司见不思饮食；劳则耗气伤血，心气更虚，肝主疏泄调节情志，情绪波动影响肝之疏泄，影响气机升降出入，故见胸部憋闷加重。气行则血行，气滞则血瘀，不通则痛，轻者闷，重者痛，口唇紫绀；病程日久，气郁化热，热随经上扰见眼睑发热；气机功能失常，三焦疏泄失司，膀胱固涩失约见小便不尽；舌胖苔少脉弦为本虚标实之证。病机心气已损为本，气滞血瘀为标。贾老师治病常常根据标本缓急，急则治其标，缓则治其本原则确立治则。

　　方药为血府逐瘀汤加减，用桃红四物汤活血化瘀，四逆散行气止痛，加黄芩、薄荷既清肝胆经之郁热，薄荷又可疏肝调节气机。车前子清利膀胱湿热，应用秉春生之气而生的麦芽以养心气，疏肝郁，消食健脾胃，同时麦芽味甘，甘能缓能和调和诸药。二诊时仍眼睑热，手心汗出，小便热为气机郁滞郁而化火，故在原方基础上加芦根以清热泻火、除烦利尿，与车前子共同引热下行。

　　总之，贾老师在诊病时，抓主证，顾兼证，辨证求因，辨证求机，审机论治，圆机活法，确立标本缓急，应用主方加减，顾及兼证，调节气机运动，顾护脾胃功能，此为贾老师诊病之大法。

三、归　脾　汤

　　医案　王某，女，66 岁。2017 年 8 月 3 日初诊。

　　主诉：发作性胸痛 50 余天。

　　现病史：于 2017 年 6 月 8 日下午行走中出现胸痛，持续 5～6 分钟，休息即消失，连续 3 天均有发作，服药后止，于 7 月 3 日住院，诊断为劳力性自发性心绞痛、高血压、甲状腺功能减退、泌尿系感染。现发作性胸痛，时眼模糊，纳可（不多），眠可，站久腿困，小便灼热，不痛，大便正常，时头顶蒙，背冷，舌胖大有齿痕，苔中心腻，脉细弦。

　　中医诊断：胸痹（心脾两虚，痰热阻滞证）。

　　中医治法：补气养血，清热化痰。

　　处方：炙黄芪 30g，党参 15g，炒白术 15g，茯苓 30g，瓜蒌 15g，清半夏 9g，薤白 10g，陈皮 10g，车前子 15g，怀牛膝 20g，莪术 10g，麦芽 20g。7 剂，日一剂，水煎服。

　　二诊：2017 年 8 月 11 日。服药 7 天内胸痛发作 2 次，无明显诱因，持续 2～3 分钟，未背冷，纳眠可，小便热，大便稀，舌胖，脉沉。上方减瓜蒌、薤白，加萹蓄 10g，益母草 20g，炒薏苡仁 45g。

　　病案分析　一般来说，主诉导出第一诊断，此病例主诉为"发作性胸痛 50 余天"，故可诊断为胸痹。胸痹发生多与寒邪内侵、饮食失调、情志失节、劳倦内伤、年迈体虚等因素有关，病机有虚实两个方面。胸痹辨证首辨虚实，分清标本。其发作期以标实为主，缓解期以本虚为主。此病例中，西医诊断为劳力性自发性心绞痛，很明确地告诉我们其发病的诱因是劳累，是为气虚，舌胖大边有齿痕，可以辨证为心脾两虚（本虚）。脾虚失运，痰湿内生，痰湿上蒙清窍故头顶蒙；痰湿郁而化热，故小便灼热；加之苔中心腻，以此可辨证为痰热阻滞（标实）；痰热交阻后，阳气阻滞不通，不能到达背部，故背冷。就诊时患者处于缓解期，以本虚为主，故用归脾汤加减，方中炙黄芪、党参、炒白术、茯苓补脾益气；有痰热加清半夏、陈皮健脾理气，清热化痰；瓜蒌、薤白通心阳，使阳气可达背部，亦有瓜蒌薤白半夏汤之意，可行气解郁，通阳散结，祛痰宽胸；痰湿从小便去，加车前子利尿通淋，清肝明目；莪术活血消积。久站腿困加怀牛膝补肝肾，强筋骨；麦芽护胃。全方体现了贾老师"有者求之，无者求之"的思想。

二诊患者胸痹减轻，背已不冷，小便仍热，故去瓜蒌、薤白；加萹蓄利尿通淋；益母草活血祛瘀，利水消肿，清热解毒；大便稀为脾虚有湿，加炒薏苡仁健脾止泻，利水渗湿。

第三节 心脑系疾病之头痛

一、半夏白术天麻汤

医案 邓某，女，68岁。2016年12月5日初诊。

主诉：间断头痛、头晕30年。

现病史：间断头痛、头晕30年，未诊治。现时头痛，冬季频发，部位不定，头顶或枕部多发，伴眉骨痛，时头蒙，纳可，胃脘冷，眠时差，小便正常，大便不成形，易怒，项冷。舌边有齿痕，苔白，脉细弦。

中医诊断：头痛（痰阻气滞证）。

中医治法：健脾祛湿，化痰理气。

处方：清半夏9g，炒白术15g，天麻10g，石菖蒲10g，郁金10g，陈皮10g，茯苓20g，莪术10g，吴茱萸4g，川牛膝12g，延胡索10g，生麦芽30g。7剂，日一剂，水煎服。

二诊：2016年12月12日。头痛次数减少，但曾因头痛而醒，持续时间短，仍头蒙头晕，天冷甚，项冷，纳减，时失眠，双下肢下午肿胀，活动后汗出，舌淡边有齿痕，脉弦。上方加葛根30g，姜黄6g。

三诊：2016年12月22日。头痛又较前好转，午睡醒后时头痛，夜未再痛而醒，头仍蒙，纳可，少眠，左下肢肿胀，大便日一次，小便频，饮后则尿，苔白，脉弦。上方加僵蚕10g。

病案分析 患者主诉为间断头痛、头晕30年，结合病史及症状诊断为头痛，头痛分外感头痛和内伤头痛，此患者间断头痛30年，病史较长，故为内伤头痛，根据患者头痛头蒙，大便不成形，舌边有齿痕，可辨其有痰阻。痰湿之邪困阻脾胃，升降失司导致气机不畅而气滞，患者心情易怒，脉细弦，中医证型可诊断为痰阻气滞。贾老师注重调理气机，脾胃居中，为上下升降之枢纽，脾胃的升降失常会产生湿邪，湿邪反过来又会困阻脾胃的升降。所以，在调理脾胃升降枢机的时候贾老师很注重祛湿化痰，健脾理气。方用半夏白术天麻汤加减，方中半夏燥湿化痰，意在治痰，天麻平肝息风，意在治风，两味相配意在化痰息风；炒白术、茯苓健脾渗湿；郁金、石菖蒲理气化痰，开窍醒神；陈皮理气健脾，燥湿化痰；莪术行气消积；延胡索活血行气止痛，胃脘冷、大便不成形加吴茱萸以散寒止痛，疏肝降逆，助阳止泻；川牛膝活血通经；生麦芽健脾护胃。二诊患者项仍冷，加葛根解肌升阳，患者因头痛而醒加姜黄破血行气，通络止痛。三诊头痛又好，但仍头痛头蒙加僵蚕以理气化痰，息风止痛。

二、二 仙 汤

医案1 韩某，女，52岁。2015年11月9日初诊。

主诉：间断头蒙痛2个月。

现病史：间断头蒙痛，纳差，耳鸣，眠差，烘热汗出，身冷，情绪压抑易怒，左侧面部及上下肢冷，二便正常。苔白，脉沉。

既往史：腔隙性脑梗死，子宫肌瘤术后7年，乳腺增生。

中医诊断：头痛（冲任失调，肝郁血瘀证）。

中医治法：调和冲任，疏肝祛瘀。

处方：二仙汤合柴胡疏肝散加减。知母20g，黄柏10g，仙茅10g，淫羊藿10g，当归20g，白芍20g，柴胡10g，香附10g，丹参20g，莪术10g，怀牛膝20g，木瓜10g，延胡索10g，生麦芽20g。5剂，日一剂，水煎服。

二诊：2015年11月13日。仍间断头蒙，痛少，情绪易急，多虑或着急时多发头蒙痛，不思饮食，时呕，睡眠好转，左面部及上下肢疼痛好转，烘热好转，身冷好转，苔黄，脉沉。上方加葛根20g，天麻10g，5剂。

三诊：2015年12月4日。头蒙，左上肢疼痛明显好转，纳差烘热好转，又失眠，心情压抑好转，累后自觉面跳动，药后二便调，舌有齿痕，脉沉。上方加鸡内金10g，菊花10g，5剂。

病案分析　患者为52岁左右的中年女性，烘热汗出，身冷，压抑易怒，既往有子宫肌瘤及乳腺增生病史，所有症状结合来看是为冲任失调的典型症状。冲任二脉的生理功能是涵蓄、调节十二经脉气血及人体脏腑先天与后天之真气。如果人体脏腑功能、经络气血、先后天真气的变动超过了冲任可以调节的范围，　就会出现冲任失调，如肝肾不足、脾胃虚弱、外邪侵扰、气机不畅、血瘀湿阻等，均可由冲任失调引起。首先，冲任失调的临床表现来自冲任二脉的调节功能失常，经常伴有疏泄不及、气机不畅的表现。其次，冲任失调的临床表现来自冲任二脉的涵蓄功能失常。冲任二脉起于胞中，根于先天，奇脉精血，阴中涵阳，浑然一体，一有亏损，则阴阳失去动态平衡。以冲任失调为病机发病可以表现为以精血不足、阴阳失衡为主，也可以表现为以调节不利、气机不畅为主。因此，可把冲任失调分为两个次级证候：一是冲任失调阴阳两虚；二是冲任失调气机不畅。故既可从肾论治又可从肝论治。从肾论治可温肾阳补肾精、泻肾火、调理冲任；从肝论治可疏肝养血祛瘀、调理冲任。病情由情绪所致，可着重从肝着手，注重疏肝行气，但也不可忽略调理阴阳。故用方二仙汤合柴胡疏肝散加减。方中仙茅、淫羊藿温补肾阳，知母、黄柏泻相火而坚肾阴，当归补血和血。柴胡疏肝解郁行气，香附、延胡索疏肝解郁、行气止痛，白芍养血柔肝、缓急止痛，丹参活血祛瘀、通经止痛，莪术活血行气，怀牛膝补肝肾，木瓜活络和胃，生麦芽护胃气。二诊患者头蒙，部位不定，不思饮食，时呕，苔黄加用葛根以清热生津、助脾运化，天麻息风止痉、祛风通络。三诊患者加鸡内金以消食健脾，菊花清热。全方调节阴阳，补肝肾，疏肝行气和胃，祛瘀止痛，疗效显著。

医案2 邢某，女，49岁。2014年8月23日初诊。

主诉：间断头痛5年。

现病史：时头痛，部位不定或牵连面部疼痛，与冷热无关，左前臂酸痛，入眠难，或彻夜不眠，烘热汗出（甚），可饮凉，大便时干，小便正常，身怕冷，神疲乏力，苔白脉细。

中医诊断：头痛（冲任失调证）。

中医治法：疏肝养血止痛。

处方：当归20g，白芍30g，炒白术15g，茯苓30g，柴胡10g，香附10g，知母10g，赤芍10g，怀牛膝10g，僵蚕10g，牡丹皮10g，丹参10g，麦芽10g，葛根10g。7剂，日一剂，水煎服。

二诊：头痛较好，7天仅一次头痛，左前臂偶痛，仍入睡困难，凌晨1点易醒，可再眠，未烘热汗出，纳可，大便量少，2日一行，不干，小便正常，苔白，脉沉。上方减葛根，加炒酸枣仁30g，龙骨20g，枳实20g，炒莱菔子20g。7剂，日一剂，水煎服。

病案分析 《傅青主女科》有调经十四法，明代龚廷贤的《万病回春》有调经八法，即清热、舒肝、活血、补肝肾等，可以认为冲任失调是妇科病基本的共同的病因病机。妇女一生经、孕、产、乳，数伤于血，易处于"阴常不足，阳常有余"的状态，所以临床以肝肾阴血亏虚为多。

贾老师认为冲任失调大多可从两个方面论治，即从肝论治和从肾论治。从肝论治：乙癸同源，精血互化，肾虚则肝血不足，肝气偏旺，或水不涵木，肝阳偏亢，方用丹栀逍遥散加减。从肾论治：肾精亏虚，肾阴不足，阴虚火旺，方用知柏地黄丸加减；精血亏虚，肾之阴阳渐衰，或阴损及阳，或阳损及阴，真阴真阳皆不足，方用二仙汤加减。

患者主诉间断头痛5年，可诊断为头痛。以患者的月经史与烘热汗出、身怕冷为切入点，这是冲任失调的典型症状，血虚不能上荣清窍，窍络失养则时头痛，肝血不足，血亏气虚则出现神疲乏力，少寐，肝阳偏亢，肝阳化火，疏泄不利，出现烘热汗出，辨证为冲任失调，肝血不足，肝郁化热。须从肝论治，方用逍遥散加减，方中当归补肝血；白芍柔肝体；茯苓、白术健脾除湿；柴胡、香附疏肝理气；知母清热泻火，滋阴润燥；赤芍清热凉血，活血祛瘀；怀牛膝补益肝肾，引火下行；僵蚕息风止痉，祛风止痛；牡丹皮清热凉血，活血化瘀；丹参活血调经，养血安神，清心除烦；葛根解肌退热；麦芽消食和中护胃。二诊患者左前臂偶痛，未烘热汗出，减葛根。头痛好转，仍失眠，加酸枣仁养阴安神益肝，大便量少，2日一行，加枳实、炒莱菔子通调腑气，使浊气泄而清气升，协助疏泄气机。

在乳腺增生症的中医分型中，冲任失调型最早是源自顾伯华等前辈之经验。1994年国家中医药管理局发布的《中医病证诊断疗效标准》肯定了这种分型方法。其标准是"多见于中年妇女"，此时期处于"七七任脉虚，天癸竭"，主要表现为"烘热汗出，身上冷"，其理法方药对应处方为二仙汤，但现代研究表明乳腺增生症中的冲任失调型60岁以上的老年妇女并不少见，约占10%左右。且贾老师在长期的临床工作中也发现，60岁以上的妇女也会出现烘热汗出，汗出后身冷，那么这还能叫冲任失调吗？如果叫冲任失调用二仙汤是否还有作用？现代研究表明，二仙汤具有调节雌激素的作用，那么60岁以上的患者出现烘热汗出，汗出后身冷，跟雌激素是否还有关系，有关系的话是否还能用二仙汤调节，或者不用调节雌激素是否照样能起到这样的作用，有待以后探索。

三、川芎茶调散

医案 李某，男，34岁。2015年7月2日初诊。

主诉：间断头、面痛7天。

现病史：7天前受风自觉头面部疼痛，未发热。现症：时头面部疼痛，偶流涕，口干，欲热饮、冷饮时则发疼痛，无缓解，每次疼痛持续2～10分钟。纳眠可，大便不成形，小便正常。舌胖大，脉细。

中医诊断：头痛（风热袭络证）。

中医治法：疏风清热。

处方：川芎 10g，白芷 10g，石膏 20g，葛根 20g，僵蚕 10g，蝉蜕 10g，菊花 20g，薄荷 10g，细辛 10g，炒薏苡仁 30g，生麦芽 20g。共 5 剂，水冲服，日一剂，早晚分服。

二诊：头面痛消失，鼻干，多涕，小便热，大便不成形，便不畅，量少，纳可，眠多梦，小便灼热。舌胖，脉弦。上方加车前子 20g，金银花 20g，炒莱菔子 30g。

病案分析 本例患者为青年男性，快递员，常外出，易受风，风为阳邪，易袭阳位，头面为诸阳之汇，故风邪上扰，首犯头目，可见头痛目胀等症状。风邪侵犯卫表，肺卫不固，可见流涕。口干为热邪熏蒸上焦所致，肺与大肠相表里，肺卫受邪，故大肠传导不利，可见便溏。贾老师予以川芎茶调散加减。

川芎茶调散为治疗风邪外袭所致头痛有效方。方中川芎善治少阳、厥阴头痛；羌活善治太阳头痛；白芷善治阳明头痛；细辛、薄荷、荆芥、防风辛散上行以疏散风邪，止头痛之功。此方以川芎为主药而制成散剂，用清茶调服，治风邪上犯头目，阻遏清阳之头痛有卓著的疗效，故名川芎茶调散。贾老师在本案中以本方为底方，加用僵蚕、蝉蜕祛风通络并清热利咽；薄荷、菊花清利头目；石膏、葛根清热泻火，并引经入太阳；细辛以散寒止痛；少佐薏苡仁、麦芽健脾护胃。复诊见小便黄为膀胱湿热之象，大便不畅为气机受阻之因，对症予以车前子、金银花以清热利小便，莱菔子调畅气机而畅大便。

四、羌活胜湿汤

医案 郝某，女，31 岁。2017 年 7 月 25 日初诊。

主诉：间断头顶冷痛 4 天。

现病史：于 7 月 21 日吹空调后突发。现症：时头顶冷，受风后甚，双膝冷，近衣被，双足跟冷，手冷，纳可，眠可，大便干，喜热饮，痛经有血块。舌淡，脉略弦。

中医诊断：头痛（寒邪犯表证）。

中医治法：疏风散寒止痛。

处方：羌活 10g，独活 10g，川芎 10g，蔓荆子 10g，防风 10g，制附子（先煎）10g，细辛 3g，生黄芪 30g，炒白术 20g，僵蚕 10g，川牛膝 12g，炒莱菔子 20g。5 剂，日一剂，水煎服。

二诊：2017 年 8 月 2 日。头、膝、双足已不觉冷，身已可抵风寒。纳可，眠可，小便正常，大便 2~3 日一行，舌胖有齿痕，脉弦。上方加枳实 12g，菊花 8g。共 7 剂，水煎服。

病案分析 正值盛夏时节，阳气正盛，患者却浑身冷，尤其头顶部甚，问及缘由，是吹空调后出现，夏季本应该阳气外达，迫使汗出以达到阴阳平衡，而空调的冷气却正好阻隔了阳气的升发，寒邪侵袭，导致体内寒邪偏盛，阳气困遏。头部为诸阳汇聚的地方，阳气不达则冷，长期风寒之邪侵袭肌表则浑身冷。寒邪阻滞经络，故头顶冷，甚则全身冷。痛经有血块也多是由寒凝所致，受风后冷甚。邪在肌表，当以汗解。而寒邪犯表，卫表闭郁汗液不得出，成水湿困在体内。所以贾老师在治疗上用羌活胜湿汤以祛风除湿，使寒邪从湿而去。

《内外伤辨惑论》原文记载："肩背痛不可回顾者，此手太阳气郁而不行，以风药散之。脊痛项强，腰似折，项似拔，此足太阳经不通行，以羌活胜湿汤主之。"风能胜湿，湿气在表，羌、独、防、芎、蔓皆风药，五者辛温升散，又皆解表之药，使湿从汗出，则诸邪散。防风散太阳风湿，川芎能升厥阴清气，上治头痛。方中羌活善于祛上部风湿，独活善祛下部风湿。二药合用，既辛散周身，又通利关节，共为君药。蔓荆子入阳明经长于驱散头风而止痛，川芎入少阳经尤能行血活血而止痛，合用增强祛风止痛的作用。细辛，辛温祛风散寒止痛，加附子以加强逐寒止痛之力。方中入黄芪、白术、防风有玉屏风散之效，益气固表，增强免疫力，贾老师认为正值夏日，吹空调之寒邪，多是免疫力低下，治疗宜加僵蚕、川牛膝以通经活络。全方合用，共奏祛风胜湿之功。二诊患者冷的症状基本消失，说明寒邪已去，患者诉有便秘，分析到夏季本来阳气亢盛，容易上火，所以贾老师因时制宜加菊花以清火佐治，枳实与莱菔子配伍通腑，利大便。

第四节　心脑系疾病之眩晕

一、半夏白术天麻汤

医案1　胡某，男，35 岁。2016 年 12 月 22 日初诊。

主诉：间断头晕、头蒙 3 天。

现病史：现时头晕、头蒙，未发热，纳可，2 天前转头（向左）后头晕，晨起时晕，片刻消失，眠差，二便正常，时心烦，苔腻，脉弦。

中医诊断：眩晕（痰浊阻滞证）。

中医治法：健脾祛湿化痰。

处方：清半夏 9g，炒白术 20g，天麻 20g，石菖蒲 10g，郁金 10g，僵蚕 10g，川牛膝 10g，陈皮 10g，茯苓 30g，远志 10g，莪术 10g，生麦芽 30g。

二诊：2016 年 12 月 26 日。药后头未晕，低头时头蒙，时心烦，纳眠可，二便正常，口干欲饮，凉饮，舌边有齿痕，苔腻，脉弦沉。颅脑 MRI 未见异常，颈椎 MRI 示颈椎间盘轻度退变（向后膨出）。上方加生龙骨 20g，炒栀子 10g。

三诊：2017 年 1 月 5 日。低头眩晕，眩蒙，未心烦，口略干，苔腻好转，脉弦。上方减炒栀子加葛根 40g。

病案分析　贾老师认为诊治过程中首先要诊断病名再诊断证候，病名的诊断主要是根据主诉而来，与主诉的呼应性强，再结合现病史就可诊断，此病主诉为"间断头晕、头蒙 3 天"，现病史也是围绕头晕来叙述的，故诊断为眩晕。而证候诊断是以中医内科学教材为参考，贾老师讲，中医内科学是几代大家归纳总结的智慧结晶，临床须以此为参考，然而，患者不可能按照书本来得病，故应结合临床，具体案例具体分析，辨证要通过其症辨其证，通过一组症状，来辨其证候。并要分析症状对证的贡献度有多少，且要注意西医辨病。正如本患者头晕头蒙，但不耳鸣目眩可排除内耳方面的疾病，转头影响头晕需要考虑颈椎方面的疾病，二诊时的颈椎检查示颈椎间盘轻度退变（向后膨出）。患者现时头晕、头蒙，晨起时晕，片刻消失，苔腻，脉弦，可辨证为痰浊阻滞。痰浊阻滞，既能加重脾虚，又碍气机升降，方用半夏白术天麻汤加减，以降浊气、扶清阳之气为法，痰浊消，则脾胃健，脾胃居中，为上下升降之枢纽，脾胃健则升降调，升降调则清阳展，浊阴降气则得以流通，同时脾胃健也可更好地促进药物的吸收。方中半夏、天麻配伍，祛湿化痰，止眩之功益佳，茯苓、炒白术健脾胜湿，陈皮、僵蚕理气化痰，息风止痉，郁金、石菖蒲理气化痰化瘀，川牛膝引逆乱之血下行，远志宁心安神，祛痰开窍，莪术行气消积，生麦芽健脾护胃。二诊患者未头晕，时头蒙加生龙骨以化无形之痰；时心烦加炒栀子泻火除烦。三诊患者未心烦减炒栀子，口略干加葛根以生津止渴。痊愈。

医案 2 宁某，女，75 岁。2016 年 10 月 19 日初诊。

主诉：间断头晕 6 年，加重 7 天。

现病史：近 6 年每于秋冬交接时头晕发作。7 天前发作，程度较以前轻。刻下：时头晕、头蒙。天冷甚，无耳鸣，行走不稳。纳可，入睡困难，晚餐后腹胀。尿时而失禁。大便不畅，量少。手心热，少气乏力。齿痕舌，脉弦。既往有高血压病史 6 年。

中医诊断：眩晕（脾虚痰阻证）。

中医治法：健脾益气，燥湿化痰。

处方：清半夏 9g，炒白术 20g，天麻 20g，石菖蒲 10g，郁金 20g，僵蚕 10g，陈皮 10g，茯苓 20g，怀牛膝 30g，肉苁蓉 12g，枳实 20g，炒莱菔子 30g。7 剂，日一剂，水煎服，早晚分服。

二诊：2016 年 10 月 27 日。头晕明显好转，行走不稳好转。纳可，饭后胃胀，下午甚，仍少气无力，行走则喘（气管炎）。入睡困难出汗始眠，时尿失禁。大便量少不畅。面萎黄，舌尖红脉细弦。上方加桔梗 10g，厚朴 20g，益智仁 20g。7 剂，日一剂，水煎服，早晚分服。

三诊：2016 年 11 月 9 日。头晕又好转，只转头时晕。行走不稳也好转，晚餐后腹胀。仍行走气紧，但喘明显见好。时尿失禁好转。大便不畅，日一行，量少。齿痕舌，苔腻，脉弦。上方加太子参 20g，生白术 20g。7 剂，水冲服，日一剂，早晚分服。

病案分析 患者年事已高，加之既往有高血压病史，眩晕反复发作，经久不愈，病久则虚。脏腑功能衰退。肝脾肾不足。每于秋冬季节交换，阳杀阴藏。阳气收束，阴气敛藏之时发作眩晕，肾之精气不足，脾虚失运，痰湿内生，与风邪相合，风痰阻络，清阳不升，浊阴不降，故眩晕头蒙。天冷时自然界阳气潜藏，阴气盛行，人体内环境与之相似。故天冷加重。肝肾不足加之气血不足，肌肉筋骨不荣，故行走不稳。痰阻气机，枢机不利，升降失常，故失眠。脾虚则腹胀，饭后脾胃功能负担加重，故饭后胀甚。痰阻气机，腑气不通故大便不畅，量少。肾之精气不足，肾阳不能温化水液。肾主水液功能失司，故时而尿失禁。齿痕舌为脾虚湿阻之象，脉弦为痰饮之象。方用半夏白术天麻汤健脾燥湿化痰，益气养血。半夏白术天麻汤为清代程国彭《医学心悟》方，用治风痰上扰之眩晕、头痛、胸膈痞满等。本例与半夏白术天麻汤所治虽不尽相同，但其病因相同，皆为脾虚湿困，痰湿阻窍，故用健脾祛湿、化痰息风之法，使风息痰消，脾健湿去，眩晕方可痊愈。

方中半夏燥湿化痰，降逆止呕。天麻平肝息风而止头眩。白术运脾燥湿。茯苓健脾渗湿。陈皮理气化痰健脾。石菖蒲开窍益智，醒神化痰。郁金药性寒凉，既能活血止痛，又可行气解郁，是"血分之气药"。僵蚕化痰散结，祛风止痉。怀牛膝补益肝肾，强壮筋骨。肉苁蓉温补肾阳，益精血，润肠通便。枳实、莱菔子降气通腑，调畅气机。诸药相伍，共奏燥湿化痰、平肝息风之功。痰化气行。清阳得升，浊阴得降则眩晕可愈。方证辨证准确，选药合理，故诸症渐愈。

二诊加入桔梗以升清阳，加入厚朴以降浊阴，二者一升一降，气机升降如常，则病可愈。益智仁收敛固涩，固精缩尿。三诊增加了益气健脾之太子参，健脾燥湿之白术。脾运则湿痰可除，痰除则眩能止也。

贾老师治疗眩晕时，运用此方温凉并用，补泻兼施，升中有降，降中寓升，升降相因。方证相应，有主证用主方，有兼证加减药，调畅气机，顾护脾胃贯穿始终。往往都能出奇制胜，效如桴鼓。

医案 3 温某，女，52 岁。2017 年 3 月 5 日初诊。

主诉：间断头晕 50 天。

现病史：时头晕，转身甚，不伴耳鸣，时伴恶心，咳吐白沫，头蒙，纳可，眠多，大便 2～5

日一行，质稀，全身乏力，小便正常，舌胖边有齿痕，苔白，脉沉。

既往史：2008 年宫颈癌术后出现头晕。于 2016 年 3 月 24 日起胃胀，按之头晕，转身甚，山西某医院诊断为"颈性眩晕"。实验室检查：头颅 MRI 未见明显异常。

中医诊断：眩晕（脾虚痰阻证）。

中医治法：健脾祛湿化痰。

处方：清半夏 9g，白术 20g，天麻 10g，石菖蒲 10g，郁金 15g，僵蚕 10g，葛根 15g，怀牛膝 30g，骨碎补 20g，干姜 10g，炒薏苡仁 45g，生麦芽 30g。7 剂，日一剂，水煎服。

二诊：仍头晕，昨日饭后晕甚，伴呕，仍头蒙，四肢乏力，纳可，凉饮则泻，小便正常，大便不成形、3～4 次，眠多，舌胖苔黄腻，脉沉。上方减葛根，加茯苓 30g，川芎 10g。

病案分析　患者以"间断头晕 50 天"为主诉，山西某医院考虑"颈性眩晕"，可诊断为眩晕。患者痰浊中阻，上蒙清窍，浊阴不降，清阳不升，则眩晕，头蒙，痰湿中阻则时恶心，咳吐白沫是痰浊内胜之象，眠多、全身乏力为脾气虚弱的表现，舌胖边有齿痕，苔白，脉沉，四诊合参，辨证为痰阻脾虚，方用半夏白术天麻汤加减治疗。半夏、天麻配伍，祛湿化痰、止眩之功益佳；白术、炒薏苡仁健脾胜湿；郁金、石菖蒲醒脾化湿开窍；僵蚕理气化痰息风；牛膝引血下行；牛膝、骨碎补补益肝肾；葛根清热生津，助脾运化；干姜燥湿消痰；生麦芽健脾护胃。二诊时患者症状未见明显减轻，呈现一派湿象，湿比较重，故去掉葛根，《本草正》言"其性凉，易于动呕，胃寒者所当慎用"，加茯苓健脾利水渗湿，川芎行气开郁。

半夏白术天麻汤出自于清代著名医家程钟龄的《医学心悟》，其云："眩，谓眼黑，晕者，头旋也，故称头旋眼花是也。有湿痰壅遏者，书云，头旋眼花，非天麻、半夏不除是也，半夏白术天麻汤主之。"该方由半夏、天麻、茯苓、橘红、白术、甘草、生姜、大枣组成，主要用来治疗痰饮上逆，头昏眩晕，恶心呕吐。

贾老师在问诊眩晕病时均要问是否随体位的变化而晕甚，是为了分辨西医中颈椎病的分型，在西医中，颈椎病可分为颈型（肩颈及背部酸痛不适，肌肉痉挛，颈部活动受限）、神经根型（上肢疼痛或麻木）、脊髓型（下肢发麻、发沉，有踏棉花感）、椎动脉型（亦称眩晕型，常因头部活动到某一位置时诱发或加重眩晕）、交感神经型（头痛或偏头痛，伴恶心呕吐）。

眩晕的病机分为无风不作眩，无痰不作眩，无虚不作眩，根据眩晕定义，风、火、痰、瘀、虚致清窍被扰或清窍失养为基本病机，还可认为无瘀不作眩，无火不作眩。从病历看主要表现有两组症状：①以头晕、恶心、吐白沫、头蒙为主的痰湿阻窍的标实证。②以乏力、便溏、舌胖有齿痕苔白脉沉为主的本虚证。综合该病位在脑，病性本虚标实，当前以标实为主，治以祛风定眩、化痰通窍、健脾。方用程仲龄半夏白术天麻汤加减，效欠佳后停用味辛甘凉的葛根，加用健脾祛湿的茯苓，辛温活血行气、祛风止痛燥湿的川芎，二者合用祛湿作用更强。诸药合用，共奏祛风化痰、健脾利湿、活血通络之效。贾老师诊断疾病首先分清标本虚实缓急，以急则治其标，缓则治其本为原则，审时用药，不拘泥于方，辨证灵活随证加减，每方不同，是最大的亮点。

水饮病主要包括三个方证：茯苓甘草汤（苓桂姜甘汤），苓桂术甘汤，苓桂枣甘汤。如果进一步分析，还可以包括五苓散证及桂枝去芍药加茯苓白术汤证。苓桂剂，其核心药物是桂枝和茯苓，苓桂剂方证主要针对的是水饮（气）上逆诸证，属于五证中的饮证。饮属于阴邪，本于寒，六经辨证多属于太阴。五证之饮在临床中非常多见，其具体的临床表现也很多。苓桂剂类方证的症候主要表现为胃脘部或胸腹的胀满疼痛，以及水饮上逆所导致的各种悸动及咳喘、呕恶等。卧床觉舒适，动则眩晕，其象譬如瓶中盛水，瓶静则水静，瓶动水亦动，余窃思此证当为水饮为病，仲圣于《伤寒论》中亦言"起则头眩"，故试予上方，果有覆杯而愈之效。

汉代张仲景认为痰饮是眩晕发病的原因之一，并用泽泻汤（心下有支饮，其人苦冒眩，泽泻汤主之，水停心下，清阳不升，浊阴上犯，头目昏眩。现用于耳源性眩晕）及小半夏加茯苓汤（治停饮呕吐，心下痞闷，头眩心悸者）治疗。

二、黄连温胆汤

医案 吴某，男，34岁。2017年7月4日初诊。

主诉：间断头晕4年。

现病史：头晕时头热、头闷，头皮发紧甚，纳可，口干口苦，可食冷饮，入睡困难（凌晨1~2点才可入睡），小便时黄，大便正常，打呼噜，汗多，汗后身热，体胖。舌边有齿痕，苔白，脉沉。

既往史：高血压，历史最高血压为170/130mmHg，服硝苯地平片后为140/100mmHg。体格检查：血压166/106mmHg。化验回报：尿酸600μmol/L。

中医诊断：眩晕（痰热阻滞证）。

中医治法：清热化痰。

处方：黄连5g，清半夏9g，陈皮10g，茯苓30g，夏枯草10g，浙贝母20g，葛根20g，僵蚕10g，炒栀子10g，泽泻20g，炒薏苡仁45g，麦芽30g。7剂，日一剂，水煎服。另予养血清脑丸。

复诊：2016年7月11日。头晕未再复发，头热、头皮紧好转，口苦口干不甚，纳可，眠好转，入睡好，仍打呼噜。舌胖有齿痕，脉弦。血压160/110mmHg。上方加怀牛膝20g。

病案分析 患者青壮年，体胖，胖人多痰，痰浊阻滞，清阳不能上达头部，见头晕；痰郁化热，见头热、口干口苦、小便热；热灼津伤，故头皮发紧；痰热扰心，见入睡困难；痰阻气道，气机不畅，见打呼噜；热蒸津液外泄，故汗出身热。痰浊内阻，故齿痕舌，苔白，脉沉。

方选黄连温胆汤加减清热除烦，燥湿化痰。黄连清热燥湿；半夏、茯苓、浙贝母、薏苡仁助黄连燥湿化痰；夏枯草、炒栀子助黄连清热泻火；陈皮调畅中焦气机；葛根解肌退热、升阳生津止渴；僵蚕祛风化痰；泽泻利水渗湿、清热；麦芽养心气、疏肝郁、消食健脾。方中运用大量寒凉药物，但同时有茯苓、陈皮、薏苡仁、麦芽顾护脾胃。兼用养血清脑丸以养血平肝、活血通络。复诊时症状好转，效不更方，加怀牛膝以引血下行，强筋骨，补肝肾，有引药下行之效。

本病例为里实证，在用苦寒药清热燥湿的同时顾护中焦脾胃，使中焦气机调畅，阴阳调和。

三、杞菊地黄丸

医案 武某，女，74岁。2016年9月19日初诊。

主诉：间断性头晕1个月余。

现病史：患者1个月余前无明显诱因出现间断性头晕，不伴视物旋转，不伴耳鸣，头热，时站起时身向前倾，纳可，二便正常，眠差，多梦，手抖，口干，眼干涩。舌肿，苔黄腻，脉弦。

既往史：第4~6颈椎增生，糖尿病（饮食控制，不服药）。

中医诊断：眩晕（阴血亏虚证）。

中医治法：补血养阴。

处方：枸杞子20g，菊花20g，熟地黄20g，山茱萸20g，山药30g，茯苓30g，当归20g，白芍20g，僵蚕10g，生龙骨20g，葛根20g，生麦芽30g。7剂，日一剂，水煎服。

二诊：2016年10月9日。头晕稍好，纳可，眠可，二便正常，怕冷，舌少苔，脉弦。上方加石斛20g，蔓荆子10g，川牛膝15g。

三诊：2016年10月19日。头晕明显好转，发作减少，仍晕欲倒，眼角干涩，口干夜甚，欲饮，纳可，梦多，二便正常。小腿时麻，夜间双足冰冷。舌红无苔，脉弦。上方加肉桂10g，另予丹栀逍遥片2盒。

病案分析　眩是眼花或眼前发黑，晕是头晕甚或感觉自身或外界景物旋转，眩晕是上述两种症状同时并见的一种病症。其发生多与肝脏有关，与髓海不足、血虚、痰饮等有关。《素问·至真要大论》言"诸风掉眩皆属于肝"。《丹溪心法》强调"无痰则不作眩"。《景岳全书》"眩晕一证，虚者居其八九，而兼火兼痰者，不过十中一二耳"。病机不外虚实两端，虚者为髓海不足或气血亏虚，清窍失养；实者为风火痰瘀扰乱清窍。以补虚泻实、调整阴阳为治疗原则。

患者无明显诱因间断性头晕，口眼干涩，无风火痰瘀致病，则多为虚证。患者属于阴血亏虚，阴虚多为肝肾阴虚，肝开窍于目，肝阴血亏虚，不能上荣于目则眼多干涩；肝藏魂，血虚魂失养则亦多梦；肝阴虚风动亦致手抖，且津血同源，阴血亏虚，津液不能上荣脑窍亦会发热，所以治以滋阴养血，用杞菊地黄丸加减以滋养肝肾明目。肾主一身之阴，五行之中，水为木之母，滋水涵木。方中加当归、白芍以滋阴养血柔肝；加僵蚕入肝经以息风止痉，既能祛外风，又能化内风而祛风痰，用来治疗风痰证，就是应对兼证的作用，又能取升降、散升的作用，升清阳，调理气机；加龙骨平肝潜阳，收敛固涩；加葛根解肌退热升提阳气，阴得阳助而泉源不竭。

二诊头晕稍好，说明上方方证对应，再加石斛加强滋阴之力，加蔓荆子清利头目，疏散头面之邪，加川牛膝补肝肾强筋骨。葛根升津止渴，也能升阳，现代研究有改善循环作用。当然用在颈部拘紧者效更佳。

三诊头晕明显好转，仍夜间足冷。上方加肉桂引火归元，温通气血。肉桂，善补阴者，必于阴中求阳。少火也能生气。肉桂有平肝气、调理气机之效。患者有足凉，这说明肉桂也有治疗下焦虚寒的功效。

贾老师说对于这种有明显阴虚症状的患者，一定要进行脏腑辨证，一般以肝肾为主，也有心阴虚，肺阴虚，脾胃阴虚，此患者眼干涩则为肝肾阴虚的症状表现。贾老师说阴虚会损及阳，辨其有无气阴两虚，应问患者累不累，若是累的话就得考虑气阴两虚。三诊时，患者腿时麻木，双脚冷，较之前没有多大改善，贾老师认为上方用药有两点不足之处，一是可能用量不够，二是气化不够，贾老师强调要注重气化，温化，辛温通络。所以三诊时加上肉桂加强气化之力。并嘱其继续服药，以助药力。

第五节　心脑系疾病之中风

一、补阳还五汤

医案1　曹某，男，60岁。2017年7月24日初诊。

主诉：右上肢麻木，言语不利50天。

现病史：50天前曾住某省医院诊断为脑梗死。刻下：言语不利，右手精细动作差，如写字差，晨起头麻木，纳可，眠差，睡中打呼噜，神疲乏力，二便正常。苔腻，脉弦。

中医诊断：中风（气虚痰瘀阻络证）。

中医治法：补气化痰通络。

处方：生黄芪30g，赤芍20g，当归10g，地龙10g，桃仁10g，红花10g，白术20g，清半夏9g，陈皮10g，川牛膝15g，僵蚕10g，生麦芽30g。7剂，日一剂，水煎服。

二诊：2016年7月31日。双上肢睡时麻木，右手精细活动差，言语欠流利，纳可，时而双足心热，眠可，二便正常。齿痕舌，苔白，脉弦。上方加秦艽10g，忍冬藤15g。7剂，日一剂，水煎服。并予养血清脑丸巩固疗效。

三诊：2016年8月7日。讲话底气不足，晨起头麻木好转，全身乏力，易怒，纳可，眠可，二便正常。舌胖有齿痕，脉弦。（现配合针灸治疗）上方改生黄芪为50g，加川楝子10g。7剂，日一剂，水煎服。

病案分析　患者年60岁，肾气亏，天癸竭，气血津液不足。正气亏虚，不能鼓动血行，以致脉络瘀阻，气虚血瘀，舌本失养，故言语不利。脾为生痰之源，正气不足，痰湿内生，气虚痰瘀流窜于脉络，气机不畅，筋脉肌肉失用，见神疲乏力，右手写字困难。晨起阳气初生，痰瘀阻络，气虚无力使清阳上升濡养头皮，故麻木。痰瘀阻塞气道，气机不畅，见打呼噜。痰瘀内阻见苔腻，脉弦。

方选补阳还五汤补气活血通络。以大量生黄芪补益元气，气旺则血行，消瘀而不伤正；赤芍、当归、桃仁、红花活血祛瘀；地龙长于行散走窜、通经活络；白术助黄芪益气健脾；半夏、陈皮燥湿化痰理气；川牛膝祛风湿、补肝肾、强筋骨、引血下行；僵蚕平肝息风、化痰止痛；生麦芽养心气、疏肝郁、消食健脾、调和诸药。二诊时因气机下行不畅，见足心热，故加秦艽祛风通络；忍冬藤加大通络之力兼清郁热；兼服养血清脑丸养血平肝，活血通络。三诊症状减轻，仍中气不足见讲话底气不足、身乏力，故加大黄芪用量以补益中气；肝主情志，主疏泄，疏泄太过，肝气亢奋，血随气涌见急躁易怒，故加川楝子以疏肝行气的同时兼以针灸活血祛瘀，益气化痰通络。

本病例属本虚标实，以大剂量补气药为先，同时化瘀祛痰，标本兼顾，调理气机通畅，气行则血行。

医案2　李某，男，58岁。2016年10月12日初诊。

主诉：右半身不遂伴言语障碍40天。

现病史：2016年9月2日凌晨5点左右家属发现其烦躁，翻身倒地，呼之不应，二便自遗在床上。经120送至山西某医院，急诊查体：神志昏迷，不言语，查体不配合，双侧瞳孔等大等圆，双眼球向右侧凝视，右侧鼻唇沟变浅，双巴宾斯基征（+），右侧指鼻试验（+），右侧跟膝胫试验（+），左侧指鼻试验（±），左侧跟膝胫试验（±）。结合影像学检查诊断为左侧内囊梗死。收住院，入院后给予改善脑循环、抗血小板聚集、脑保护、营养神经等治疗。今日就诊：神志清楚，反应迟钝，右侧肢体完全瘫痪，完全不能言语，不能独立站立，完全不能行走，饮水偶呛，精神差，睡眠可，纳可，大便干，小便正常。舌淡，脉虚弱无力。平素少言寡语，喜好书法写作，嗜好象棋。辅助检查：头颅MRI示左侧侧脑室旁、左侧基底节区、左侧岛叶急性期脑梗死。既往有高血压病史。

中医诊断：中风（气虚血瘀证）。

中医治法：益气活血，祛风通络，补肝肾。

处方：生黄芪45g，炒白术15g，赤芍10g，当归10g，地龙10g，桃仁10g，红花6g，怀牛膝 30g，锁阳 18g，炒杜仲 15g，葛根 70g，天麻 10g，肉苁蓉 20g，生麦芽 30g。7 剂，日一剂，水煎服。针刺：百会、肩髃、曲池、合谷、环跳、阳陵泉、足三里、太冲。结合偏瘫肢体综合康复训练。

二诊：2016 年 10 月 19 日。病情好转站立时腰膝均可伸直，搀扶省力，平躺右下肢可抬离床面，纳眠可，二便调。舌红，脉弦。上方生黄芪改为 60g，加丹参 20g。7 剂，日一剂，水煎服。

三诊：2016 年 10 月 26 日。腰膝酸软，纳眠可，二便调，苔白，脉弦。上方加骨碎补 20g，狗脊 20g。7 剂，日一剂，水煎服。

病案分析　中风的主要症状为偏瘫，神志昏蒙，言语謇涩或不语，偏身感觉异常，口舌㖞斜；次要症状为头痛，眩晕，瞳神变化，饮水发呛，目偏不瞬，共济失调。本病急性起病，发病前多有诱因，常有先兆症状，发病年龄多在 40 岁以上。本例患者发病时具备三个主症（偏瘫，神志昏蒙，不语），故中医诊断为中风（偏枯、言謇失语、神昏）（中脏腑）。中风基本病机为脏腑阴阳失调，气血逆乱，直冲犯脑，形成脑脉闭阻或血溢脑脉之外。《素问·调经论》说："血之与气并走于上，则为大厥，厥则暴死，气复反则生，不反则死。"近代医家张锡纯在《医学衷中参西录》中说："盖血不自升，必随气而升，上升之极必至脑中充血，至所谓气反则生，气不反则死者，盖气反而下行，血即随之下行，故其人可生，若其气上行不反，血必随之充而益充，不至血管破裂不止。犹能望其复苏乎。内中风之明理，脑充血之理亦明矣。"说明气血升降逆乱是中风的主要病理机制。本病病位在脑髓血脉，与心、肝、脾、肾有密切关系。《素问·脉要精微论》说："头者，精明之府。"《本草纲目》指出"脑为元神之府"。精明、元神均指主宰精神意识思维活动功能而言，神明为心脑所主。中风的病理基础是肝肾阴虚。因肝肾之阴虚，则肝阳上亢，加之饮食起居不当，情志刺激或感受外邪，气血上冲于脑，神窍闭阻，故猝然昏仆不省人事。中风的病理因素主要为风、火、痰、瘀，其形成与脏腑功能失调有关。风，有外风与内风（肝风）之分。外风属六淫邪气，中医认为"风者百病之始""风从外入""故伤于风者，上先受之"。当人体正气不足，卫阳不固之时，外风侵犯阳经头面，因风邪入中较浅，故病情比较轻。内风，风气通于肝，清代叶天士认为"精血衰耗，水不涵木，木少滋荣，故肝阳偏亢"。肝藏血，肾主水，肾虚水不涵木，木失所养，则木能生风，肝风内动。肝主筋，肾主骨，血虚不能濡养筋骨，则筋骨失养而风动，血随气逆，夹火夹痰，横窜经络，轻者可见口眼㖞斜、语言不利、半身不遂等中经络之症，重者出现昏仆、失语、不遂。火，与中风病因相关的有心火、肝火及肾火之别，如肝肾阴虚阳亢化火生风，或五志化火动风。心肝之火多由五志过极而致；肾火则由房劳阴亏而来。若心火暴盛，肾水亏耗，肾水不能上济制约心火，则出现阴虚阳亢，热盛风动，风火相煽，气血并走于上，心神昏冒卒倒无知，发为卒中。故《素问玄机原病式·火类》说："多因喜、怒、悲、恐、思之五志有所过极而卒中者，由五志过极皆为热甚故也。"痰，热痰乃痰湿内郁使然，《丹溪心法·中风》说："由今言之，西北二方，亦有真为风所中者，但极少尔。东南之人，多是湿土生痰，痰生热，热生风也。"说明脾失健运，痰浊内生，痰湿内郁日久化痰。加之肝阳上亢，肝风内动，心火暴盛，则痰热内闭，扰乱神明，而致卒倒、神昏，痰涎壅盛，见语言謇涩、半身不遂、口眼㖞斜。血液的生成及统摄，依赖于脾气的健旺，血液的藏受与调节，则与肝的疏泄有关。瘀血的辨证与治疗，与心、肝的关系尤为密切。血液的运行有赖于气的推动，津液的运载。血瘀是中风发病的重要因素，首先精神因素气郁、气逆引起血液运行不畅，瘀积于心胸之内或清阳之腑，可见卒发昏仆不遂之症。其次因久病，由气及血，由经入络，也可形成血瘀，如心气不足，心血瘀阻遇内风触动即可发生中风。再者，气虚可导致血瘀，血瘀又能滞气，血瘀之极可生内热。

风、火、痰、瘀可互相影响或兼见同病，如风阳上扰，风痰瘀阻，痰浊瘀闭。甚者风阳痰火与气血阻于脑窍，横窜经络，出现昏仆、失语、不遂。本病以本虚为主。

《素问·阴阳应象大论》云："年四十，而阴气自半也，起居衰矣。"《沈氏尊生书·中风源流》说："人至五六十岁，气血就衰，乃有中风之病，少壮无是也，然肥盛之人，或兼平日嗜欲太多，耗其精血，虽其少壮，无奈形盛气衰，往往亦成中风。"《素问·生气通天论》："阳气者，烦劳则张。"此患者年近六旬，平素少言寡语，喜好书法写作，嗜好象棋，思虑过度，形神失养以致阴血暗耗，虚阳化风，风阳上扰而为中风。患者经山西某医院治疗后，由中风神昏转为中风偏枯（恢复期），患者右侧肢体完全瘫痪，不能独自站立，完全不能步行，完全不能言语，舌淡，脉虚弱无力。中医认为，半身不遂的发生，总因血脉痹阻经气不通，血不能濡，气不能行而成。造成气血不通的原因多见于风、痰、瘀血阻滞而导致肢体废而不用。中风恢复期及后遗症期的主要病因是气虚血瘀，痹阻脉络。脾肾功能失调是其本质所在，虚实夹杂，气、阴、阳虚属本，痰、瘀实属标，所以，益气、活血、祛痰、通络是治疗中风后遗症的大法。因本案中患者病程较长，损伤肝、脾、肾等脏腑，脏腑与经络是标本关系，经络为标，脏腑为本，脏腑之气日衰，则经气鼓动无力。风火痰瘀滞留经络，血运不畅，阻滞肢体、舌本脉络等，症见半身不遂，言謇失语。治以益气活血，祛风通络，滋补肝肾。贾老师运用王清任补阳还五汤加减治疗。清代医家王清任在《医林改错》中论半身不遂本源，创立"气虚血瘀"学说。他说："若元气一亏，经络自然空虚，有空虚之隙，难免其气向一边归并。如右半身二成半归并于左，则右半身无气；左半身二成半归并于右，则左半身无气。无气则不能动，不能动，名曰半身不遂。"其创补阳还五汤益气化瘀，是治疗正气亏虚，瘀血阻络之中风后遗症半身不遂的主方。

方中重用生黄芪为君大补元气；炒白术健脾益气增强黄芪补气作用；赤芍、桃仁、红花活血祛瘀；地龙通经活络；当归入心、肝、脾，与黄芪配伍治疗气血虚弱，与赤芍、桃仁、红花配伍加强其活血祛瘀作用；怀牛膝、炒杜仲补肝肾强筋骨；锁阳与肉苁蓉合用以补肾助阳润肠通便；葛根配赤芍则解肌行血舒筋之功增强，现代药理研究表明：葛根有显著扩张脑血管的作用，可使脑血管阻力下降，脑血流量增加，可使颈动脉血循环趋于正常；天麻息风祛痰平肝；重用生麦芽疏肝解郁增强天麻平肝功效。诸药相合使气旺血行，风痰得除，络道通畅，清窍蔽开，语言自利，诸症渐愈。二诊服药后病情好转站立时腰膝均可伸直，搀扶省力，平躺右下肢可抬离床面，纳眠可，二便调，是气血渐复，络道渐通的表现。加重生黄芪用量至 60g 以加强其补元气作用，患者舌红，脉弦，加丹参凉血散瘀。三诊患者腰膝酸软同前，纳可，二便调，加骨碎补、狗脊以增强怀牛膝、炒杜仲补肝肾、强腰膝的功效。

贾老师特别重视中风病的未病先防和已病预防复中。中风病的未病先防指有中风先兆者积极对症治疗防止中风。罗天益的《卫生宝鉴》指出"凡人初觉大指、次指麻木或不用者，三年中有中风患"。朱丹溪指出"眩晕者中风之渐也"。王清任的《医林改错》中记载中风先兆症状 34 种，其中有头痛、发麻。王清任强调"因不痛痒，无寒无热，无碍饮食起居，人最易疏忽"，对中风先兆症状头晕、肢体麻木应予以相应的治疗，以防止中风的发生。中医防治中风先兆常用平肝息风、豁痰、益气、化瘀通络等治法。

本例患者就诊时具备两个主症（偏瘫，不语）、两个兼症（饮水偶呛、共济失调）。本例患者神志清楚。故诊断为中风（偏枯、言謇失语）（中经络）。

（1）动脉粥样硬化性血栓性脑梗死诊断要点：①常于安静状态下发病。②多数发病时无明显头痛和呕吐。③发病较缓慢，多逐渐进展，或呈间断性进行，多与脑动脉硬化有关，也可见于动脉炎、血液病等。④一般发病后 1～2 天内意识清楚或轻度障碍。⑤有颈内动脉系统和（或）椎-基底动脉系统症状和体征。⑥CT 或 MRI 检查发现脑梗死部位。⑦腰椎穿刺脑脊液一般不应含血。

（2）脑出血诊断要点：①常于体力活动或情绪激动时发病。②发作时常有反复呕吐、头痛和血压升高。③病情发展迅速，常出现意识障碍、偏瘫和其他神经系统局灶症状。④多有高血压病史。⑤CT 应作为首选检查。⑥腰椎穿刺脑脊液多为血性并且压力增高（其中 20%左右可不含血）。

结合头颅 MRI 所示左侧侧脑室旁、左侧基底节区、左侧岛叶急性期脑梗死，符合内囊部分损害表现及定位——偏瘫、偏身感觉障碍、偏身共济失调、运动性失语。故诊断为左侧内囊梗死。

中风高危筛查：年龄超过 40 岁的人都需要进行筛查。筛查内容：神经系统体格检查、血生化检查（其中包括血糖、血脂）、血同型半胱氨酸、心电图、颈部血管听诊、颈部血管超声，缺血性卒中、短暂性脑缺血发作（TIA）患者加做 TCD。根据病情需要增加必要检查，如超声心动图、MRI、MRA、CTA、DSA 等。根据脑卒中高危人群筛查和干预流程，依据以下 8 项危险因素进行风险评估。①高血压（≥140/90mmHg），或正在服用降压药。②房颤和心瓣膜病。③吸烟。④血脂异常或未知。⑤糖尿病。⑥很少进行体育活动（体育锻炼的标准是每周锻炼≥3 次、每次≥30 分钟、持续时间超过 1 年；从事中重度体力劳动者视为经常有体育锻炼）。⑦肥胖（BMI≥26kg/m^2）。⑧有脑卒中家族史。具有≥3 项危险因素，或既往有脑卒中、短暂性脑缺血发作病史者，评定为脑卒中高危人群；具有<3 项危险因素，但患有慢性病（高血压、糖尿病、心房颤动或瓣膜性心脏病）之一者，评定为脑卒中中危人群；具有<3 项危险因素，且无慢性病者为脑卒中低危人群。

最后，要特别重视治疗和预防动脉粥样硬化及如何使颈动脉不稳定斑块消退、吸收。高血压、糖尿病、高脂血症、吸烟均可引起动脉粥样硬化。肥胖、缺少运动、精神紧张、高龄可能会促进动脉粥样硬化的发展。动脉粥样硬化通常在中年或者中老年时期出现症状，整个过程中相继出现脂质点和条纹、粥样和纤维粥样斑块、复合病变 3 类变化。动脉粥样硬化的斑块可分为两类：一类是稳定型斑块，即纤维帽较厚而脂质池较小的斑块；另一类是不稳定型斑块，又称易损型斑块，其纤维帽较薄，脂质池较大易于破裂，不稳定性斑块的破裂导致心脑血管急性事件发生。特别指出：颈动脉斑块长大后会堵塞局部的颈动脉，颈动脉不稳定斑块脱落后可随血流到达大脑堵塞脑动脉，导致栓塞事件。颈动脉粥样硬化斑块形成与缺血性脑血管病的关系很密切，要预防脑梗死，就必须重视颈动脉斑块。积极预防动脉粥样硬化，治疗改变动脉粥样硬化的致病因素，如高血压、高血脂、高血糖、肥胖等。不良饮食习惯、久坐不动、吸烟、饮酒等也可以纠正。干预这些危险因素可预防或延缓动脉粥样硬化的发生、发展。对于已经形成动脉粥样硬化病变的血管，他汀类药物治疗可以减轻或逆转病变的进展，甚至使血管壁的斑块消退。动脉粥样硬化斑块用中医理论解释就是气滞血瘀、气虚血瘀、痰阻经络、痰瘀互结阻滞经络。因此，中医通过补气、化痰、祛瘀通络改善动脉粥样硬化斑块，使动脉粥样硬化减轻，消退不稳定斑块。

医案 3 闫某，女，61 岁。2016 年 9 月 18 日初诊。

主诉：双眼球活动受限，右侧口眼㖞斜 25 天。

现病史：患者于 2016 年 8 月 22 日下午无诱因出现左眼糊，23 日晨起发现双眼球活动受限，右侧口眼㖞斜，北京某医院诊断为面神经麻痹，糖尿病，第 3、4、6 对脑神经损害，脑干梗死。

经治疗好转。右眼左右活动不能，左眼不能内收，右侧口眼㖞斜，口干，纳可，眠差，怕热，汗出，大便干，小便频。2016 年 8 月 24 日查血糖（空腹）9.91mmol/L，三酰甘油 2.48mmol/L，查糖化血红蛋白 8.58%，电脑血糖监测 8 月 24 日晚餐前 18.9mmol/L，晚餐后 18.0mmol/L。心脏彩色多普勒超声印象：左心房扩大、左心室壁增厚、二尖瓣少量反流、三尖瓣少量反流、左心室舒张功能减低。心脏冠状动脉 CTA、颈部 CTA 印象：中间支中段软斑块形成，继发管腔轻度变窄，左侧椎动脉起始异常、全程较对侧纤细，考虑先天发育。8 月 23 日 MRA 印象：双侧额叶、顶叶、脑桥腔隙性脑梗死（考虑脑桥亚急性期腔隙性脑梗死），左侧大脑前动脉、双侧大脑后动脉、左侧椎动脉不均匀狭窄，以右侧大脑后动脉走行迂曲。8 月 23 日心电图诊断：窦性心律，异常心电图，高侧壁 Q 波异常改变，高侧壁 T 波异常改变。患者意识清楚，语言流利，认知功能正常，查体合作，急性痛苦面容，双侧瞳孔等大等圆，对光反射灵敏，左眼不能内收，右眼不能内收外展。右侧额纹变浅、右侧鼻唇沟稍浅，伸舌居中。颈软无抵抗，四肢肌力、肌张力正常，双侧肱二头肌、肱三头肌反射正常，双侧膝跟腱反射正常，双侧霍夫曼征、巴宾斯基征及克尼格征均为阴性。双侧肢体指鼻试验及跟膝胫试验均正常。舌胖大有齿痕，脉细弦。既往有高血压、2 型糖尿病病史 10 年。

中医诊断：中风（气虚血瘀证）。

中医治法：益气活血，祛风通络。

处方：补阳还五汤加减。生黄芪 45g，赤芍 20g，当归 10g，地龙 10g，葛根 30g，天麻 10g，僵蚕 10g，怀牛膝 30g，蜈蚣 1 条，全蝎 3g，忍冬藤 30g。5 剂，日一剂，水煎服。并予针刺治疗，处方：颧髎、合谷（双）、鱼腰、上明、球后、阳白、睛明、承浆、迎香、攒竹、颊车、承泣、四白、地仓、足三里（双）。

二诊：2016 年 9 月 23 日。口眼㖞斜明显好转，右眼内收明显好转，未头晕及头痛，仍眠差，纳可，小便正常，大便仍干。齿痕舌，苔白，脉细。上方加延胡索 20g。10 剂。

三诊：2016 年 9 月 30 日。左眼活动基本到位，右眼外展内收已正常。仍失眠，口干，小便正常，大便干。齿痕舌，脉细。上方加黄芩 15g，钩藤 30g。5 剂。蛭芎胶囊 3 盒。

四诊：2016 年 10 月 12 日。双眼不能向右侧转动症状好转。失眠，纳可，二便正常。齿痕舌，脉弦。上方减黄芩，加炒酸枣仁 20g，合欢皮 10g。7 剂。

五诊：2016 年 10 月 24 日。双眼向右侧转动又好转，入睡困难，每夜睡眠 2～3 小时，纳可，二便正常。齿痕舌，苔白，脉细。上方减蜈蚣、全蝎，加炮甲珠 10g。7 剂。

六诊：2016 年 11 月 4 日。双眼向右侧转动好转，入睡困难，每夜睡眠 2～4 小时，睡前多虑，口干明显好转，纳可，二便正常。查血压 150～160/80mmHg，舌胖大，脉细。上方加天麻为 15g。7 剂。

七诊：2016 年 11 月 15 日。入睡困难，醒后再眠难，但双眼向右转动又好转，汗出，无身热，纳可，二便正常，舌胖有齿痕，脉沉弦。上方加知母。7 剂。

八诊：2016 年 11 月 23 日。双眼向右侧转动好转，入睡好转，身热好转。上方 7 剂。

九诊：2016 年 11 月 29 日。双眼向右转动好转，入睡困难，多虑，纳可，怕热，二便调。舌腻，脉弦细。辨证：气血两虚，瘀血阻滞。生黄芪 30g，赤芍 20g，当归 20g，葛根 20g，天麻 10g，全蝎 6g，蜈蚣 1 条，炮甲珠 6g，炒酸枣仁 20g，怀牛膝 20g，钩藤 20g，生麦芽 20g，延胡索 20g。7 剂，丹栀逍遥片 3 盒。

十诊：2016 年 12 月 9 日。入眠难，口苦，小便热，舌胖，脉细。上方减全蝎，加车前子 20g，黄芩 10g。7 剂，日一剂，早晚分服。

十一诊：2016 年 12 月 16 日。双眼向右侧转动好转，入睡困难，血压 140/80mmHg，餐前血糖 7.23mmol/L，餐后血糖 12.23mmol/L。齿痕舌，脉弦细。效守上方。蛭芎胶囊 3 盒。

病案分析　中风病口眼㖞斜是指中风病脑脉瘀阻气血不畅，舌面经络失养而致舌面肌肉弛缓而出现的以口眼㖞斜为主要特征的一种疾病。

参照《中风病诊断与疗效评定标准》（试行，1995 年）。

主要症状：偏瘫，神志昏蒙，言语謇涩或不语，偏身感觉异常，口舌㖞斜。

次要症状：头痛，眩晕，瞳神变化，饮水发呛，目偏不瞬，共济失调。

急性起病，发病前多有诱因，常有先兆症状。发病年龄多在 40 岁以上。

本例患者具备三个主症（右侧肢体不适，右口眼㖞斜，右侧鼻唇沟变浅）、一个兼症（右眼左右活动不能，左眼不能内收），故中医诊断为中风（口眼㖞斜）（中经络）。

西医病因：脑干病变致眼球运动神经核（动眼、滑车和展神经核）损害所引起的眼球运动障碍，为核性眼肌麻痹。核性眼肌麻痹特点：①双侧眼球运动障碍：动眼神经核紧靠中线，病变时常为双侧动眼神经核的部分受累，引起双侧眼球运动障碍；②脑干内邻近结构的损害：展神经核病变常损伤围绕展神经核的面神经纤维，故同时出现同侧的周围性面神经瘫痪。

中风病口眼㖞斜病因可分为外感和内伤两大类。外感风寒暑湿燥火等，内伤七情、饮食、劳逸，而致气虚、血虚、痰郁、内热、瘀血等。内伤主要为肝风内动、痰浊瘀阻，或跌打损伤，血液瘀阻，导致经络阻滞。汉代华佗《中藏经》言"风寒暑湿之邪中人……或口角偏斜"，隋代巢元方《诸病源候论》言"风邪入于足阳明、手太阳之经，遇寒则筋急引颊，故使口㖞僻"，以上为中风外感之病因。明代楼英《医学纲目》："故口目㖞斜者，多属胃土有痰，治法宜辛温，泻金之短缩，平土之湿痰也。"清代喻昌《医门法律》："乃源于血虚血热，夹痰夹火，经络肌表之间，先已有其病根，后因感冒风寒，或过于嗜醇酒膏粱而助痰火，或恼怒而逆肝气遂成此证。"以上为中风内伤之病因。

本例患者年过六旬，素体肥胖，患有高血压、2 型糖尿病。《沈氏尊生书·中风源流》说："人至五六十岁，气血就衰，乃有中风之病，少壮无是也，然肥盛之人，或兼平日嗜欲太多，耗其精血，虽甚少壮，无奈形盛气衰，往往亦成中风。"

贾老师认为气机升降逆乱是中风病机的关键。气机升降逆乱致使气血和津液运行失常，产生痰、瘀、风、火，阻于脉络，壅塞清窍或血溢脑脉之外，发为中风，致偏瘫、失语，甚至神昏。气机逆乱与脾肝密切相关。脾胃居于中焦，脾主升清，胃主降浊，为气机升降之枢纽。盖肥者腻，甘者滞，长期过食肥甘，胃纳太过，脾运不及，谷食壅滞中焦，形成中满；土壅则木郁，影响肝之疏泄，木不疏土，加剧中满，致积久化火，形成内热，波及脏腑则表现为肝热、胃热、肺热、肠热，或肝胃俱热、胃肠俱热等，从而发为脾瘅。中满内热是脾瘅阶段的核心病机，中焦壅满，膏脂痰浊壅积体内，易沉积脉络，阻碍血行，致瘀血内生；同时瘀血又可与膏浊痰等裹夹胶着，进一步沉积脉络，阻塞血运；如此循环反复，以致痰瘀痼结，损伤脉络。痰瘀等阻塞脑部脉络，蒙蔽清窍，则发为中风，可见突然昏仆、不省人事、半身不遂、口眼㖞斜、言语不利等症。

本案患者身体肥胖，舌胖大有齿痕，脉细弦是脾气虚弱、脾失健运证候。右眼不能左右活动，左眼不能内收，右口眼㖞斜，口干，眠差，怕热，汗出，大便干为肝郁气滞、肝阳化风痰热上扰、痰瘀阻络之证候。故本例患者中风病机为脾胃气虚，气机升降之枢纽失调，以致痰浊瘀阻脑部脉络，蒙蔽清窍，则发为口眼㖞斜（中经络），中风之后，元气更伤，导致气虚血瘀证候。

方中重用生黄芪为君大补元气，行气化瘀，气旺血行，周流全身；赤芍活血祛瘀；地龙通经活络，清热止痛，息风定惊，其性善走窜，内而脏腑，外而经络，无所不通，无所不达，配僵蚕祛风通络化痰止痉；当归入心、肝、脾，养血活血，化瘀而不伤血，与黄芪配伍治疗气血虚弱，与赤芍配伍加强活血祛瘀作用；怀牛膝活血祛瘀通络，引血下行；葛根配赤芍则解肌行血舒筋之功增强，现代药理研究表明葛根有显著扩张脑血管的作用，可使脑血管阻力下降，脑血流量增加，可使颈动脉血循环趋于正常；天麻息风祛痰平肝，全蝎、蜈蚣合用增强息风定痉之功效；蜈蚣善逐瘀而通血脉，"走窜之力最速，内而脏腑，外而经络，凡气血凝聚之处，皆能开之"；全蝎乃治风要药，凡惊风必不可少，并擅窜筋透骨，还有开气血之凝滞、解毒医疮、内消僵肿之功；忍冬藤疏风，清热，通络。虫类搜剔，藤类通络，配以大量的补气药，诸药相合，气旺血行，活血而不伤正，共奏补气活络之功。

二诊：大便仍干，加延胡索 20g，用以疏肝降气，通滞散结，安神。

三诊：失眠、口干、大便干。为肝郁化火之证候。故贾老师加黄芩以清心理脾泻火解毒。因黄芩既善清肺胃之热，又能泻肝胆之火，凡上下内外之邪热火毒皆可用之。加钩藤清心热，息肝风，舒筋络。

四诊：二便正常，口干症状消失，热证减轻故去黄芩。仍失眠，加炒酸枣仁、合欢皮补益心脾，解郁安神。

五诊：从二诊到五诊双眼向右侧转动逐渐好转，用逐瘀通脉作用较弱的炮甲珠代替作用强的全蝎、蜈蚣。

六诊：查血压 150～160/80mmHg，加天麻平肝潜阳降压。

七诊：入睡困难，醒后再眠难，汗出，加知母以滋阴清热除虚烦，佐炒酸枣仁、合欢皮解郁安神、清心除烦。

八诊：双眼向右侧转动好转，入睡好转，身热好转。原方巩固疗效。

九诊：双眼向右侧转动好转，入睡困难，多虑，纳可，怕热，二便调。舌腻，脉弦细。辨证：气血两虚，瘀血阻滞。天麻、全蝎、蜈蚣配伍炮甲珠平肝息风通络，炒酸枣仁加丹栀逍遥片清心安神。治法以益气、活血、通络为主，兼平肝息风、清心安神，巩固疗效。

十诊：入眠难，口苦，小便热，一派热象。上方减全蝎性热之药，加车前子、黄芩以清热泻火，治疗热淋小便涩痛。

十一诊：双眼向右侧转动好转，血压、血糖稳定。效不更方，继续服用上方巩固疗效。

本案病机为肝脾不调，气虚血瘀。综观本案，诊疗全程以益气、活血、通络为主，以平肝息风、清心安神为辅。均贯穿贾老师"调气机以疗疾病"的思想，体现贾老师"有主证用主方，有兼证加减药"的学术观点。诸药并用，使气机升降归于正常，气旺血行，活血而不伤正，风痰得除，络道通畅，清窍蔽开，诸症渐愈。

《灵枢·筋经》："足阳明胃经，其病卒口僻。"《诸病源候论·风口㖞候》："风邪入于足阳明、手太阳之经，遇寒则筋急引颊，故使口㖞僻，语言不正，而目不能平视。"《金匮要略》："㖞僻不遂，邪在于络。"承泣、四白、地仓、颊车、足三里（双）同属足阳明胃经穴，为上下配穴。颧髎、合谷（双）、鱼腰、上明、球后、阳白、睛明、承浆、迎香、攒竹、颊车、四白疏风清热。阳白祛风通络，疏通经气。承泣养血行血，血行风自灭。地仓祛风活血，通行经络。颊车祛风除湿，善搜阳明经之风。合谷为远道取穴，是手阳明大肠经穴，上行于头，善于激发经气，祛风清热，通调气血，疏导阳明，消除麻痹。地仓、颊车对刺，地仓、颧髎对刺，地仓、迎香对刺。地仓、颊车祛风通络，调气活血。四白为足阳明经气所发。颧髎为手太阳小肠经穴，又为手太阳、少阳、任脉交会穴。承浆属任脉经穴，为手阳明经、督脉、任脉之会。晴明、承泣疏通眼部经络。攒竹、晴明为足太阳膀胱经穴。上明、球后为经外奇穴，刺激动眼神经。总则：疏风通络，调和气血。

本案为针药结合治疗中风病的经典病案。

二、黄连温胆汤

医案 吉某，男，53岁。2016年8月22日初诊。

主诉：右半身麻木20天。

现病史：2016年7月29日生气后出现右半身麻木，8月1日当地省心血管医院诊为脑干梗死。现症：右半身麻木，舌体前1/3麻木，纳可，二便正常，喉中有痰，两眼干涩，面红。舌肿有齿痕，苔黄，脉细。既往有失眠病史20年。

中医诊断：中风（痰热阻滞，血行不畅证）。

中医治法：清热化痰通络。

处方：黄连7g，清半夏9g，陈皮10g，茯苓30g，竹茹12g，胆南星6g，僵蚕10g，地龙10g，浙贝母10g，天竺黄10g，川牛膝12g，生麦芽30g。5剂，日一剂，水煎服。

二诊：2016年8月29日。右半身麻木好转，纳可，腰背痛，仍失眠（服氯硝西泮1mg），二便正常，苔腻，脉弦。上方加赤芍20g，白蒺藜10g。7剂，日一剂，水煎服。

三诊：2016年9月5日。右半身麻木好转，舌体麻木，服氯硝西泮1mg，眠可，纳可，二便正常，背痛好转，苔白腻，脉弦。上方加丹参15g。7剂，日一剂，水煎服。

四诊：2016年9月12日。右半身麻木消失，舌体麻木较前好转，服氯硝西泮1mg，眠可，纳可，二便正常，苔黄，脉弦。上方减白蒺藜，加浙贝母10g。7剂，日一剂，水煎服。

五诊：2016年12月10日。药后心烦，失眠明显好转，近日工作心情不畅，纳可，二便正常，舌红，脉弦。上方加合欢皮10g。7剂，日一剂，水煎服。

病案分析 患者患脑梗死，以右半身麻木为主就诊，脑梗死又称缺血性脑卒中，主要为动脉粥样硬化，可有头昏，一时性肢体麻木，中医称之为中风。

患者因生气发生脑梗死，肝在志为怒，肝主疏泄，调畅气的升降出入，疏泄太过，肝气上逆，血随气逆，加上动脉粥样硬化，所以导致气血运行不畅致脑梗死的发作；气机不畅则会气滞，气滞又引起津液输布排泄障碍，内生水湿、痰饮；日久易化热，体内痰热阻滞，则喉中有痰；肝火上炎则两眼干涩，且痰火扰心，致心神不安，而致失眠。

贾老师主用黄连温胆汤理气化痰，清热利湿，又加用胆南星、僵蚕、地龙、浙贝母、天竺黄等以协助主方。胆南星性味苦凉，加强清热化痰之力，僵蚕味辛行散，可祛风、化痰、通络，地龙性散走窜，善于通行经络，又能清热，加上浙贝母苦寒，加强清热化痰之效。天竺黄性寒，清热化痰，清心定惊，加川牛膝以活血通络，贾老师没有专门加入镇静安神药，而是以清热化痰、活血通络行气为主。这也是贾老师抓主证用主方，有兼证加减药的经验。

二诊：右侧肢体仍麻木，余症好转，说明清热祛痰之力明显，所以贾老师没有再加清热化痰药，加用赤芍来加强活血化瘀之力，使血行通畅。加上白蒺藜补肾活血兼以清热。

三诊：麻木好转，诸症好转，贾老师认为患者体内仍有瘀血未化，所以加入丹参以活血祛瘀，同时宁心安神。

四诊：诸症均好，睡眠较好，贾老师是从整体考虑，抓主要症状。其主要症状是血行不畅，痰热阻滞所致，引发心神不安、失眠，所以贾老师从此入手，既解除麻木症状又治疗了失眠，可谓是一箭双雕。

五诊：自诉近日工作心情不畅，贾老师加上合欢皮调畅情志，解郁安神，以防重蹈气血逆乱之象。

三、六君子汤

医案　李某，男，63 岁。2016 年 6 月 28 日初诊。

主诉：言语不利，吞咽困难 1 月余。

现病史：2016 年 5 月 7 日上午 9 点左右，行走过程中出现右侧肢体无力，可正常行走，右上肢抬举费力，右手握拳持箸乏力，伴言语不利、说话断续，交流受限，理解力尚可，偶有饮水呛咳，于山西某医院住院，确诊为脑梗死。经治好转。刻下：言语不利，流口水，吞咽困难，纳差，眠可，大便时干、不畅，右手写字差，神疲乏力，头闷。舌胖脉弦。既往有高血压、十二指肠溃疡、心律不齐病史。

中医诊断：中风（气虚痰瘀阻滞证）。

中医治法：补气化痰通络。

处方：党参 20g，炒白术 20g，清半夏 9g，陈皮 10g，茯苓 30g，僵蚕 10g，石菖蒲 10g，郁金 20g，天麻 10g，怀牛膝 10g，枳实 10g，炒莱菔子 30g。7 剂，日一剂，水煎服。

二诊：2016 年 7 月 5 日。言语不利稍好，流涎消失，少气、吞咽不利、饮水呛咳亦好转，纳差眠可，大便干，小便正常，疲乏倦怠。齿痕舌，脉弦。7 剂，日一剂，水煎服。

三诊：2016 年 7 月 12 日。头闷稍好，晨起流清涕，纳差，眠可，大便不畅。近日腰痛，身渐有力。舌胖有齿痕，脉弦。上方加益智仁 20g。7 剂，日一剂，水煎服。

四诊：2016 年 7 月 19 日。言语欠流利，饮水时呛，纳差，右手精细活动稍好，眠差（因腰困、神倦），头闷消失，小便正常，大便稀，日一次（因大黄）。舌胖有齿痕，脉弦。上方减大黄，改生黄芪 40g。7 剂，日一剂，水煎服。

五诊：2016 年 7 月 26 日。口水减少，涕止，仍言语欠流利，味觉差，右手精细活动好转，纳食好转，近眠可，腰困好转，大便正常，小便量少（未见腿肿）。舌胖苔白脉弦。上方加地龙 10g。7 剂，日一剂，水煎服。

六诊：2016 年 8 月 2 日。流口水好转，饮呛减少，言语不利好转，眠可，纳可，右手写字活动好，大便不干、不畅，小便正常，注意力不集中，兴趣减少（参加战友聚会后精神低落）。舌胖脉弦。上方加苍术 10g。

病案分析　《素问·上古天真论》云："男子八岁，肾气实，发长齿更；二八，肾气盛，天癸至，精气溢泻，阴阳和，故能有子；三八，肾气平均，筋骨劲强，故真牙生而长极；四八，筋骨隆盛，肌肉满壮；五八，肾气衰，发堕齿槁；六八，阳气衰竭于上，面焦，发鬓颁白；七八，肝气衰，筋不能动，天癸竭，精少，肾藏衰，形体皆极；八八，则齿发去。"患者男，八八之年，肾精亏，天癸竭，气血津液运行不畅，脏腑亏虚。肾藏精，肝藏血，肝肾同源，肝肾亏虚，阴不制阳，阳亢于上，化风化火生痰，夹气血痰火上冲犯脑，脑脉痹阻，元神失司。经积极治疗月余，根据中风时间分期现处于恢复期。既往患者久病，脏腑亏虚，气血耗伤，中气不足，机体失去濡养见神疲无力少气；肾精亏虚，髓海不足，脏腑亏虚，气血不足，风痰瘀血留串于脑络，脉络不通，气机不畅，筋脉肌肉失用，见右手写字困难；风痰瘀血留串于咽喉部，经气不利见言语不利，吞咽困难；气血不足，脏腑亏虚，风痰瘀阻，气机升降失和，见大便干、不畅；风痰瘀阻脑窍，清阳不升，浊阴不降，见头蒙；肾精亏虚，腰府失养，不荣则痛，见腰痛腰困；久病脏腑亏虚，肺脾气虚，晨起阳气初生，故卫阳不足以抵抗外邪，见晨起流清涕；肝藏血，主疏泄，主谋虑，调节人体精神情志活动。患者久病气血不足，肝失所养，情绪不畅，肝失条达，气血失和，谋虑失职故六诊时见注意力不集中，不想做事，此时已有焦虑抑郁倾向。

方选六君子汤合半夏白术天麻汤加减。党参、白术、茯苓健脾益气化痰，通过补益后天之本益气血生化之源，半夏燥湿化痰、降逆止呕，意在降逆化痰，茯苓、半夏与陈皮共同健脾祛痰、调理气机，石菖蒲、郁金芳香开窍，石菖蒲化湿和胃、宁神益志，郁金行气活血解郁，僵蚕化痰散结，天麻入肝经、平肝息风，二者祛风通络、息风止痉，以治风为主，石菖蒲、天麻引药上行，怀牛膝祛风湿、补肝肾、强筋骨、引药下行，枳实、莱菔子通调腑气，调畅气机。用六君子汤补益气血，理气祛痰；用半夏白术天麻汤燥湿化痰、平肝息风；加减用药来祛风活血，调理气机。二诊症状好转，效不更方，加生黄芪补气健脾、益肺脾之气虚，大黄清热泻火、泻下通便、通腑利气；三诊加益智仁暖肾固精、温脾开胃摄唾，兼服参芪花粉片益气清热生津；四诊大便稀，故去大黄，症状改善明显，加大黄芪用量以补气之效；五诊加虫类药地龙清热息风，通络利尿；六诊患者症状好转，但因情志因素使肝气不畅，久病血瘀加重，故加莪术血分之气药疏肝行气活血，气行则血行，血行则气畅。兼服舒肝解郁胶囊加强疏肝理气之功。

本病例属本虚标实，治疗时标本兼顾，以健脾益气治本，祛风化痰治标，调畅气机升降为主要思想，重视调肝，调脾胃，通腑气思想的运用。

四、地黄饮子

医案 武某，女，70岁。2016年9月9日初诊。

主诉：言语不利1月余，加重20天。

现病史：20天前摔跤后出现言语不利。医院诊断为脑梗死。刻下：间断性言语不利，无肢体活动障碍，肌力正常，纳可，嗜睡，打呼噜，记忆力下降。大便正常，小便失禁。齿痕舌，苔白，裂纹，脉弦。

既往史：糖尿病，高血压。

中医诊断：中风（肾虚痰阻证）。

中医治法：滋养肝肾，化痰开窍。

处方：熟地黄20g，山茱萸20g，石斛20g，知母20g，石菖蒲10g，郁金10g，炒杜仲10g，怀牛膝20g，益智仁20g，锁阳20g，丹参20g，鸡内金10g。7剂，水煎服，日一剂，早晚分服。

二诊：2016年9月14日。脉症变化不明显。上方加桔梗10g，水蛭10g，陈皮10g。10剂，水冲服，日一剂，早晚分服。

三诊：2016年9月27日。嗜睡好转，夜眠7小时，白天睡2～3小时，昔日白天睡5～6小时。言语不利好转。仍健忘、神疲乏力。纳可，二便正常。舌腻有齿痕，苔白，脉弦。效守上方加天麻10g，山药20g，远志10g。10剂，水煎服，日一剂，早晚分服。

病案分析　中风一病起源于《黄帝内经》。中风病以脏腑阴阳失调，气血逆乱，直冲犯脑，形成脑脉痹阻或血溢脑脉之外为基本病机，临床以突然昏仆、半身不遂、口舌㖞斜、不语或言语謇涩、偏身麻木为主症，并具有起病急、变化快的特点，是好发于中老年人的一种常见病、多发病。本病病位在脑髓血脉，与心、肝、脾、肾有密切关系，可引起全身多脏腑器官的功能紊乱。本病属本虚标实、上盛下虚之证。标实不外乎风、火、痰、气、血。本虚为气血阴阳不足，以阴虚气虚较多见，而肝肾阴虚为其根本。急性期多以标实证候为主，恢复期及后遗症期多虚实夹杂或以本虚证候为主。本例患者为老年女性，肾气渐衰引起诸脏乃至全身机能失调，身体已虚极。不慎摔跤后，气血逆乱，气机失和，血上犯于脑，壅塞脑脉故言语不利。气机失调，气血无力鼓邪外出化为痰浊，蒙蔽清窍则嗜睡、健忘、记忆力下降，塞于咽喉则打呼噜。肾虚不足以固摄水液，因此小便失禁。治疗当滋补肝肾，化痰开窍。方以地黄饮子为主加减治疗。熟地黄甘温，山茱萸酸温，二者相配补肾填精。杜仲、锁阳温壮肾阳，取阳中求阴之意。知母滋阴清热。石斛滋阴壮水。石菖蒲开窍化痰。丹参活血化瘀，郁金凉血清心，解郁除烦，行气活血。怀牛膝补肝肾强腰膝。益智仁固精缩尿收摄小便。鸡内金健脾消食，助益智仁缩尿固涩小便。全方补阴药与补阳药相伍，阴阳并补，滋阴涵阳，水火既济，补肾与化痰相配，标本同治，重在治本。二诊脉症变化不明显，上方加桔梗、陈皮化痰理气，升降气机，加水蛭活血化瘀，通经活络。三诊来诉诸症好转，仍健忘，神疲乏力。此仍为痰浊蒙窍，心神失养之故。效守上方加山药以健脾补肾、益气养阴，天麻平肝潜阳、息风通络。远志宁心安神、祛痰开窍醒神，心气开通，神魄自宁，疾病乃愈。全方体现了贾老师治病谨察病机，圆机活法，调节气机，顾护脾胃的思想，补后天之本而不忘先天之本的法门。

第六节　心脑系疾病之口僻

一、补阳还五汤

医案　郭某，男，43岁。2015年12月31日初诊。

主诉：右侧口眼㖞斜4个月。

现病史：4个月前本院针灸科诊断为面瘫，经治疗好转。现症：右侧口眼㖞斜，右眼流泪不能睁大，右侧面部麻木、僵硬，食物塞右侧口腔。不思饮食，眠可，大便每日2～4次，饭则如厕，小便正常，口咽干。舌裂舌胖，脉弦无力。右侧额纹消失，右侧鼻唇沟浅，鼓腮右侧漏气。

中医诊断：口僻（气阴两虚，痰瘀阻络证）。

中医治法：补气养阴，化痰通络。

处方：生黄芪40g，赤芍20g，川芎10g，当归20g，地龙10g，桃仁10g，红花10g，僵蚕10g，葛根20g，陈皮10g，炒薏仁30g，生麦芽20g，天麻10g。5剂，日一剂，早晚分服。

病案分析　面瘫即面神经麻痹，是一种比较复杂的面部疾病，以面部表情肌群运动功能障碍为主要特征的一种常见病、多发病，不受年龄限制，一般症状是口眼㖞斜。患者面部往往连最基本的抬眉、闭眼、鼓腮等动作都无法完成。中医称为口僻。古人认为本病是由于风邪所中，历代文献均将其归入风门。

贾老师对于本病的治疗均以病程的不同而制订不同方案。面瘫一般分为三个时期，初期以祛风化痰为治疗原则，配合针刺以浅刺激为主；中期以养血为治疗原则，配合针刺以面瘫常规取穴为主，注重乾坤用穴；后期以补气活血为治疗原则，配合针刺以面部取穴配合远端取穴相结合。

本患者就诊时属面瘫后期。治疗以补气活血通络为原则，方用补阳还五汤加减。治疗面瘫常用虫类祛风通络药。其中，地龙药性偏凉，常用于有"热象"的患者。另本案患者不思饮食，大便每日2～4次，饭则如厕，舌裂舌胖，脉弦无力。此属脾虚湿盛之象。贾老师用陈皮、炒苡仁、生麦芽以健脾燥湿和胃。贾老师常大剂量运用生麦芽，以取其疏肝的作用。

二、葛 根 汤

医案 王某，男，45岁。2016年4月13日初诊。

主诉： 口眼㖞斜1周。

现病史： 因7日前面部受凉致口角左歪，右眼睑闭合不全，右侧额纹消失，口角漏水，右面部活动不灵活。纳眠可，二便调。舌红，苔薄白，脉浮数。

中医诊断： 口僻（风寒外袭，经络闭阻证）。

中医治法： 疏风散寒，宣通经络。

处方： 葛根30g，白芍15g，桂枝9g，炙甘草9g，天南星6g，天麻15g，豨莶草30g，白僵蚕15g，秦艽12g。水煎服，6剂。

二诊： 症状明显好转，右侧额纹稍有恢复，右侧睑裂缩小，闭合较前有力，口角未变。舌红，苔薄白，脉弦数。上方加防风6g，芥穗6g，6剂。

三诊： 诸症好转，右睑已能闭合，唯感无力，口角漏水消失，略感口干，上方去天南星、秦艽，加石斛15g，生黄芪24g，双花30g，当归15g。继服6剂。愈。

病案分析 口眼㖞斜是风寒侵袭阳明经脉之本证，桂枝加葛根汤虽是治疗太阳病项背强几几之方，但葛根亦是阳明经要药，用以散阳明之邪，兼为诸药引经，为风寒侵袭阳明经脉之正治。此方为底方，加用天麻、豨莶草、秦艽加强祛散风邪之功，白僵蚕、天南星祛痰通络，百病皆由痰作祟。患者受凉，风邪外犯经络，气血不和，患侧筋脉失养，面部肌肉失缓而松弛，无病一侧牵急而口角偏歪，治以祛风散邪，柔筋缓急，方用桂枝加葛根汤。

二诊加用风中之润药防风、祛风解表之荆芥。三诊，加用补气之黄芪，养血滋阴润燥之当归、石斛，减去辛温燥的天南星，清热利湿的秦艽，加用二花可窥见动态变热（有因病，有因存）。急者治标，缓者治本，动态地看，动态地辨，动态地用药施治，重在"动态"二字。《诸病源候论·偏风口㖞候》说：偏风口㖞是体虚受风，风入于夹口之筋也。足阳明之筋，上夹于口，其筋偏虚，而风因乘之，使其经筋急而不调，故令口㖞僻也。可见古人多认为本证是由于络脉空虚受风而得。但有感受风寒、风热的不同，风痰瘀血阻滞脉络亦能导致口僻。

第七节 脾胃系疾病之痞证

一、香砂六君子汤

医案 闫某，女，35岁。2017年7月20日初诊。

主诉： 怕冷半个月。

现病史： 怕冷，不思饮食，食多胃胀，嗳气，喜凉饮，身冷，梦多，多思虑，易怒，性急，小便正常，大便干（便秘）。苔腻，脉沉。B超示颈部淋巴结肿大。

中医诊断：痞证（肝脾不调证）。

中医治法：疏肝健脾。

处方：香附 10g，砂仁（后下）10g，党参 20g，炒白术 10g，清半夏 9g，陈皮 10g，茯苓 20g，莪术 10g，浙贝母 10g，夏枯草 10g，枳实 20g，炒莱菔子 20g。7 剂，日一剂，水煎服。

二诊：易怒、性急好转，身冷好转，多梦好转，纳少，大便干、3～4 日一行，嗳气稍好，少腹胀，面斑。苔根腻，脉沉。上方加大黄 6g，厚朴 20g。7 剂，日一剂，水煎服。

病案分析 中医认为"气不足则生寒，气有余则生火"。调节寒热从根本上是要调节气的虚实，而不是单纯地见寒用热药，见热用凉药。对于怕冷的人，一般都会想到用附子、干姜、肉桂等辛温燥烈的药物，但对于气不足而冷的人来说，服用后身体会温暖，可这种温热作用却往往不能持久，这是因为气不足，相当于"燃料"不足。附子等药物仅起到点火的作用。所以想从根本上解决问题，应该是以补气为主，增加机体的"燃料"。补气常用的是四君子汤。注意补气的同时要注重疏通，不论是疏肝理气、祛邪、通腑皆在疏通气机，避免气郁化火，故在补气的基础上要根据患者的不同的症状随症加减。

此患者不思饮食、食多胃胀是脾虚的症状，多思、性急是肝郁的表现，辨证为肝脾不调，对于此患者怕冷就是脾虚痰阻，肝郁气滞，脾虚气不足，气滞则气机被阻，方用香砂六君子汤加减，既可补气健脾、疏肝理气，又可化痰。方中香附、砂仁疏肝理气、化湿醒脾，调和肝脾的气机。党参、白术、茯苓健脾补气，陈皮、半夏理气健脾化痰，颈部淋巴结肿大加莪术、浙贝母、夏枯草以散结消肿，且莪术还可行气消积，大便干加枳实、莱菔子以消食除胀，兼通腑气，助疏肝行气之功效。

二、参苓白术散

医案 郭某，男，37 岁。2017 年 3 月 1 日初诊。

主诉：胃脘部条索状肿块 5 天。

现病史：胃脘部肌肉条索状肿起，按之柔软，纳多胃胀，压痛，眠可，二便正常，凉饮胃不适，易疲乏无力。齿痕舌，脉弦。既往查腹部彩超示未见明显异常，有胃溃疡病史，乙肝病毒携带者。

中医诊断：胃痞（脾虚痰阻证）。

中医治法：健脾祛湿，化痰除痞。

处方：党参 20g，茯苓 30g，炒白术 20g，清半夏 9g，陈皮 10g，莪术 10g，三棱 10g，白芥子 10g，煅瓦楞子 20g，延胡索 10g，鸡血藤 30g，炒莱菔子 30g。7 剂，日一剂，水煎服。

二诊：2017 年 3 月 8 日。胃未痛，纳差，饮后柔软，眠可，二便正常，齿痕舌，脉弦。上方加郁金 20g。

三诊：2017 年 3 月 15 日。胃未痛，纳时差，眠可，神疲，动则汗出，二便正常。齿痕舌，脉弦。上方 7 剂。

四诊：2017 年 3 月 22 日。胃未痛，纳可，眠可，欲热饮，大便干，小便正常。齿痕舌，脉沉。上方加菊花 20g，枳实 10g，减白芥子。

病案分析 患者肌肉条索状肿起，检查后可知无器质病变。脾主运化升清，脾胃虚弱则有纳多胃胀，容易神疲乏力；脾虚日久，内伤脾阳，故有凉饮胃不适；脾为生痰之源，痰湿凝聚于肌腠，故肿；齿痕舌亦是脾虚之症，弦脉可见脾虚痰盛。

贾老师方用参苓白术散健脾益气，化湿和中。党参、茯苓、白术、半夏、陈皮健脾益气，燥湿化痰；脾虚日久，加莪术、三棱、鸡血藤以行气活血；半夏、白芥子、瓦楞子燥湿化痰，白芥子去皮里膜外之痰湿利气止痛，煅瓦楞子兼化瘀散结止痛之用；延胡索活血止痛，莱菔子调畅腑气。二诊时症状好转，加郁金活血止痛，行气解郁。三诊仍用原方，四诊患者出现大便干，加菊花以清热解毒，枳实行气化痰消积，去白芥子。

本病本虚标实，贾老师治疗本病以补为主，兼以化痰祛湿，标本兼顾。

第八节　脾胃系疾病之泄泻

一、参苓白术散

医案　安某，男，41岁。2017年4月9日初诊。

主诉：间断腹泻2年。

现病史：2年前结肠癌术后易腹泻，表现为大便日行数次。食生冷后便稀、黏，排便不畅，纳可，时头蒙，眠可，小便时黄，泡沫多，易疲劳，烦躁，时痰多，胆小，冬季感到有冷气从脚至膝，白发，舌尖红苔白腻，脉滑。

既往史：结肠癌术后2年。

中医诊断：泄泻（脾阳亏虚，湿阻气滞证）。

中医治法：温补脾阳，利湿止泻。

处方：党参20g，茯苓30g，炒白术20g，扁豆20g，陈皮10g，山药30g，砂仁（后下）8g，炒薏苡仁45g，黄连5g，干姜10g，枳实10g，生麦芽30g，肉桂3g。7剂，日一剂，水煎服。

病案分析　患者主诉大便日行数次、稀，可诊断为泄泻。本病诱因为2年前行结肠癌手术，结肠癌的中医病机为脾虚。脾虚，则湿阻气滞，从食生冷后便稀、黏、排便不畅，冬季感到冷，可辨证为脾阳虚，时头蒙，痰多，苔白腻，脉滑可看出有湿阻气滞，胆小，是为心虚胆怯，与之交流，其追求完美，过度关注自己身体，因此，情绪因素对本病有很大影响。但其根本是脾阳亏虚，湿阻气滞。方用参苓白术散加减，党参、白术、茯苓益气健脾渗湿；陈皮、茯苓理气健脾，祛湿化痰；白扁豆、薏苡仁健脾渗湿；山药健脾益气；砂仁醒脾和胃，行气化湿；黄连清热燥湿，与干姜相配温中祛寒，兼清郁热，寓连理汤之意；枳实破气消积，化痰除痞；麦芽护胃；冬季从脚至膝感到有冷气，加肉桂以补火助阳，温经通脉，散寒止痛。

二、四　神　丸

医案　郝某，女，35岁，2016年7月29日初诊。

主诉：怕冷，大便稀10年。

现病史：大便稀，晨起即厕，怕冷，小腹及背冷，纳可，眠可，小便黄，月经周期为36～37天，经期为4天，月经前小腹下坠，经时有血块、色暗。舌胖苔白，脉细。

中医诊断：泄泻（脾肾阳虚证）。

中医治法：温肾健脾，固涩止泻。

处方：补骨脂10g，吴茱萸10g，制附子（先煎）10g，肉桂10g，党参20g，茯苓20g，炒白术 20g，陈皮 10g，山药 20g，炒薏苡仁 20g，莪术 10g，麦芽 20g。7 剂，水煎服，日一剂。

二诊：药后症状有所缓解，停药后又大便稀，素无汗，药后汗出，怕冷，纳可，晨口苦，不欲饮，眠可，小便黄，腰困且冷，月经推后，量少有块。舌胖苔白，脉弦。上方加红花 10g，骨碎补 20g。7 剂，水煎服，日一剂。

病案分析　《景岳全书·泄泻》："肾为胃关，开二窍于阴，所以二便之开闭，皆肾脏所主，今肾中阳气不足，则命门火衰……则令人洞泄不止也。"

肾为阳气之根，能温煦脾土，而五更正是阴气极盛，阳气萌发之际，因命门火衰，阳气当至不至，阴气极而下行，故泄泻；脾肾阳虚，阴寒凝聚，则怕冷，小腹及背冷，寒凝血瘀则出现经血色暗夹血块。方用四神丸合附子理中丸合参苓白术散加减。四神丸由《普济本事方》之二神丸与五味子散组合而成。本方主要以温肾为主，治火不暖土之五更泻。寒甚合附子理中丸，附子理中丸出自《太平惠民和剂局方》，主治脾胃虚寒较甚，脾肾阳虚。湿是泄泻主要病理因素，不过应注意健脾化湿与运脾化湿的区别，因脾虚致泻者健脾，因湿邪困脾者运脾。本例患者久泻以脾虚为主，当予以健脾，应合参苓白术散。参苓白术散出自《太平惠民和剂局方》，主治脾虚夹湿证，其可补脾气之虚，祛停聚之湿，行气机之滞，恢复脾胃纳运失职。《古今医鉴》收载本方时，多一味陈皮，更增行气健脾、燥湿和胃之功。

方中补骨脂辛苦而温，尤善补命门之火以温暖脾土，为治肾虚泄泻之要药，《本草纲目》谓其："治肾泻，通命门，暖丹田，敛精神。"吴茱萸温中散寒，党参、白术益气健脾燥湿，茯苓健脾利水渗湿，与温中的制附子、肉桂、吴茱萸配合，运脾土，振奋中阳，中阳振复，升发运转，可使清升浊降，肠胃功能恢复正常，陈皮行气健脾，燥湿和胃，山药益气补肾健脾，炒薏苡仁健脾利湿，莪术活血化瘀行气，麦芽顾护胃气。

二诊时患者月经推后，有少量血块，加红花活血通经，祛瘀止痛，骨碎补补肝肾强筋骨兼有活血功用。

第九节　脾胃系疾病之便秘

木香槟榔丸

医案1　冯某，女，39 岁。2016 年 7 月 15 日初诊。

主诉：大便不畅 4 年余。

现病史：现便秘，自服保健药每日一次，便质正常，不服药时腹胀，但无便意，有时有便意，但费力或量少，便黏腻，纳可，近日盗汗，平素怕热，易疲劳，腰困。苔白，脉沉。去年 11 月曾服膏方治便秘，停药后正常半年余。

中医诊断：便秘（脾虚气滞证）。

中医治法：补脾通便。

处方：木香 10g，炒槟榔 10g，青皮 10g，陈皮 10g，枳实 20g，厚朴 20g，白术 40g，茯苓 20g，怀牛膝 20g，麻仁 20g，莪术 10g，炒莱菔子 20g，药后大便日一行，不畅，停药大便 2 日一行，不畅，小便正常，纳眠可。苔白，脉弦。上方加大黄 10g。

病案分析　枳实导滞丸、木香导滞丸、木香槟榔丸三方均有泻积消胀、清热除湿之功，但枳实导滞行气攻下之力较弱，且配茯苓、泽泻、白术等，祛湿之力较强，适用于湿热食滞内阻肠胃之轻证；木香导滞丸为枳实导滞丸加木香、槟榔而成，行气导滞之力强，适用于湿热积滞，脘腹痞满，闷乱较甚者；木香槟榔丸加大黄、牵牛、木香、槟榔、莪术等攻下行气药于一身，其行气攻积之力较强，适用于湿热食积之重症。

本例患者大便不畅 4 年余，可诊断为便秘。便秘首辨虚实，再辨寒热，根据寒热虚实分析其证型，虚证分气、血、阴、阳之虚秘；实证分热秘、气秘、冷秘。患者不服药时腹胀，是为实；无便意，有时有便意，但费力或量少，易疲劳，是为虚。虚实夹杂，脾虚生湿，阻滞气机，大肠传导失常，致便秘；湿热内盛，邪热郁蒸，津液外泄而致盗汗。而本病并未有纳差、肢倦懒言等症，脾虚不明显，明显的是湿阻气滞，应先祛邪再扶正，方用木香槟榔丸加减。木香槟榔丸出自《儒门事亲》卷十二，其组成为木香、槟榔、青皮、陈皮、莪术（烧）、黄连（麸炒）各 30g，黄柏、大黄各 90g，炒香附、牵牛子各 120g。《御药院方》卷四载本方有枳壳。治积滞内停，脘腹痞满胀痛，大便秘结，以及赤白下痢，里急后重等。本例患者因热象不重，方中去掉了黄连、黄柏清热燥湿之药；用大量行气导滞药木香、槟榔、青皮、陈皮、莪术、枳实、厚朴、炒莱菔子以通腑气，麻仁润肠通便，腰困加怀牛膝以补肝肾、强筋骨、导膀胱湿热外泄，白术、茯苓健脾补气利湿。药后大便仍不畅，加用大黄攻积通便。

小剂量炒白术有健脾益气的作用，大剂量白术有润肠通便的作用，且没有腹痛泻下无度、继发性便秘等不良反应，若配枳实效果更佳。

医案 2 王某，女，49 岁。2017 年 7 月 18 日初诊。

主诉：便秘 1 年。

现病史：大便秘结 1 年。不明原因，服保健品或服通便泻药大便可正常，现症：大便 2～3 日一行，时干，不畅，大便时乏力，腹冷，全身冷，足无汗，头热有汗，纳可，眠时多梦，小便可。齿痕舌，苔白，脉细弦。

既往史：乳腺结节术后，子宫肌瘤。

中医诊断：便秘（脾虚气滞证）。

中医治法：补脾理气，润肠通便。

处方：生炒白术各 30g，当归 20g，木香 10g，炒槟榔 10g，青皮 10g，陈皮 10g，枳实 15g，厚朴 15g，火麻仁 30g，炒莱菔子 20g。5 剂，水煎服，分早晚口服，日一剂。

病案分析　患者为中年女性，有长期便秘史，可诊断为便秘。《中医内科学》便秘的定义是指粪便在肠道内滞留过久，秘结不通，排便周期延长，或周期不长，但粪质干结，排出艰难，或粪质不硬，虽有便意，但便而不畅的病证。基本病机属于大肠传导失常，气机不畅，糟粕内停。同时与肺、脾、胃、肝、肾等脏腑功能失调有关。病理性质可概括为寒、热、虚、实四个方面。《素问·经脉别论》曰："饮入于胃，游溢精气，上输于脾，脾气散精，上归于肺，通调水道，下输膀胱。水精四布，五经并行。合于四时五脏阴阳，揆度以为常也。"因大肠主液，大量的水液在大肠停留以濡润肠道，如肠中液亏，得不到津血的濡养，肺气虚，不能下行大肠，推动无力，脾虚升清无力，降浊不能，肝气郁滞，不能升发条达，影响肺气的肃降功能，肾虚不能藏精，开合失度，等等，以上所述都可影响排便，形成便秘。

本病例见大便时干，为津血亏虚，大便时乏力，多为气虚推动无力，头热有汗，多为湿热熏蒸，腹冷、全身冷，但患者穿衣不多，可见不为阳虚，多为湿邪阻滞，气机不畅，阳气不能卫外，脾阳不能畅达。故辨证为气血不足、肠胃气滞。贾老师用木香槟榔丸加减治疗。木香槟榔丸主治积滞内停，蕴湿生热，治法为行气导滞，攻积泻热。去黄连、黄柏过于苦寒之品，苦寒属阴，不利于湿行；大黄、牵牛竣下之性，易伤元气故去之；加当归、火麻仁养血生津润肠；厚朴、莱菔子降浊气，给肠以动力；妙在生炒白术同用，《药性赋》记载白术"味甘，气温，无毒。可升可降，阳也。其用有四：利水道，有除湿之功；强脾胃，有进食之效，佐黄芩有安胎之能，君枳实有消痞之妙"。白术的炮制不同，功效也有所差别。临床常用的白术炮制方法如下。生白术：将白术拣净杂质，用水浸泡润透后捞出，切片，晒干。生白术长于通便。生白术用于通便时，入煎剂可用到每剂 30g 以上，常与枳实同用。炒白术：又名炙白术，先将一份麸皮撒于热锅内，等有烟冒出时，再将 10 份白术片倒入微炒至淡黄色，取出，筛去麸皮后放凉。炒白术善于燥湿健脾。故贾老师在本病例中用生炒白术，意在标本同治，升降同调。

第十节　脾胃系疾病之腹痛

香砂六君子汤

医案 1　彭某，男，93 岁。2017 年 7 月 18 日初诊。

主诉：间断腹痛半年。

现病史：时脐右上侧痛，按之甚，不思饮食，神疲乏力，眠多，大便 2～3 日一行，小便正常。舌胖边有齿痕，脉弦。山西某医院曾诊断为"胃占位"，消瘦。

中医诊断：腹痛（脾虚气滞证）。

中医治法：补脾理气止痛。

处方：炙黄芪 30g，党参 20g，炒白术 20g，茯苓 20g，清半夏 10g，陈皮 10g，莪术 10g，山药 30g，火麻仁 12g，麸炒枳实 10g，厚朴 20g，炒莱菔子 30g。7 剂，日一剂，水煎服。

二诊：2017 年 7 月 25 日。药后未腹痛，服 4 剂药后泄泻，每日 1～2 次，便稀，矢气多，不思饮食，眠多，小便正常，神疲乏力。舌胖边有齿痕，脉弦无力。上方减火麻仁、炒莱菔子，加太子参 20g。

三诊：2017 年 8 月 8 日。未腹痛，神疲乏力好转，不思饮食，二便正常。舌胖边有齿痕，脉弦。上方加石菖蒲 10g。

病案分析　此患者间断腹痛属中医学"腹痛"范畴。腹痛是因多种原因导致脏腑气机不利，经脉失养，以胃脘以下耻骨毛际以上部位发生疼痛为主要表现的病证。"不通则痛，不荣则痛"，腹痛病机均不离此。腹痛辨证首辨寒热虚实，《景岳全书·心腹痛》曰："痛有虚实……但当察其可按者为虚，拒按者为实……"此患者腹痛按之甚，是为实证，又大便 2～3 日一行，考虑为由腑气不通所致，又有不思饮食，神疲乏力，舌胖边有齿痕，是为脾虚症状，故此患者可辨证为脾虚气滞，方用香砂六君子汤加减。方中六君子汤益气健脾，燥湿化痰行气，加炙黄芪长于补脾胃之气，山药益气养阴，兼补脾肺肾；莪术破血行气，消积止痛，贾老师认为莪术亦有护胃之功，它与六君子汤合用可健脾益气，补中寓泻；与枳实、莱菔子、厚朴、火麻仁合用可行气消积通腑。火麻仁、枳实、厚朴、炒莱菔子润肠通便，行气化痰，消食除胀以通腑气。

二诊：患者出现泄泻，可能火麻仁和炒莱菔子通利太过，故减之，仍不思饮食，神疲乏力，加太子参以健脾益气。

三诊：患者仍睡眠多，加石菖蒲化湿开窍醒神。

贾老师治病注重通腑，此通腑与下法较为不同，下法主要是祛有形实邪，祛肠胃积滞。而通腑思想不单单是祛肠胃积滞，而是重在调节气机升降出入，故在用药中不但加通便药物，还加行气祛痰导滞之药，最常用的是枳实、莱菔子，可调气化痰、降浊升清，其不同于火麻仁润肠通便的作用，有行气化痰、消食除胀之功，重在通降腑气，《本草纲目》言："莱菔子之功，长于利气。生能升，熟能降。"

医案 2 靳某，女，36岁。2015年10月4日初诊。

主诉：间断右下腹痛1个月。

现病史：患者1个月前出现右腹部疼痛，曾社区诊治效未果，现时右下腹痛，劳累后多发，腹痛喜热，纳差，干呕，面黄，眠可，大便不爽，日一行，矢气少，小便正常。舌红边有齿痕，脉沉。

中医诊断：腹痛（脾虚气滞证）。

中医治法：健脾行气。

处方：香附10g，砂仁10g，党参20g，炒白术10g，清半夏9g，陈皮10g，茯苓30g，木香15g，炒槟榔10g，莪术12g，枳实15g，炒莱菔子20g。7剂，日一剂，水煎服。

二诊：2015年10月20日。患者服药后腹痛消失，跑步后仍痛，胃冷好转，纳可，眠可，大便不畅，小便调。苔白，脉细。故上方加厚朴15g。7剂，日一剂，水煎服。

三诊：2015年11月2日。患者快行或久行后右下腹未胀痛但不适，矢气少，大便不畅，纳可，胃凉亦好转。苔白，脉细。上方3剂，日一剂，水煎服。

四诊：2015年11月20日，患者诉稍泻亦不腹痛，纳可，昔日纳差，现稍食肥甘亦可，眠可，大便干，小便正常，脉沉。上方5剂。

本法调治1个月余病情明显好转。

病案分析 患者脾失健运，痰湿内生，湿邪阻滞，气机不畅故见腹痛；湿邪阻滞，胃气不降，浊气不降反逆，故见干呕；脾虚气滞推动无力，故见大便不爽。方用香砂六君子汤健脾益气，祛痰降逆，和胃止呕，加用炒莱菔子、枳实以化痰消积，莪术、槟榔消积行气，木香健脾消食，厚朴燥湿消痰，各药均有行气作用。腹痛部位在右下部，属小肠、大肠之位，属腑。《素问·五脏别论》中提出"五脏者藏精气而不泻，故满而不能实，六腑者传化物而不藏，故实而不能满"。六腑以降为顺、以通为用，所以保持六腑气机的通畅是保证六腑气机功能正常运行的前提条件。故应以健脾行气为主，脾运则痰浊自去，气畅则六腑功能才能正常运行。

医案 3 张某，女，21岁。2017年7月31日初诊。

主诉：间断小腹坠痛2年，加重2个月。

现病史：时小腹坠痛，上夜班后坠痛多发，饭后甚（约10分钟以后），喜温喜按，不思饮食，眠可，神疲乏力，大便稀，日3~4次，无脓血，小便正常，痛经甚，血块。舌腻苔白，脉弦。

中医诊断：腹痛（脾胃虚寒证）。

中医治法：温中散寒，补脾止痛。

处方：香附10g，砂仁8g，党参20g，炒白术20g，清半夏9g，陈皮10g，茯苓30g，小茴香10g，炒薏苡仁45g，延胡索20g，肉桂3g，生麦芽30g。7剂，日一剂，水煎服。

二诊：2017年8月9日。近小腹坠痛未发，纳呆，不思欲食，食油腻后胃酸，神疲乏力，大小便正常。齿痕舌，苔腻，脉弦。上方加煅瓦楞子20g。7剂，日一剂，水煎服。

病案分析 腹痛是以耻骨联合以上、胃脘以下的部位发生疼痛为主要表现的病证，故本例患者诊断为腹痛。患者腹痛、喜暖喜按、间断性发作，又见神疲乏力，辨为虚证，因虽无明显的恶寒，但胃喜暖，故可辨为虚寒证。不思饮食，大便稀、多次，病位在中焦脾胃，因此整体辨证为脾胃虚寒，根据方证对应，贾老师用香砂六君子汤益气健脾，行气化湿，又根据"有兼证加减之"的思想，加小茴香、肉桂、延胡索温通气血，行气止痛，来调患者痛经，加炒薏苡仁健脾胃，利湿浊来治腹坠，苔腻，加生麦芽，仿甘草之意调和诸药，疏肝行气，升发少阳清阳，来缓肝强脾。

二诊：患者诸症减轻，出现食油腻后胃酸症状，说明肝胃之气上逆，故贾老师加煅瓦楞子，质重下行平肝胃之气，其味咸入肾，水生木，以缓肝之急。

第十一节 肾系疾病之耳鸣、耳聋

一、天麻钩藤饮

医案 翟某，女，38岁。2016年11月17日初诊。

主诉：双耳聋6年，左侧加重1个月。

现病史：近1个月以左耳听力障碍加重为主。现症：双耳聋，左甚，眼糊，有眼眵，纳可，眠多梦，易怒，口干甚，头蒙，大便干，1~3日一行，小便正常，舌胖边有齿痕，脉沉弦。某医院考虑高频音听力下降。

中医诊断：耳聋、耳鸣（肝阳上亢，肝郁痰阻证）。

中医治法：疏肝潜阳，化痰通窍。

处方：天麻10g，钩藤20g，石决明10g，磁石10g，清半夏10g，陈皮10g，石菖蒲10g，郁金10g，菊花20g，薄荷10g，枳实20g，炒莱菔子20g。7剂，日一剂，水煎服。

二诊：2016年11月24日。眼眵减少，时头蒙，纳可，多梦，大便正常，苔白，脉细弦。上方加蔓荆子10g，怀牛膝30g。7剂，日一剂，水煎服。

三诊：2016年12月1日。眼眵消失，多梦亦好转，头蒙，双腿无力，纳可，二便调，舌胖边有齿痕，脉沉。上方减菊花加莪术10g，炒杜仲20g。7剂，日一剂，水煎服。

病案分析 耳聋，是指耳的听觉障碍，不能听到外界声响。轻者，听不真切，称重听；重者，不闻外声，则为全聋。《杂病源流犀烛》曰："耳聋者，声音闭隔，竟一无所闻者也，亦有不至无闻，但闻之不真者，名为重听。"很多耳聋往往以耳鸣为前奏，很多耳鸣者伴以听力下降，二者不可绝对划分。《医学入门》谓"耳鸣乃聋之渐也"，所以中医把鸣、聋两证视为同一病种。也有单独出现者，但它的辨证论治是相同的。

患者主诉双耳聋6个月，左耳聋甚1个月，某医院诊断高频音听力下降性耳聋。贾老师在询问病史时注意问及耳聋是否伴耳鸣，询问患者压住耳朵后是否有响声，此患者回答有，故诊断为耳聋、耳鸣。辨证时首分虚实，实证分风热、肝火、痰浊、瘀血，虚证分中气不足和肾虚。而肝火又分肝胆实火和肝阳上亢，肝阳上亢多因恼怒所伤，气郁化火，火热耗伤肝肾之阴，或因房劳所伤、年老肾阴亏虚，水不涵木，肝木失荣。

此例根据眼糊，有眼眵，易怒，口干甚，眠多梦可辨证为肝阳上亢。患者恼怒所伤，气郁化火，火热耗伤肝肾之阴，肝阳上亢，则耳聋耳鸣，眼糊有眼眵；虚热内扰，心神不安则眠多梦；津不上润，则口干甚；夹痰故头蒙。患者辨证为本虚标实，但肝火和痰火皆不十分明显，应先祛实再扶正，方用天麻钩藤饮加减。方中天麻、钩藤、石决明平肝息风，磁石平肝潜阳，聪耳明目，夹痰加清半夏、陈皮以理气健脾，燥湿化痰，石菖蒲、郁金开窍宁神，行气解郁，菊花、薄荷既疏肝又清热，大便干加枳实、莱菔子。

二诊：患者眼眵减少，故始向滋补肝肾，蔓荆子为引经药，发散风热，清利头目，怀牛膝补肝肾强筋骨。

三诊：眼眵消失，多梦好转，双腿无力，减菊花，加莪术以加强行气之功效，加炒杜仲以加强补肝肾作用，壮水之主，以制阳光。

二、杞菊地黄丸

医案　孟某，男，55 岁。2017 年 8 月 9 日初诊。

主诉：右耳鸣 4 年，左耳鸣 1 年。

现病史：耳鸣，耳聋，右耳鸣 4 年，左耳鸣 1 年，晚上较甚，眼干，咽干，欲饮热饮，纳可，眠可，二便正常，齿痕舌，脉沉。否认高血压。检查提示肝纤维化、丙型病毒性肝炎。

中医诊断：耳鸣（肝肾阴虚证）。

中医治法：补肝益肾明目。

处方：枸杞子 20g，菊花 15g，生地黄 20g，山茱萸 20g，山药 30g，丹皮 15g，磁石 20g，怀牛膝 30g，熟地黄 20g，炒白术 20g，茯苓 20g，生麦芽 30g。7 剂，日一剂，水煎服。

二诊：2017 年 8 月 16 日。耳鸣稍好，手关节、背部皮肤色素脱失，有神经性皮炎，夏季甚，纳可，眠可，眼睛干涩，小便正常，大便不成形。齿痕舌，脉弦。上方加赤芍 20g。5 剂，日一剂，水煎服。

三诊：2017 年 8 月 21 日。停药后又耳鸣，左眼睛疲困、眼眵多、又觉干涩，纳眠可，大便偏稀，小便热，咽干，口疮。齿痕舌，苔腻，脉沉弦。

根据症状，辨其为肝经湿热，施以方药：龙胆草 7g，炒栀子 10g，黄芩 10g，柴胡 10g，生地黄 15g，车前子 20g，泽泻 10g，赤芍 15g，僵蚕 10g，磁石 20g，菊花 15g，生麦芽 30g。7 剂，日一剂，水煎服。

病案分析　患者耳鸣、耳聋多与肝、胆、肾的关系密切，眼干、咽干、耳鸣夜间较甚多为阴津不足，或火盛伤阴，或气化不能，就本例患者而言，阴津不足最明确，故应辨为肝肾阴虚，燥热内生，不能上养清窍，上窍失养，功能失用。贾老师用杞菊地黄丸滋补肝肾、清肝明目。加磁石以平肝潜阳，聪耳明目，加怀牛膝以补肝肾、强筋骨，两药相配引血下行；生麦芽、菊花疏肝升发清阳、明目，这两组药对一升一降，气血升降和调，阴平阳秘。

二诊：见皮色脱失，神经性皮炎夏季发，多络气不和，故加赤芍凉血活血。

三诊：停药一段时间后诸症复发，症见目困眵多、大便稀、口疮，多见湿邪为患，加之目干、咽干、小便热为阳热有余，故辨为肝经湿热，齿痕舌苔腻也证明湿热为患，故贾老师用龙胆泻肝汤加减，以清肝泻热，利湿为治。去木通防其伤肾，易甘草壅湿之患，改为生麦芽调和诸药，又有消食之能，加赤芍凉血活血，菊花配麦芽，疏肝升发清阳，磁石平肝潜阳，充耳明目，僵蚕吃桑叶而生，因僵而成，光食不尿，最宜化清中之浊。整个治疗过程中体现两点：①是证用是方；②气机升降处处可见。

第十二节　肾系疾病之水肿

独活寄生汤

医案　王某，女，34 岁。2015 年 7 月 8 日初诊。

主诉：下肢水肿 1 年。

现病史：手足自幼冷，无乏力，头晕，双下肢憋胀沉重，水肿间断发作 1 年，眠可，饮多，饱胀，白带多，大便黏，小便正常。苔腻，脉沉。

中医诊断：水肿（阳虚寒凝证）。

中医治法：温阳化水。

处方：独活 10g，桑寄生 20g，秦艽 10g，防风 10g，制附子（先煎）10g，细辛 10g，骨碎补 20g，怀牛膝 20g，丹参 20g，莪术 10g，炒薏苡仁 45g，生麦芽 30g。7 剂，日一剂，水煎服。

病案分析　根据患者自幼手足冷，可判断患者先天不足，为阳虚体质，且下肢沉重，腿肿，皆为阳虚寒凝之证，贾老师治阳虚怕冷注重"温通"，常用独活寄生汤加减，独活祛骨节之风寒湿邪，桑寄生补肝肾，强筋骨，祛风湿，防风、秦艽、细辛入少阴肾经，长于搜剔阴经之风寒湿邪，又除经络之留湿。贾老师说，独活寄生汤中本无附子，但阳虚寒凝者宜加附子，附子走而不守，祛邪散寒，通阳行气。《本草正义》言，附子，本是辛温大热，其性善走，故为通行十二经纯阳之要药，外则达皮毛而除表寒，里则达下元而温痼冷，彻内彻外，凡三焦经络，诸脏诸腑，果有真寒，无不可治。细辛为少阴药，陈寒固冷可用细辛，加骨碎补、怀牛膝以加强温补之效，加丹参以活血通络，加莪术以行气消积，调畅气机。贾老师细问病情发现患者有白带多、大便黏症状，为湿气重表现，故加薏苡仁利湿，麦芽收尾以行气护胃。全方贯穿贾老师"随证加减"这一思想。临床上有一种常见的症状——怕冷。怕冷为寒证，寒证的表现多种多样，有些患者表现为全身怕冷，有些为局部怕冷，不论是哪一种，除了一些由器质性疾病导致的怕冷，如甲状腺功能减退、贫血、糖尿病足、闭塞性脉管炎等，还有很多的怕冷症状并没有明确的生化检测指标异常。对于这些理化检查正常的患者，西医多认为其为神经功能失调症或为心理疾病，治疗往往并不能达到较好的疗效，此时中医就凸显出其独特的优势。

《素问·厥论》曰："气因于中，阳气衰，不能渗营其经络，阳气日损，阴气独在，故手足为之寒。"临床上大多数认为本病是由阳气虚衰，形体失于温煦所致。但贾老师认为怕冷之因有二：一者阳虚，二者阳阻。

阳虚者，是机体阳气不足，从而导致一系列阳气虚衰症状，如形寒肢冷，局部冷痛，喜温喜按，肢体浮肿，舌淡苔白，脉迟而弱等。临床上又以肾阳虚多见，《素问·至真要大论》曰："诸寒收引，皆属于肾。"又曰："诸病水液，澄澈清冷，皆属于寒。"

阳阻者，气机不畅，阻滞阳气不能外达，从而导致一系列症状，其表现多种多样，或全身冷，或忽冷忽热，或指节末端冷，均是气机不畅导致的。《医门法律》曰："丹溪曰气有余便是火，故实能受寒，而余续之曰，气不足便是寒，故虚能受热。"《素问·生气通天论》曰："阳气当隔，隔者当泻，不亟正治，粗乃败之。"说明气机不畅，阻隔阳气是寒证的病机。

第十三节　气血津液疾病之郁证

一、香砂六君子汤

医案　李某，女，59 岁。2016 年 3 月 3 日初诊。

主诉：心烦、乏力、情志不畅 10 年。

现病史：10 年前行乳腺占位切除术后出现乏力、心烦，9 年前行子宫肌瘤切除手术。现时有心烦，劳累后甚，神疲乏力，纳差，无饥饿感，失眠，易压抑，大便不成形，小便频，日4～5次，饮凉则泻，时背痛。舌胖，苔白，脉细弦。既往有冠心病、高血压病史。

中医诊断：郁证（肝脾不调证）。

中医治法：疏肝健脾。

处方：香附10g，砂仁10g，党参20g，炒白术20g，清半夏10g，陈皮10g，茯苓20g，炒薏苡仁30g，厚朴10g，合欢皮10g，远志10g，生麦芽20g。

二诊：2016年3月10日。乏力好转，纳可，仍心烦，失眠稍好转，每晚睡3小时，手足末梢冷，大便仍不成形，夜尿频，性情急躁。舌胖，脉弦。上方加玫瑰花10g。

三诊：2016年3月24日。停药1周，症状再次加重，乏力不想起床（自觉翻身亦乏力），心中懊恼，四肢僵，不思饮食，失眠（口服阿普唑仑片0.6mg）情绪抑郁悲伤，口中黏，大便稀而量少，不畅，小便正常，背时痛。舌苔黄腻，脉弦细。上方加枳实10g，炒莱菔子20g。

四诊：2016年3月31日。患者失眠好转，每晚睡3～4小时，乏力好转，仍心烦，恐惧，手心热，手末梢冷，项怕风，不思饮食，入眠难，服西药则眠，手足僵，大便偏稀，小便正常。舌紫暗，脉细。上方加赤芍20g，葛根30g。

五诊：2016年4月7日。乏力渐好转，心烦、胸痛好转，仍恐惧害怕，手足冷、项怕风均好转，仍不思饮食，失眠好转，能睡5～6小时（入睡前口服阿普唑仑片0.6mg），入睡困难，睡前多虑，夜尿多，大便稀好转，不畅好转，背时痛伴困。舌边有齿痕，脉细。上方减赤芍，加狗脊10g。

六诊：2016年4月14号。心烦好转，仍乏力，纳可，口服阿普唑仑0.6mg后每夜睡5小时，入睡难，睡前胡思乱想，夜尿3～4次，大便稀、每日2～3次，左胸部时胀，双眼憋胀。苔腻，脉细。方药：香附10g，砂仁（后下）8g，党参20g，炒白术20g，清半夏9g，陈皮10g，茯苓30g，玫瑰花10g，合欢皮10g，远志10g，炒酸枣仁30g，生麦芽30g，肉桂5g。

病案分析　患者多思，情绪压抑，可见有肝郁，患者神疲乏力，纳呆，大便不成形，饮凉则泻，舌胖，脉细弦，都是脾虚的表现，根据症状分析属郁证（典型肝脾不调型），故用香砂六君子汤加减治疗。方中香附、砂仁疏肝理气，化湿醒脾，调和肝脾的气机，党参、白术、茯苓、炒薏苡仁健脾补气，陈皮、半夏理气健脾化痰，远志、合欢皮宁志安神，厚朴加强行气之功，生麦芽护胃。诸药合用，一方面健脾，另一方面疏肝行气。体现了贾老师通过调畅气机治疗疾病的思想。

二诊：患者乏力好转，仍心烦。手足末梢冷，所谓气主煦之，气虚就不能温煦，气不足便是寒，因此在这样的情况下应该选择温药相配，但贾老师并未用肉桂温阳散寒，是因为患者肝郁气滞，只温阳会适得其反，应先理气。贾老师语：所谓寒热是外在表现（是"象"），有诸内必形诸外，本质是内在气血逆乱，"气血冲和，万病不生""一有怫郁，百病生也"，加用玫瑰花，加强疏肝行气之功效。

三诊：患者疲乏甚，卧不欲翻身，是脾虚影响到肾的原因，肝为罢极之本，须健脾与疏肝并重。大便稀一般为脾虚，但若稀还量少、不畅，就须用气机不畅来解释，贾老师注重通腑气来调畅气机，故加枳实、莱菔子以通腑气，增强疏肝行气之功效。

四诊：患者手心热，手末梢冷，贾老师语：手心热一般为阴虚火旺的表现，但患者又手末梢冷，这就不能用阴虚火旺来解释了，可以从气机不畅来解释，气郁则热，气滞热不达故手末梢冷，这更能说明治疗的方向没有错。所谓效不更方，而患者手心热、项怕风则上方加赤芍、葛根。

五诊：患者病情明显好转，热象已无，故减赤芍，仍乏力故加狗脊补肾。

六诊：患者心烦好转，仍乏力，须健脾疏肝，仍用香砂六君子汤益气健脾，行气化痰。加合欢皮、远志、炒酸枣仁解郁安神，玫瑰花理气和血，疏肝解郁，生麦芽护胃，加少量肉桂交通心肾，引火归元。清代郭佩兰《本草记》中记载："肉桂，散寒邪而利气，下行而补肾，能导火归元以通气，达子宫而破血堕胎，其性彪悍，能走能守之剂也。"

病案分析　综观全篇，患者从开始乏力、心烦，到后来乏力好转，仍心烦，从舌胖到舌苔腻黄到舌紫暗是为患者先脾虚较为明显，后气滞明显，贾老师先着重健脾，后才着重理气，正应对了贾老师的思想：阻滞厉害，先通再理气，虚得厉害，先补再理气。而在理气的过程中贾老师又格外注重通腑。然六诊时患者已心烦好转，应着重健脾。

诊断郁证的证据：①心境低落（这是核心症状，可用中医心情压抑来解释，而不是主诉）。②乏力多为气虚或湿阻，但不要忘肝为罢极之本。③通腑可使浊气排出体外，亦可降浊气以复清阳之气（恢复气之升降），使邪热从大便而泻。

气有余就是火，气郁亦可化火，降浊升清（通腑气，即降浊气，浊气降则不上逆，浊气降，则清气自升），气血畅达，寒热之象，均可消除。人体自身能够生存，就是因为人体自身存在强大的"自稳态，自调节"，即"阴平阳秘"，中医治病最高境界就是"以平为期"，即恢复人体的"自调节"而达到"自稳态"，而"道生一，一生二，二生三，三生万物，冲气以为和"，此一乃气也，此二阴阳也，阳气上为天，阴气降为地，阴升阳降，天地人万物生也，此三即天地人也，万变不离"冲气以为和"也，气是构成人体与维持人体的最基本物质。气聚而成形，气散则无形。

二、丹栀逍遥散

医案1　王某，女，47岁。2015年6月4日初诊。

主诉：情志不畅、入睡困难10年，加重3年。

现病史：彻夜不眠，服氟哌噻吨美利曲辛片，凌晨1点始眠，每夜可睡1～4.5小时，纳可，二便正常。乏力，身热，不眠则烦。苔白，脉弦。

既往史：痔疮，高血压，糖尿病，左肾切除。

中医诊断：郁证（肝郁化火证）。

中医治法：疏肝解郁，清热安神。

处方：丹栀逍遥散加减。当归10g，白芍20g，柴胡6g，香附10g，炒白术20g，茯苓20g，牡丹皮20g，炒栀子10g，生龙骨20g，炒酸枣仁20g，薄荷6g，生麦芽30g。

二诊：近日入睡正常，眠浅，易醒，醒后心悸，但可再睡，纳可，二便正常，无疲乏感。苔白，脉弦。上方加生牡蛎40g。

三诊：近眠多，夜醒1次，消谷善饥，空腹血糖4～7mmol/L，血压140/100mmHg，二便正常，乏力。舌边有齿痕，脉弦。上方减生龙骨、生牡蛎，加黄连3g，天竺黄3g。

病案分析　《医效秘传·不得眠》言病后失眠的病机分析为"夜以阴为主，阴气盛则目闭而安卧，若阴虚为阳所胜，则终夜烦而不眠也"。本案患者先有痔疮、高血压、糖尿病等基础病，后不得寐，为病后失眠，故其基本病机亦为阴虚阳胜，彻夜不眠，不眠则烦。肝木乘脾则乏力，肝郁化火，火热熏蒸而身热。方用丹栀逍遥散加减，方中柴胡疏肝解郁，以顺肝性；当归、白芍养肝血，柔肝体，帮助柴胡恢复肝正常的顺达之性，兼制柴胡疏泄太过；白术、茯苓益气健脾，促进气血生化；龙骨重镇安神；炒酸枣仁益肝养心安神，薄荷疏散身热，疏肝解郁；生麦芽消导护胃；牡丹皮清血中之伏火，炒栀子善清肝热，并导热下行，诸药相配，益阴制阳，调畅气机，则虚烦可解，不寐可疗。二诊时眠浅易醒加牡蛎助龙骨潜镇安神。三诊时眠多故减龙牡；消谷善饥、齿痕舌、乏力，故加黄连、天竺黄清热燥湿助脾运。

医案 2　洪某，男，46 岁。2013 年 5 月 8 日初诊。

主诉：情志不畅 5 年。

现病史：5 年前因与家人争吵后便常有情志不畅，近 2 年入睡困难，服地西泮 2.5mg 后每夜可眠 2～3 小时，双下肢乏力，纳可，小便正常，大便干、3～4 日一次，不畅，口气热，易怒。苔腻，脉弦。

中医诊断：郁证（肝郁化热证）。

中医治法：疏肝解郁，清热安神。

处方：丹栀逍遥散加减。牡丹皮 20g，炒栀子 10g，当归 10g，白芍 10g，柴胡 6g，香附 10g，炒白术 20g，茯苓 20g，生龙骨 20g，生牡蛎 20g，合欢皮 10g，炒莱菔子 20g。

二诊：仍失眠，时心慌，紧张甚，纳可，口干，大便正常，尿频，每夜 5～6 次，双下肢乏力。苔腻，脉弦。上方加山茱萸 20g，怀牛膝 20g，炒酸枣仁 20g。

病案分析　丹栀逍遥散即逍遥散加牡丹皮、栀子，又名八味逍遥散，治疗肝郁血虚，内有郁诸热证。患者失眠长达 5 年，日久肝之气机郁滞，肝之阴血亏虚，气不行血、血不养神、阴不敛阳而不寐，肝郁乘脾，肝脾不调，致脾运不振不养四肢肌肉而下肢乏力。"气有余便是火""火郁发之"而易怒、口气热，火热伤阴而便干。方中柴胡疏肝解郁，以顺肝性；当归、白芍养肝血，柔肝体，帮助柴胡恢复肝正常的顺达之性，兼制柴胡疏泄太过；白术、茯苓益气健脾，促进气血生化；龙骨、牡蛎重镇安神，牡蛎兼有软坚散结之功，助莱菔子消导降气以解便干之苦；合欢皮助龙牡安神，协香附疏肝调气；肝郁血虚日久，则生热化火，此时逍遥散已不足以平其火热，故加牡丹皮以清血中之伏火，炒栀子善清热除烦，并导热下行，诸药相配，重在养肝阴，疏肝气，从而敛亢阳调气机。二诊时时心慌遂加酸枣仁养心安神，小便频加山茱萸收敛固涩，加怀牛膝以补肝肾，助栀子引郁热下行。

三、柴胡加龙骨牡蛎汤

医案 1　王某，女，62 岁。2010 年 4 月 19 日初诊。

主诉：心情抑郁 20 年。

现病史：患者于 20 年前因其丈夫突然去世而出现失眠，心情压抑，情绪不宁，曾服艾司唑仑等催眠药，并因害怕独居而反复住院治疗，效果仍不明显。现症：入睡困难，睡前多虑，担心，夜难入寐而忧心忡忡，寐中多梦，常被噩梦惊醒，醒则心悸汗出，夜眠 2～3 小时，甚则彻夜不眠，次日神疲乏力，不愿做事、与人交流，兴趣丧失，胡思乱想，咽干咽痛，饭后胃胀，全身窜痛。大便溏稀不调，小便正常，苔滑，脉沉弦，服党参等药则咽痛，服偏凉的中药则泄泻，因此而痛苦不堪。

中医诊断：郁证（肝气郁滞，痰热阻滞证）。

中医治法：和解枢机，清胆和胃，化痰安神。

处方：柴胡加龙骨牡蛎汤加减。柴胡 10g，黄芩 10g，清半夏 9g，党参 10g，生龙骨（先煎）30g，生牡蛎（先煎）30g，桂枝 10g，白芍 20g，葛根 20g，玫瑰花 10g，炒枳壳 10g，生麦芽 20g。3 剂。

二诊：入睡好，夜仅醒 1 次，乏力减，情绪好转，仍咽痛，纳可，食欲渐好，小便正常，大便时干。苔薄黄，脉弦。上方加薄荷 10g，玄参 10g。服用 10 剂。后几诊仍按原方加减，渐愈。

病案分析　患者因情志因素致气机郁滞，少阳枢机不利，阴阳失调，阴不敛阳而致失眠。《黄帝内经》有云"惊则气乱、恐则气下",患者因伴侣过世心情压抑暴受惊恐，阴虚阳亢，阴虚则入睡困难、夜寐难安，不养心而心悸，不养神而神疲，阳亢化火，火热熏蒸而汗出，火性炎上而咽痛，气机不畅，浊气在上而胃胀，清气在下而泄泻。游走全身而全身窜痛。《素问·举痛论》曰"百病生于气也"，《素问·生气通天论》云"阴平阳秘，精神乃治"，故治病之要在于调理气机，平衡阴阳。正如《素问·疏五过论》云"治病之道，气内为宝"，气机得畅、阴平阳秘则百病瘥。方用柴胡加龙骨牡蛎汤加减。方中柴胡、黄芩和里解表，主治少阳枢机不利；桂枝、白芍、党参调和营卫、益阴敛阳；龙骨、牡蛎重镇安神，以治烦乱惊恐；半夏祛痰热、和胃降气治胃胀，枳壳通降气以泻浊；葛根升阳止泻；玫瑰花疏肝气安心神；生麦芽消导护胃。全方配伍，共奏畅气机、平阴阳之功。二诊加薄荷、玄参清热利咽。

医案2 李某，女，46岁。2016年9月22日初诊。

主诉：多虑、情志不畅5个月。

现病史：自5个月前痛失亲人后，常有情志不畅，多虑，近3个月来入睡困难，服阿普唑仑2片（0.8mg），每夜睡4～5小时，入眠浅，次日乏力，纳可，善叹息，二便畅，身怕冷。苔白，脉弦细。

中医诊断：郁证（枢机不利，阳不入阴证）。

中医治法：和解枢机，清胆和胃，化痰安神。

处方：柴胡加龙骨牡蛎汤加减。柴胡6g，黄芩10g，清半夏10g，党参20g，生龙骨40g，生牡蛎40g，桂枝6g，白芍10g，合欢皮10g，炒酸枣仁10g，玫瑰花6g，生麦芽30g。7剂，水冲服，日一剂。

2016年10月9日复诊，近2日入睡好转，阿普唑仑2片减为1片，纳可、二便畅，苔白，脉弦细。月经提前10天，上方加首乌藤30g。舒肝解郁胶囊3盒，一次1粒，每日2次，口服。

病案分析 五志过极可导致脏腑功能失常，阴阳失调，气机不畅而致失眠。本案患者"多虑"，思则气结致气机郁滞善叹息；思则暗耗营阴致阴不敛阳，夜寐不安；思则伤脾，脾主四肢肌肉，脾运不畅则乏力；"气有余便是火，不足为寒"，气机不畅，卫外失常而畏寒。方用柴胡加龙骨牡蛎汤加减，方中柴胡、黄芩和里解表，主治少阳枢机不利，调畅气机；桂枝、白芍、党参调和营卫、益阴敛阳；龙骨、牡蛎重镇安神，炒酸枣仁、合欢皮、玫瑰花疏肝解郁安神助眠；生麦芽消导健胃以助脾运。后加舒肝解郁胶囊以调畅气机。

医案3 阎某，男，55岁。2015年11月15日初诊。

主诉：心烦、惊恐不寐2年。

现病史：患者平素性情急躁，2年前因家事纷扰致难以入睡，每晚须口服阿普唑仑片方可入睡，停药后如故。近半年症状逐渐加重，每晚辗转反侧，难以入睡，每晚睡3～4小时且多梦、易醒。遂来诊治。诊见：夜难入寐，多梦，惊恐易醒，醒后伴心烦、出汗，汗后身冷，次日头蒙、疲倦，心烦易怒，口苦，大便干。舌苔黄腻，脉弦数。

中医诊断：郁证（肝郁化热，痰热扰心证）。

中医治法：疏肝解郁，清热化痰，镇心安神。

处方：柴胡10g，黄芩10g，清半夏10g，党参20g，生龙骨10g，生牡蛎10g，桂枝10g，白芍10g，黄连10g，肉桂10g，合欢皮10g，天竺黄10g，大黄10g。日一剂，水煎服。

服7剂后，患者自述做梦减少，逐渐能睡5～6小时。嘱减少阿普唑仑片的用量。效不更方，继续调理，继服14剂后于2015年12月16日复诊，夜晚睡眠佳，诸症基本痊愈，但觉胃部胀满不适，上方加枳实10g。

病案分析 患者平素性情急躁，复因家事纷扰致肝失条达、气机郁滞、郁而化火、气郁痰生，痰热扰心导致不寐。主方用柴胡加龙骨牡蛎汤方。本方取效关键在于以小柴胡汤和解枢机，使气机调畅，从本缓调。加生龙骨、生牡蛎除有安神功效之外，还能化无形之痰；桂枝通阳化气，配合白芍调和营卫；天竺黄、黄连清热化痰，配合肉桂交通心肾，更加大黄通腑泻热。诸药合用，使肝胆得以疏泄而火降，痰热去而神安。

第十四节　气血津液疾病之汗证

一、二　仙　汤

医案 郝某，女，53岁。2017年6月20日初诊。

主诉：汗多4年。

现病史：汗多，汗出前先腿软，心烦，全身乏力，烘热，面热，后背身上汗出，汗后不冷，每次持续2小时，天阴甚，纳可，眠可，足心热，夜口干，大便正常，夜尿3次，脱发。舌裂纹苔黄，脉细。

既往史：2012年6月患脑梗死；高血压；停经3年。

中医诊断：汗证（冲任失调，肝肾亏虚证）。

中医治则：调和冲任。

处方：仙茅10g，淫羊藿10g，知母20g，黄柏20g，生地黄20g，山茱萸20g，石斛20g，怀牛膝30g，玄参20g，牡丹皮20g，龙骨20g，生麦芽30g，菊花20g。7剂，日一剂，水煎服。

病案分析 《素问·上古天真论》："女子七岁，肾气盛，齿更发长，二七而天癸至，任脉通，太冲脉盛，月事以时下，故有子，三七肾气平均，故真牙生而长极，四七筋骨坚，发长极，身体盛壮，五七阳明脉衰面始焦，发始堕，六七三阳脉衰于上，面皆焦发始白，七七任脉虚，太冲脉衰少，天癸竭，地道不通，故形坏而无子也。"其指出了女性生长衰老的自然规律。

患者正值七七、七八年龄之间，在这一时期女子易出现肾精亏虚，天癸竭，气血阴阳平衡失调，阴虚内热，迫津外泄则烘热汗出；肾阴不足，阴不敛阳，虚阳上浮于面，则面热；且肾脉贯脊属肾，虚热循经则后背和上身汗出为多，足心热，口干，舌裂纹苔黄，脉细均为阴虚内热之象；夜尿多，天阴甚，乏力腿软，以肾气虚为主。总体来看，此患者肾精亏虚，气血阴阳失调，阴虚阳浮为病机，方用二仙汤加减以求调理冲任，使其达到阴阳平衡。方中仙茅、淫羊藿温补肾阳；生地黄、山茱萸、知母、黄柏泻火坚阴，养阴生津；石斛平肝清热滋阴；怀牛膝补益肝肾，引火下行；玄参滋阴降火除烦；牡丹皮清热凉血，活血散瘀；生龙骨滋阴潜阳敛汗；菊花平肝抑阳清热；生麦芽护胃。

按西医来说，此病为更年期综合征，即围绝经期综合征。现代研究表明，围绝经期妇女最显著的变化是卵巢功能逐渐衰退，生育能力丧失，最终卵巢内卵泡耗竭，不能分泌雌激素。现代研究表明二仙汤能刺激下丘脑促性腺激素的释放。

此病例最大特点为虽是七七之年，阴阳失调，以阴虚阳浮为主，但是贾老师不用知柏地黄汤或当归六黄汤，而因人因证用二仙汤加减，方用大量清热泻火、养阴敛汗、潜阳降火之品，而少量用补肾阳之品，方中仙茅、淫羊藿二味药，从补肾阳取其补阴者，必于阳中求阴，阴得阳升，则泉源不竭之意，这样配伍既补充了肾阳，又补充了肾阴，阴阳调和，诸症自愈。

二、小柴胡汤

医案 王某，男，72 岁。2016 年 9 月 2 日初诊。

主诉：汗多、气促 3 年。

现病史：汗多，动则汗出，汗时全身热，咳嗽脓痰，气促，行走时身热，纳可，眠可，二便正常，诉右半身不适。苔腻，脉弦。

既往史：脑梗死 12 年。2016 年患心肌梗死。

中医诊断：汗证（枢机不利，痰热阻滞证）。

中医治法：和解枢机，化痰清热。

处方：柴胡 20g，黄芩 10g，清半夏 9g，党参 15g，陈皮 10g，茯苓 30g，浙贝母 10g，芦根 30g，百部 10g，桔梗 10g，地骨皮 20g，炒莱菔子 20g。7 剂，日一剂，水煎服。

二诊：2016 年 9 月 9 日。出汗减少，气促好转，仍咳嗽，痰减少，身热亦好转，纳可，眠可，二便调，身怕风。舌肿胀，脉弦。辨其为痰热阻滞证。

处方：浙贝母 12g，瓜蒌 15g，茯苓 30g，陈皮 10g，桔梗 10g，百部 10g，白前 10g，桑叶 30g，芦根 20g，黄芩 10g，莪术 10g，麦芽 30g。7 剂，日一剂，水煎服。

三诊：2016 年 9 月 21 日。仅喉中痰多，汗多好转，活动后亦出汗，气短，右半身不适，左手冷，纳可，汗多少动，神疲少气，眠可，尿频、每夜 3 次且不畅快，大便正常。舌肿，苔腻，脉弦沉。通过分析，辨其为脾虚痰阻证。

处方：党参 20g，茯苓 30g，炒白术 10g，清半夏 9g，陈皮 10g，石菖蒲 10g，郁金 15g，浙贝母 12g，桔梗 10g，桑叶 30g，车前子 10g，麦芽 30g。7 剂，日一剂，水煎服。

四诊：2016 年 9 月 28 日。喉中痰少，清晨 5 点即汗出，动则汗出，易乏力，少气，眠可，尿不畅，穿衣少（不愿多穿衣），苔白，脉弦。上方加石膏。

病案分析 患者汗多，属于中医学"汗证"范畴，汗证是以汗液外泄失常为主要临床表现的一种病症。白昼时汗出，动则益甚者，谓之自汗；寐中汗出，醒来自止者称之盗汗。《素问·宣明五气》云"心为汗"。《素问·阴阳别论》云"阳加于阴谓之汗"，明确指出汗液为人体津液的一种，并与血液有密切关系，所谓血汗同源。故血液耗伤之人，不可再发其汗。朱丹溪概括了自汗、盗汗的病理属性，认为自汗属于气虚、血虚、湿、阳虚、痰，盗汗属血虚、阴虚。

自汗、盗汗的病因，主要有病后体虚，表虚受风，思虑烦劳过度，情志不遂，嗜食辛辣等以致阴阳失调，腠理不固，汗液外泄失常。病有虚实之分，实者多为肝火或是湿热郁蒸所致。虚实之间也相互转化。临床应辨阴阳虚实，病程较久会出现阴阳错杂的情况。

患者汗多，动则汗出，属于自汗。患者静坐时即全身热且咳嗽浓痰，气促，苔腻，脉弦均是痰热阻滞，枢机不利所致。痰阻于肺，郁而化热，热伤肺络，肺失宣降，肺气不能向上升宣和向外周布散。肺失宣肃，可见咳气上逆，咳多喘满。痰热久而化燥伤阴，迫津外泄，肺主皮毛，肺宣发卫气失调，不能输精于皮毛，使腠理疏松，热迫津液而出。痰热阻滞气道不畅会导致气促。痰湿之邪多为脾虚失健，脾不运化，湿邪停聚，久而化热，热灼成痰，痰热阻滞，且脾主肌肉与四肢，脾虚痰阻亦会导致身体不利或困乏。

一诊：时枢机不利，痰热阻滞，治宜疏利气机，清热化痰润肺。柴胡、黄芩和解少阳，疏利气机，半夏、茯苓、陈皮、党参益气健脾，燥湿化痰。浙贝母味苦性偏于泻，善治痰热郁肺的咳嗽，百部甘润苦降，微温不燥，功专润肺止咳。桔梗善宣肺利气，止咳化痰，引诸药入肺经，热灼津液加芦根清热泻火兼生津止渴，加地骨皮甘寒，清泻肺热，除肺伏火，炒莱菔子降气化痰。

二诊：症状稍有好转，但仍以痰热阻滞、枢机不利为病机，而痰热灼伤津液严重，所以用贝母瓜蒌散加减，着重润肺清热，理气化痰，治疗多由燥热伤肺，灼津成痰所致的病症。贝母苦甘微寒清热润肺，化痰止咳，解痰气之郁结，为君药。瓜蒌甘寒质润，清肺润燥，开结涤痰，为臣药。茯苓健脾渗湿，以杜生痰之源，陈皮理气化痰使气顺则痰消，桔梗、百部、白前、桑叶、芦根与一诊用药作用相同。此方中再加黄芩以清泻上焦之热增强泻热之力，加莪术以破气行血，气顺则痰消之力更强。

三诊：汗多好转，而喉中仍有痰，因脾为生痰之源，肺为贮痰之器。所以此次以六君子汤加减以益气健脾，行气化痰为主。配伍石菖蒲化湿，醒脾胃，行气滞。郁金加强行气之力，加贝母、桔梗、桑叶清泻肺热，化痰止咳。此方寓培土生金之法，佐加清热化痰润肺之药效果更好。患者尿频为湿热下注膀胱，加车前子甘润下利，通利水道，清膀胱热结。

四诊：痰少，仍有汗，说明以上方对症，药对症。患者诉不愿多穿衣，多为体内有实火也，加石膏以清热泻火，滋阴润燥。

第十五节　气血津液疾病之虚劳

香砂六君子汤

医案1　李某，男，35岁。2016年5月29日初诊。

主诉：疲乏1年，足跟痛10天。

现病史：因工作忙引起疲乏，左足后跟痛，右手觉冷，白天疲乏甚，纳眠可，小便正常，口苦，注意力不能集中，情绪低落，兴趣减少，牙痛，易口疮，累后打呼噜，易便秘。齿痕舌，苔腻，脉弦滑。肝功能检查未见异常。

中医诊断：虚劳（肝郁脾虚证）。

中医治法：疏肝健脾。

处方：香附10g，砂仁（后下）8g，炒白术10g，党参15g，清半夏9g，陈皮10g，茯苓30g，黄连6g，芦根20g，薄荷10g，枳实10g，炒莱菔子20g。7剂，日一剂，水煎服。

二诊：药后神疲乏力好转，足跟痛基本消失，仍口干，口疮，纳眠可，二便正常。上方改芦根为30g。

病案分析　患者的症状虽然繁多，但贾老师的病例书写得并不杂乱，通过核心症状，核心指征，抓住主要病机。贯穿气机思想，从而能够调气治百病。患者出现疲乏，足后跟痛，是因为工作忙加重引起，贾老师将此定为主要的辨证依据，初步诊断为脾虚引起的气血亏虚。足跟痛一般来说容易想到肾虚。贾老师指出足跟痛的病机一般有气血亏虚、肝肾亏虚、外伤引起瘀血阻滞等，由于该患者足跟痛主要是出现在工作忙之后，并没有固定的痛，且无肝肾亏虚的症状口述，故贾老师确定属于气血虚引起的足跟痛。结合患者疲乏，累后打呼噜，情绪低落，注意力不集中可以判定是肝郁脾虚引起的气血虚。患者牙痛，口苦，有口疮，苔腻，提示有痰热阻滞。患者右手冷，贾老师认为属于气机不畅，导致失于温煦所引起。故主方用香砂六君子汤，疏肝解郁调理气机的升降，清热化痰。方用党参、白术、茯苓健脾化湿，通过补益后天之本来充养气血。香附疏肝理气解郁，针对大便不畅用枳实、厚朴通降腑气，与香附配合用于调节人体的气机升降。黄连、清半夏、陈皮清热化痰，和胃降逆。薄荷清利头目，兼有疏肝解郁的功效，并使火郁发之。用芦根清热生津，对口疮有很好的治疗效果。诸药并用切中病机，标本兼顾，调畅气机，理法方药一致，故患者症状好转较快。

医案 2　郭某，女，31 岁。2017 年 2 月 24 日初诊。

主诉：言语无力 1 个月。

现病史：足月生产 2 个月后无明显诱因出现言语无力至今 1 个月。刻下：言语无力，神疲性急，纳差，不思饮食，大便干，3 日一行，小便正常，失眠多梦，乳少。舌胖，脉弦。

中医诊断：虚劳（心脾两虚，肝气郁滞证）。

中医治法：补养气血，疏肝理气。

处方：香附 10g，砂仁（后下）8g，党参 15g，清半夏 9g，陈皮 10g，茯苓 30g，玫瑰花 10g，当归 10g，生黄芪 30g，枳实 12g，炒莱菔子 20g。5 剂，日一剂，水煎服。

二诊：2017 年 3 月 1 日。神疲乏力好转，纳增多，仍言语无力，眠多梦，大便 2～3 日一行，小便正常，心情压抑，乳少好转，面部瘀斑。齿痕舌，脉弦无力。上方加生龙骨（先煎）30g，王不留行 10g。5 剂，日一剂，水煎服。

三诊：2017 年 3 月 7 日。仍神疲乏力，少气无力（言语），纳可，眠差多梦，大便 2～3 日一行，小便正常。齿痕舌，脉弦。

处方：炙黄芪 30g，党参 20g，炒白术 15g，茯苓 10g，当归 10g，白芍 15g，柴胡 10g，香附 10g，王不留行 10g，芦根 20g，炒酸枣仁 30g，炒莱菔子 20g。7 剂，日一剂，水煎服。舒肝解郁胶囊，口服，每次 2 粒，每日 2 次，早晚各一次。

四诊：2017 年 3 月 14 日。神疲乏力，言语无力，纳可，眠差多梦，大便 2～3 日一行，小便正常，乳少。齿痕舌，脉弦。上方加延胡索 10g。7 剂，日一剂，水煎服。参芪花粉片，口服，每次 5 片，每日 2 次。

五诊：2017 年 7 月 12 日。近又少气，神疲乏力（近 3 个月多来情绪较好），左半身无力，近半月不思饮食，不想做事，相隔 4 个月又来诊治，左胸憋胀，太息，易醒多梦，早醒（5 点即醒），醒后汗出身热。大便干，3 日一行，小便正常，齿痕舌，脉弦。

处方：牡丹皮 15g，当归 10g，白芍 10g，柴胡 10g，香附 10g，炒白术 20g，茯苓 20g，太子参 20g，郁金 15g，炒栀子 7g，枳实 12g，炒莱菔子 20g。7 剂，日一剂，水煎服。参芪花粉片，口服，每次 5 片，每日 2 次。

六诊：2017 年 7 月 19 日。无力好转，左半身无力好转，但仍无力，咽部憋胀，呼气深，纳可，眠可，大便 2～3 日一行，小便正常。齿痕舌，脉细弦。上方加桔梗 10g。7 剂，日一剂，水煎服。

病案分析　产妇产后气血不足，心主血脉，心之气血不足日久，则气滞血瘀于面部成面斑；心有生血的功能，心血不足则无以输布足够的血液于周身，心气不足，无以推动血液运行，心藏神，心气通于舌，舌的语言表达赖于心主血脉和心主神志，故心气血不足见言语无力，神疲；脾主运化，脾胃为后天之本，气血生化之源，脾虚则气血不足则见神疲纳差，不思饮食；气虚则运化无力，血虚则无以濡养周身肌腠，津血同源，大便干，故大便 2～3 日一行；心主血脉，心藏神，血虚则血不养心，可见多梦；肝主情志条达，肝气郁滞见性急易怒，肝郁日久化热也可致大便干；气血不足，则可见乳少。齿痕舌也可表明气血不足，脉弦则可见于肝气郁滞。

方选香砂六君子汤益气健脾行气。用香附代替木香增强行气之效，增疏肝解郁之用；香附、砂仁、陈皮、玫瑰有疏肝行气之效；半夏、陈皮、茯苓健脾化痰行气；党参、当归益气养血补血活血；

茯苓、生黄芪增加益气健脾之功效；枳实、莱菔子通腑气，润肠通便。二诊症状好转，加生龙骨镇惊安神，平肝潜阳；加当归、王不留行活血通经下乳。三诊症状减，炙黄芪、党参、白术、茯苓益气健脾；党参、当归益气补血养血；柴胡、香附疏肝行气；王不留行活血通经下乳；芦根生津利尿除烦；炒酸枣仁养心安神、益肝生津；莱菔子行气化痰通腑。四诊加延胡索活血行气、通经下乳。五诊时患者又犯疾病，肝气不舒则见胸憋胀、太息等症状，患者气血不足，心脾两虚日久，性急易怒，则明显木郁土壅，肝郁乘脾；气滞日久，郁而化热，则见身热，心在液为汗，故可见汗出；故予丹栀逍遥散疏肝健脾，行气养血。牡丹皮、郁金行气活血清热；当归、白芍滋阴养血活血；柴胡、香附、郁金疏肝行气；牡丹皮、栀子清气郁之火；白术、茯苓、太子参益气健脾养阴；出汗多伤阴，故用太子参、枳实、莱菔子行气通腑。六诊加桔梗调畅上焦气机，治疗咽部不适。

　　贾老师诊病，行气之法多用，气血阴阳不足则各补之，气机通畅则血行无阻，气血运行无碍则病可除。

第十六节　气血津液疾病之消渴

知柏地黄丸

医案　李某，男，39岁。2017年5月23日初诊。

主诉：疲劳1年余。

现病史：1年余来睡后仍疲乏无力，体力不支，体重减轻5千克，眠可，纳可，小便有泡沫，大便正常。多饮，夜尿1～2次。舌边有齿痕，脉弦。

既往史：目前口服中药，症状有所缓解，曾诊断为糖尿病，口服二甲双胍缓释片，后因低血糖及其他不良反应自行停药。

中医诊断：消渴（脾肾两虚证）。

中医治法：补脾益肾，滋阴清热。

处方：党参20g，茯苓20g，炒白术30g，熟地黄20g，生地黄20g，山茱萸20g，山药30g，知母15g，黄柏10g，怀牛膝30g，丹参20g，鸡内金10g。5剂，日一剂，水煎服。

二诊：2017年7月7日。神疲乏力好转，纳可，口不干，失眠，眠不解困，头部油腻，大便不畅，小便正常，齿痕舌，脉弦。上方加炒薏苡仁30g，枳实10g。5剂，日一剂，水煎服。参芪花粉片，口服，每次5片，每日2次。

病案分析　疲乏无力属于虚证，累及脏腑主要有肾、脾。患者体重减轻，多饮，多尿，中医可以诊断为消渴。消渴，脾肾两虚，方用四君子汤合知柏地黄丸加减，四君子汤健脾益气，知柏地黄丸滋补肾阴。肾虚多为肾气不固则多尿；肾为先天之本，肾精亏虚不能营养各个脏腑，精气不充则神形疲乏无力；肾精亏虚不能滋养脾脏则脾虚；脾为后天之本，脾虚水谷精微化生少，不能充养先天，则肾无所补而益虚；脾主四肢肌肉，脾虚不运水谷精微不能正常营养四肢肌肉，从而感觉四肢力弱；日久脾肾两虚，肾精不能上济于脑，则神疲乏力；入夜本阳气收藏，阴气始生，而患者夜不得休阳气不藏，扰动神明，则晨起疲乏无力。即为阳不入阴，可补阴以制阳敛阳。西医学属于神经衰弱或者自主神经调节紊乱。根据患者的既往糖尿病病史和多饮、多食、多尿、疲乏无力等临床表现，嘱咐患者从病入手，控制血糖，配合中药调理。

　　方中又加怀牛膝补肝肾强筋骨，丹参活血通经。张仲景《金匮要略·惊悸吐衄下血胸满瘀血病脉证并治》记载，"病者如热状，烦满，口干燥而渴，其脉反无热，此为阴伏，是瘀血也，当下之""病人胸满，唇萎舌青，口燥，但欲漱水不欲呕，无寒热，脉微大来迟，腹不满，其人言我满，为有瘀血"。这是"瘀血致燥"的最早论述，提示瘀血可导致口渴。张从正的《儒门事亲》记载："内有瘀血则气为血，不得上升，水津涸，不能随气上升，是以发渴。"唐容川在《血证论》中进一步指出："瘀血在里，则口渴。所以然者，血与气本不相离，内有瘀血，故气不得通，不能载水津上行，是以发渴，名曰血渴，瘀去则不渴矣。"这是对瘀血导致消渴的较早论述，并将其命名为"血渴"。"瘀血发渴者，以津液之生，其根出于肾水，水与血交会转运，皆在胞中，胞中又瘀血，则气为血阻，不得上升，水津因不能随气上布。但去下焦之瘀，则水津上布而渴自止"。叶天士《临证指南医案·三消》曰："三消之证，虽有上中下之分，其实不越阴亏阳亢，津枯血竭……而湿浊内滞，血行迟缓，瘀于脉络。"贾老师以他多年的临床经验告诉我们，糖尿病患者多气虚血瘀，中药治疗要配加活血药，这样才能事半功倍。糖尿病属"消渴"范畴，《黄帝内经》首先提出了糖尿病血瘀证。

二诊：疲乏症状已经好转，效不更方，其他症状随证加减药物治疗，患者大便不畅，炒莱菔子和枳实宜通大便，患者头部油腻提示体内有湿气，加炒薏苡仁以健脾利水渗湿。

整体上把握辨病、辨证、辨体质三位一体的思想，审证求机，圆机活法，随证加减。

第十七节　气血津液疾病之内伤发热

四 妙 散

医案　王某，女，55岁。2017年4月14日初诊。

主诉：背热伴头、胸、胁、胃脘部热3年。

现病史：时背热伴头、胸、胁、胃脘部热或有头蒙、心慌、眼糊，纳可，眠差，大便正常，小便不畅，心情压抑，双下肢痛，全身关节痛。舌苔黄腻，脉沉。既往有腰椎病病史。

中医诊断：内伤发热（肝郁化热，湿热阻滞证）。

中医治法：清热利湿，疏肝理气。

处方：苍术15g，黄柏15g，炒薏苡仁30g，川牛膝12g，泽泻12g，莪术10g，僵蚕10g，蝉蜕10g，姜黄10g，赤芍15g，枳实10g，炒莱菔子20g，牡丹皮15g。5剂，日一剂，水煎服。丹栀逍遥片2盒，每次2片，每日3次，口服。

二诊：2017年4月18日。背热伴胃胁热，头蒙，纳眠可，大便干，2～3日一行，小便不畅，喜凉饮，时心烦。舌胖，脉弦。辨证：痰热阻滞证。

处方：黄连9g，清半夏9g，陈皮10g，茯苓30g，竹茹12g，枳实15g，葛根30g，莪术10g，川牛膝12g，炒栀子10g，川楝子10g，炒莱菔子20g。5剂，日一剂，水煎服。

三诊：2017年4月24日。背热，上午甚，时伴汗出，双下肢痛，手足关节痛，双肘痛，时头蒙（上午11～12点）伴神疲，纳眠可，小便黄。齿痕舌，苔腻，脉弦。辨证：湿热阻滞证。

处方：藿香10g，厚朴15g，清半夏9g，茯苓30g，陈皮10g，僵蚕（后下）10g，姜黄10g，羌活10g，葛根20g，车前子20g，枳实12g，炒莱菔子2g。5剂，日一剂，水煎服。

病案分析　湿邪致病常分为外湿和内湿，二者虽有不同，却又相互影响，外湿致病，湿在卫表治以芳香化湿解表（藿朴夏苓汤），湿在经络关节治以祛湿通络（薏苡仁汤）；内湿致病多为"脾虚生湿"或"湿困脾运"，根据病因和体质的不同又有寒化和热化之别。内湿黏滞，易阻滞气机，导致中焦气机不利，湿郁化热或湿热内生，根据湿热阻滞的部位（上、中、下三焦）不同，出现不同的病证。痰和湿同为阴邪，为水液代谢障碍的病理产物，但痰的临床表现较为复杂，有流窜经络痰瘀阻滞的挛痛（指迷茯苓丸），有阻滞内脏的痰蒙心窍诸症，正所谓"奇病属血，怪属痰"。临床上痰、湿常难截然划分，有时二者可相互转化、兼并。

初诊时患者背热，头胁胃胸热，小便不畅，心情压抑，全身关节痛，舌苔黄腻，脉沉，辨证为湿热阻滞，肝郁化热，治以四妙散加减，湿热阻滞于三焦，则见背热、头胁胃胸热、小便不畅；阻于骨节、经络，则见全身关节疼痛。疼痛的病因：①不通则痛，其痛较重，不通为瘀，加用赤芍、牡丹皮、莪术、姜黄化瘀行气。②不荣则痛，其痛较轻。加僵蚕、蝉蜕祛风除湿止痉，川牛膝舒筋活络、合泽泻给湿热以出路，枳实、莱菔子通腑调三焦气机。二诊时改用黄连温胆汤加减，方中炒栀子清泻三焦之火、除烦，葛根、半夏、枳实、竹茹降胆胃之气，陈皮、茯苓健脾和中。三诊热已不甚，用藿朴夏苓汤加减，加羌活引药达背部、祛风湿止痛。此三方为贾老师祛湿热常用方，但多在原方基础上加以调畅气机之药，最终恢复机体气机升降出入。

本病西医学可考虑自主神经功能紊乱，中医可考虑为痰饮、湿热等阻滞气机，方用奔豚汤、苓桂术甘汤和前文祛湿热三方加减，或少阳枢机不利，三焦失司，方用柴胡桂枝干姜汤等方。

第十八节　肢体经络疾病之痹证

一、独活寄生汤

医案1　王某，女，75 岁。2011 年 8 月 31 日初诊。

主诉：腰部怕风 5 年余，不寐 10 余年。

现病史：患者 10 年来眠差，依靠催眠药入睡，怕风，双小腿有滴水感，未治疗。现症：腰部怕风，偶见腰背痛，双小腿有滴水感，关节不痛，行走尚可，眠差，入睡难，早醒，梦少，纳可，大便不畅，1～2 日一行，易反复感冒，喜热饮。舌淡苔白腻，脉弦。

既往史：脑梗死 6 年，可自理；骨质疏松多年；糖尿病 8 年；高血压 8 年，血压控制稳定。空腹血糖 7.2mmol/L，血钠 132.7mmol/L。

中医诊断：痹证（肝肾不足，风湿侵袭证）。

中医治法：补肝肾，祛风湿。

处方：独活 10g，寄生 30g，秦艽 10g，防风 10g，细辛 3g，当归 10g，白芍 20g，炒白术 15g，茯苓 30g，骨碎补 12g，枳实 10g，火麻仁 30g，炒莱菔子 20g。7 剂，水煎服，日一剂。强筋健骨胶囊 3 盒，每次 2 粒，每日 3 次，口服。

二诊：2011 年 9 月 20 日。腰痛好转，时流涕，全身胀，身怕冷，纳可，眠差，大便干、量少，小便正常，时嘈杂，苔黄，脉弦无力。

处方：柴胡 20g，黄芩 10g，清半夏 9g，党参 10g，桂枝 10g，白芍 10g，桔梗 10g，僵蚕 10g，薄荷 10g，百部 10g，枳实 10g，炒莱菔子 15g。7 剂，水煎服，日一剂。

三诊：2011 年 9 月 27 日。流涕好转，全身憋胀减轻，全身怕冷亦好，腰怕风且困，纳可，失眠，小便不畅，大便正常，苔黄腻，脉弦。

处方：熟地黄 20g，山茱萸 20g，山药 30g，泽泻 10g，茯苓 20g，牡丹皮 15g，制附子 8g，肉桂 3g，怀牛膝 30g，炒杜仲 12g，天麻 10g，炒麦芽 20g，枳实 10g。7 剂，水煎服，日一剂。

四诊：2011 年 10 年 18 日。仍见全身乏力，少眠，纳可，大便不畅，项僵，小便热时痛，腰冷困，苔黄，脉弦。上方加菊花 20g。蛭芎胶囊 3 盒，每次 2 粒，每日 3 次。

病案分析　患者高龄，患病时间又长，肝肾气血皆不足，又见腰腿部凉痛的症状，故贾老师根据方证相应，果断应用《备急千金要方》之独活寄生汤，《备急千金要方》原方记载："治腰背痛，独活寄生汤。夫腰背痛者，皆犹肾气虚弱，卧冷湿地当风所得也。不时速治，喜流入脚膝，为偏枯冷痹，缓弱疼重，或腰痛挛脚重痹，宜急服此方。"独活寄生汤现代临床常用于治疗肝肾两亏，气血不足之痹证。腰膝疼痛，肢节屈伸不利，或麻木不仁，畏寒怕冷，喜温，心悸气短，舌淡苔白，脉细弱之症。功效：祛风湿，止痹痛，益肝肾，补气血。

用上方去人参、地黄，患者气血亏虚症状不明显，故加骨碎补，补肾强筋骨，行血脉，配寄生增强补肾功效，更配枳实，补而不滞，火麻仁润而不腻，炒莱菔子通而不甚、消而不强，三药合用给湿邪以出路。

二诊：腰痛好转，故换祛风湿之方为调枢机、和营卫之柴胡汤合桂枝汤，加桔梗、僵蚕化痰祛风达上，百部润肺下气，合枳实、炒莱菔子通腑气给湿邪以出路。

三诊：诸症好，腰怕风目困，小便不畅，肾虚阳不化气，湿浊不化，故贾老师用桂附地黄丸以温补肾阳，加怀牛膝、炒杜仲以补肝肾、强腰膝、通经络，加天麻以（天麻又称定风草，有风而不动，无风而自动）祛风通络，加炒麦芽能升，枳实能降，升降相因，气机自调，更能消食、调和诸药。

四诊：加菊花，菊花配麦芽升清气，去项僵，浊邪自降。

医案 2　严某，女，50 岁。2013 年 7 月 8 日初诊。

主诉：右髋部至右下肢冷痛 2 个月。

现病史：右髋痛、胀，右下肢冷、肿胀，下午甚，用冷水甚，纳可，眠可，二便正常，齿痕舌，淡胖，脉沉。

中医诊断：痹证（肝肾不足，寒湿阻络证）。

中医治法：补肝肾，散寒湿。

处方：独活 10g，桑寄生 30g，秦艽（先煎）10g，防风 10g，细辛 3g，制附子 10g，木瓜 10g，炒杜仲 15g，怀牛膝 30g，烫骨碎补 18g，莪术 10g，炒莱菔子 20g。5 剂，日一剂，水煎服。

二诊：2013 年 7 月 18 日。右髋痛、胀，腿肿好转，咽干、喜凉饮，纳可，眠可，小便黄，大便调。苔白，脉弦。上方加黄芩 10g，泽泻 10g。5 剂，日一剂，水煎服。

三诊：2013 年 7 月 25 日。坐 5～6 分钟右髋困，痛、胀已好转，腿已不肿，纳可，眠可，仍喜凉，二便正常。舌红，脉弦。守上方加忍冬藤 20g。5 剂，日一剂，水煎服。

病案分析　方用独活，辛苦微温，入肾经，祛在下之筋骨寒湿以蠲痹止痛。桑寄生、炒杜仲、怀牛膝、骨碎补补益肝肾，强筋健骨。桑寄生兼祛风湿，牛膝可活血并通利关节，骨碎补兼止痛。防风祛风而胜湿，秦艽祛风湿而舒筋。附子辛热助阳能消肿，细辛辛温祛风而走窜，二药相伍散寒止痛力宏。莪术活血行气而止痛，木瓜化湿和胃、舒筋活络，莱菔子通腑降气而消积，三药均走中焦而顾护胃气。综观诸药，祛风湿，补肝肾，并兼护脾胃之药以防祛邪伐胃而伤正，所谓"扶正不留邪，祛邪不伤正"。

二诊：诸症好转而现咽干喜凉饮，小便黄，是由于正值天气炎热，方药偏温热所致，故而加黄芩清上焦热，以及加泽泻泻下焦热，且可增强原方药利水渗湿之功。

三诊：仍喜凉，故加清热解毒之忍冬藤，并可通络而止痛。

独活寄生汤，出自《备急千金要方》，具有祛风湿、止痹痛、益肝肾、补气血之功效，主治肝肾亏虚，气血不足，风寒湿邪外侵，腰膝冷痛，酸重无力，屈伸不利或麻木偏枯，冷痹日久不愈。陈无择《三因极一病证方论》说："如加附子，则其效益佳。"《千金方衍义》："风性上行，得湿黏滞，则留着于下，而为腰脚痹重，非独活、寄生无以疗之。"

贾老师治疗肝肾不足下肢痹证多用此方加减，牢抓病机，以补肝肾为主，祛风湿为辅，而不忘顾护中焦脾胃，以达正气恢复，气机调畅而疾病自愈之功。

医案3 丁某，女，34岁。2017年6月5日初诊。

主诉：双膝关节冷痛5年，加重1年。

现病史：5年前生育后，双膝关节冷痛僵，左肩冷，天冷天阴甚，时前额痛，受凉即呕，月经量少，纳可，眠可，二便正常。舌胖边有齿痕，脉沉。

中医诊断：痹证（寒凝阻滞证）。

中医治法：祛风散寒，除湿通络，补益肝肾。

处方：独活10g，桑寄生20g，秦艽10g，防风10g，细辛3g，制附子10g，木瓜10g，羌活10g，姜黄10g，陈皮10g，吴茱萸6g，怀牛膝30g，天麻20g，生麦芽30g。7剂，日一剂，水煎服。

二诊：左肩沉痛，停药后出现头痛，纳可，眠可，二便正常。舌胖边有齿痕，苔白，脉沉。上方加骨碎补20g，桑枝20g。

病案分析　患者主诉双膝关节冷痛5年，加重1年，生育后痛，开始属于产后身痛，又称"产后痹证"，产后身痛的发生与产褥期的生理密切相关，主要是因产后营血亏虚或肾经之气耗伤，经络、关节、肌肉失于濡养所致；或产后百节空虚，卫表不固，腠理不密，起居不慎，风寒湿邪乘虚而入；产后恶露去少，瘀血留滞于经络、筋骨之间，气血运行受阻，故使身痛。其产生机制是产后内伤气血为主，而兼夹风寒湿瘀。

但其已产后5年，痛5年，此已不能归纳为产后痹证范畴，观其症状未见明显气血亏虚之象，其为一派寒邪夹湿之象，应诊断为痹证，辨证为痛痹即寒凝阻滞。痹证，《素问·痹论》指出："风、寒、湿三气杂至，合而为痹。其风气胜者为行痹，寒气胜者为痛痹，湿气盛者为着痹也。"本例患者寒邪夹杂风湿，稽留经络痹阻气血，痹阻不通则关节冷痛，左肩冷，天阴甚，寒湿阴伏，真阳不足，脾胃虚寒不能运化水谷，故受凉即呕，头痛、月经量少皆可由寒凝阻滞引起，而痹证日久可伤及脾肾，故治宜祛风散寒，除湿通络兼补益肝肾，方用独活寄生汤加减。

独活寄生汤出自《备急千金要方》，其功能主治为肝肾两亏，气血不足，风寒湿邪外侵，腰膝冷痛，酸重无力，屈伸不利，或麻木偏枯，冷痹日久不愈。现用于慢性关节炎、坐骨神经痛等属肝肾不足，气血两亏者。主要由独活、桑寄生、杜仲、牛膝等组成。

方中独活、秦艽、防风祛风除湿，散寒止痛；怀牛膝、桑寄生补肝肾，强筋骨，祛风湿；姜黄破气行血，通络止痛；制附子补火助阳，散寒止痛；天麻息风止痉，祛风通络；患者头痛加细辛祛风解表，散寒止痛；羌活发散风寒，胜湿止痛；受凉即呕加木瓜除湿和胃，舒经活络；吴茱萸散寒止痛，疏肝降逆止呕；陈皮理气健脾，燥湿化痰；生麦芽顾护胃气。方中去掉了四物汤、人参等补益气血之药，用大量祛风散寒除湿之药，兼补益肝肾之药物，诸药合用，共奏祛风散寒除湿、止痹痛、兼补肝肾之功。二诊患者病情好转，加骨碎补补肝肾，强筋骨，桑枝祛风通络，行水消肿以巩固疗效。

独活寄生汤应该与当归四逆汤、附子汤相鉴别。三方均可治疗四肢关节疼痛，身痛腰痛，独活寄生汤偏于祛风、寒、湿邪，而当归四逆汤偏于养血祛寒，附子汤偏于温阳。

附：手足厥寒，脉细欲绝，当归四逆汤主之。若其人内有久寒者，宜当归四逆加吴茱萸生姜汤。当归四逆汤主要的病机是血虚寒凝，内指内脏，从加吴茱萸、生姜分析，内脏主要是肝、胃等脏器，故当归四逆加吴茱萸生姜汤治疗的主要病机是血虚寒凝兼有肝胃陈寒。少阴病，得之一二日，口中和，其背恶寒者，当灸之，附子汤主之。其中口中和是审证要点，背恶寒是主症。口中和（口中不苦、不燥、不渴）为排除热证而提出的鉴别指征。伤寒日久邪陷伤阳。少阴病，身体痛，手足寒，骨节痛，脉沉者，附子汤主之。以疼痛症候为主要病变，阳虚湿盛。附子汤所治疾病的病机是肾阳虚衰，寒湿内胜。

二、黄芪桂枝五物汤

医案　白某，女，46 岁。2012 年 10 月 31 日初诊。

主诉：左上肢麻木困痛 20 天。

现病史：患者 20 天前劳累后出现左上肢麻木困痛，颈部困痛，翻身症状加重，纳可，口渴欲饮，眠差，大便干、3～4 日一行，小便调。舌淡，脉细。

中医诊断：痹证（阳气不足，风寒阻络证）。

中医治法：温阳散寒，通络止痛。

处方：生黄芪 45g，桂枝 10g，白芍 30g，葛根 30g，当归 10g，僵蚕 10g，桑枝 30g，天麻 30g，怀牛膝 10g，姜黄 10g，丹参 20g，生麦芽 30g。5 剂，日一剂，水煎服。

二诊：2012 年 11 月 5 日。左上肢麻木好转，纳可，近日眠可，二便正常，渴喜凉饮，苔黄，脉弦细。上方加黄芩 10g，赤芍 10g。5 剂，日一剂，水煎服。

病案分析　方用甘温之黄芪，益卫固表，鼓舞卫气以畅血行，辛温之桂枝，通阳温经以止痹痛，二药合用，益气温阳，温通经络，固表而不留邪，祛邪而不伤正；白芍养血和营兼通血痹，与桂枝相合，调营卫，和表里，通经络而利气血，使气血运行而达止痛之功；葛根发表解肌而通项背经络之痹痛，《本草经疏》言"发散而升，风药之性也，故主诸痹"；当归补血活血以止痛，与白芍配伍重在养血、和血而达"治风先治血，血行风自灭"之效，桑枝、天麻、僵蚕三药均可祛风通络而达止痛治麻之效，桑枝得桂枝治疗肩臂麻痛尤佳；丹参、怀牛膝均活血祛瘀而止痛；姜黄辛温行于肢臂，行气活血而利痹止痛；生麦芽顾护胃气，条达肝气，气顺血行，痛则自止。诸药合用，温阳通经，行气活血，祛风散寒，而达阳气复、经络通、气机畅、痹痛止之功。

二诊：症状好转反现喜冷饮，苔黄是阳气渐复而现上焦热象，故加黄芩以清上焦之热，配以赤芍清热祛瘀止痛。

黄芪桂枝五物汤出自《金匮要略》，主治血痹，肌肤麻木不仁，关节疼痛，汗出恶风。《方论本义》说："黄芪桂枝五物汤，在风痹可治，在血痹亦可治也。"

贾老师治疗气血不足之上肢痹痛，多采用本方加减，以通阳补气为主，通经止痛为辅，兼顾中焦脾胃气机，"气虚则麻，血虚则木"，气血生化之源调畅，源源不竭，则全身调畅，痹痛自愈。

附：痹，即痹阻不通，在《黄帝内经》中痹有两种，一种是肌肉筋骨疼痛麻木，一种是脏腑功能障碍，分属五体痹和五脏痹。风、寒、湿三痹是原因，皮、肌、脉、筋、骨五体痹是指部位，同样包括症状在内，是可区分而不可分割的。而五脏痹是关于脏腑功能障碍的痹，显然与三痹的疼痛麻木有异，故不作论述。三痹，即人体肌肤、经络由于风、寒、湿、热等外邪侵袭，闭阻经络、肢体、脏腑，气血运行不畅所导致的，以肌肉、筋骨、关节发生酸痛、麻木、重着、灼热、屈伸不利或肿胀等为临床表现的病症都属"痹"范畴。且本病有渐进或易反复的特点。《素问·痹证》说："风寒湿三气杂至，合而为痹也。其风气胜者为行痹，寒气胜者为痛痹，湿气胜者为着痹也。"而治法在《张氏医通》中多有论述："行痹者，病处行而不定，走注历节疼痛之类。当散风为主，御寒利气仍不可废，更须参以补血之剂，盖治风先治血，血行风自灭也。痛痹者，寒气凝结，阳气不行，故痛有定处，俗名痛风是也，治当散寒为主，疏风燥湿，仍不可缺，更须参以补火之剂，非大辛大温，不能释其凝寒之害也。着痹者，肢体重着不移，疼痛麻木是也，盖气虚则麻，血虚则木，治当利湿为主，祛风散寒，亦不可缺，更须参以理脾补气之剂。"故临证应详加辨证而加减治之。

三、参苓白术散

医案　钟某，女，65 岁。2017 年 5 月 17 日初诊。

主诉：背困乏 1 年。

现病史：间断背困乏，天冷甚，纳可，饮多、凉饮胃胀，眠差，头痛头闷伴冷，小便时热，易泄，大便 1～2 日一行，乏力。舌胖有齿痕，苔白，脉细。

既往史：糖尿病 19 年，脑梗死 3 年，高血压，浅表性胃炎。

中医诊断：痹证（脾虚湿滞证）。

中医治法：补脾利湿。

处方：党参 20g，茯苓 30g，炒白术 20g，扁豆 10g，陈皮 10g，山药 30g，砂仁（后下）6g，炒薏苡仁 30g，川牛膝 12g，葛根 10g，莪术 10g，生麦芽 30g。15 剂，日一剂，水煎服。

二诊：头痛减轻，失眠好转，仍肩胛缝困乏，补充慢性肠炎史。饭后胀，以后缓→胃痛→易泄，胃冷，睡时拘急，大便 3～4 日一次，不成形，小便时热，性急，太息。齿痕舌，脉沉弦。上方加延胡索 10g，香附 10g，肉桂（后下）3g。15 剂，日一剂，水煎服。

三诊：又失眠，胃灼热，饮则痛，晨起易先泄泻一次，不成形，伸背困，小便热。齿痕舌，脉弦。辨证：湿热阻滞证。

处方：苍术 15g，黄柏 10g，炒薏苡仁 30g，川牛膝 12g，车前子 15g，萹蓄 10g，土茯苓 30g，茯苓 30g，莪术 10g，瞿麦 10g，陈皮 10g，生麦芽 30g。15 剂，日一剂，水煎服。

四诊：失眠好转，睡眠时间为晚 11 点至第二日 3 点，纳多胃胀，胸憋心烦，时背困，项僵，大便日 2 行，小便热消失，停药又热。齿痕舌，苔白，脉弦。上方减萹蓄，加郁金 10g。7 剂，日一剂，水煎服。另予丹栀逍遥片。

五诊：失眠好，素怕响动，易醒好转，胃灼热好转，纳可，全身冷、项僵亦好转，尿道灼热好转，仍胸憋，背困，太息，大便有不消化之物。齿痕舌，脉细弦。

上方加葛根 20g。15 剂，日一剂，水煎服。

病案分析　患者年 60 有余且久病，所以气血不足，肝肾亏虚，脏腑功能呈下降趋势。脾主水液运化，脾虚则运化无力，故饮多胃胀；脾为生痰之源，脾虚则痰湿易生，痰湿内生，阻遏气机，则见背困乏；痰湿内阻，遏制阳气宣发温煦之效，则天冷甚、头痛伴冷、凉饮胃胀甚；胃不和卧不安，脾胃虚弱，入夜气机不畅加重则眠差；脾主升清，脾气虚弱，无力升清，痰湿内盛，阻遏清阳上达头目，故见头痛头闷；脾不升清，水谷并走肠间，则有泄泻；病程日久，湿阻气滞，气郁化火，可见小便时热；脾虚气血运行无力，痰湿气郁阻滞于内，气机不畅则见乏力；舌胖有齿痕苔白亦可说明脾虚，脉细则可见脾虚湿盛。

方选参苓白术散加减益气健脾，祛湿理气。党参、白术、山药益气健脾，茯苓、扁豆、薏苡仁健脾渗湿，陈皮、砂仁化湿和中、行气健脾，葛根升阳止泻，川牛膝补益肝肾、引药下行，莪术行气活血，生麦芽健脾行气、调和诸药。二诊患者睡时阳潜阴浮，气血运行相对较缓，故可见胃拘急；余症状好转，效不更方，加香附、延胡索行气活血止痛，加肉桂散寒止痛，温通经脉，温补脾肾。三诊泄泻不止，又见胃灼热，小便热，热象明显，素体久病，脾虚湿盛，肝肾阴阳失调，"湿盛则濡泄"，故本次辨证为湿热阻滞；方用四妙散加减，方中用苍术、薏苡仁健脾燥湿，茯苓健脾利水渗湿，黄柏清热燥湿、清下焦之火，萹蓄、车前子、瞿麦清热利尿，使热从小便出，瞿麦、茯苓利水渗湿，土茯苓清热除湿，莪术活血行气，陈皮理气健脾燥湿，生麦芽健脾行气、调和诸药。四诊热退湿减，故去萹蓄，加郁金行气活血、清热止痛，加服丹栀逍遥片清热疏肝行气、健脾养血。五诊全身症状均有好转，加葛根升提清阳，调畅气机。

贾老师治病，标本兼顾，在补益的同时祛邪，在整个治疗过程中注重气的调畅，气机通畅则疾病欲愈。

第十九节 肢体经络疾病之腰痛

独活寄生汤

医案1 张某，女，60岁。2017年3月10日初诊。

主诉：双下肢冷5年，加重1年。

现病史：双下肢冷，天冷甚，下楼无力，时腰痛，与天冷相关，或有肩冷，纳多则饱胀，失眠，二便正常。面色白偏黄，舌胖苔腻，脉细。

既往史：高血压，腔隙性脑梗死，心律失常。

中医诊断：腰痛（寒凝血滞证）。

中医治法：散寒通滞。

处方：独活10g，桑寄生30g，秦艽10g，防风10g，川牛膝12g，制附子（先煎）10g，骨碎补20g，莪术10g，木瓜12g，炒薏苡仁30g，僵蚕10g，生麦芽30g。5剂，日一剂，水煎服。

二诊：2017年3月15日。双下肢冷，足冷，时头晕眼黑，伴恶心，纳可，眠差，二便正常。舌胖，脉细弦。

处方：仙茅10g，淫羊藿10g，知母20g，黄柏12g，怀牛膝30g，骨碎补15g，陈皮10g，茯苓30g，葛根30g，清半夏9g，天麻15g，生麦芽30g。5剂，日一剂，水煎服。

三诊：2017年3月20日。双下肢冷，甚则全身冷，仍时头晕眼黑，平躺翻身甚，伴恶心，舌体麻痛，每夜醒3～4次，纳可，二便正常。舌胖，苔黄，脉弦。上方减清半夏，加制附子（先煎）10g，肉桂3g，改川牛膝30g。7剂，日一剂，水煎服。

四诊：2017年3月28日。双下肢冷，以臀部大腿根冷甚，头晕好转，时烘热汗出，冷汗，纳可，时恶心，不欲饮食，二便正常，失眠，舌胖大，苔黄，脉沉，有痔疮，口疮，手脱皮。

处方：熟地黄20g，山茱萸20g，山药30g，石斛20g，麦冬15g，石菖蒲10g，远志10g，葛根30g，制附子（先煎）8g，肉桂3g，莪术10g。5剂，日一剂，水煎服。

五诊：2017年3月31日。双足冷，腿冷，夜间醒3～4次，伴汗出，头身热，纳可，二便正常。齿痕舌，脉弦，平素多思。上方加知母15g，黄柏10g，淫羊藿10g，菊花10g。7剂，日一剂，水煎服。

六诊：2017年4月10日。从腰至脚仍冷甚，烘热汗出，冷好转，眼糊、干涩，纳可，二便正常，舌胖，脉弦。上方加骨碎补20g，细辛3g。5剂，日一剂，水煎服。舒肝解郁胶囊3盒，每次 2 粒，每日 3 次，口服。

病案分析　患者，女，60 岁。腰部 MRI 示腰椎病，现症见双下肢冷，天冷甚，伴腰痛，天冷甚，偶有肩冷。面色白偏黄，舌胖有齿痕，苔腻，脉细，患者年过半百，四诊合参，辨证属肝肾亏虚，寒凝血滞。方用独活寄生汤加减进行治疗，此方出自唐代医学家孙思邈《备急千金要方》一书，主治痹证日久，肝肾两虚，气血不足证。祛风湿，止痹痛，益肝肾，补气血，临床疗效显著。贾老师临床紧抓患者双下肢怕冷、腰部怕冷、全身怕冷的主症，辨其主要病机为寒凝血滞，根据患者睡眠不好，可知其伴有血虚，结合患者复诊时诉及平素多思，病程较长，可知其兼有气滞血瘀，有抑郁的躯体化表现，在原方的基础上去养血、补气之品，易茯苓为炒薏苡仁，增强祛湿之功，对怕冷的症状有更好的治疗作用，用秦艽祛风湿、通络，其性偏凉，用后不会太发热，着重加补火助阳、回阳救逆、散寒止痛之附子，附子散寒止痛之功虽不及川乌、草乌，但后者若炮制不当，易发中毒，主用附子之温通和骨碎补之温通、温补的功用，患者怕冷，易怀牛膝为川牛膝加大祛风湿通经络之力，加莪术活血，木瓜舒筋活络，和胃化湿，加僵蚕用虫类搜剔之功，增加通络力度。二诊时，足冷更甚，时有头晕，恶心，肢体麻木，考虑患者有虚寒的可能，抓住患者烘热汗出，考虑有阴阳失调的可能，患者年已六十，冲任失调与否，值得商榷，故用二仙汤合知柏地黄汤加减以补肾阳，与独活寄生汤交替使用，患者头晕眼黑，故加天麻、葛根养血息风，半夏调和阴阳。三诊时，头晕好转，双下肢冷甚，全身冷，早醒，肝郁气滞，气滞加重阳虚，加大补阳药之力度，加附子温通，川牛膝引火下行，肉桂引火归元，舌体麻痛去清半夏。四诊时，仍双下肢冷，臀部大腿根冷甚，头晕好转，烘热汗出，口疮，考虑阴阳失调，瘀血阻滞，用地黄饮子加减，滋肾阴补肾阳的基础上注重活血。五诊时，双足冷，腿冷，失眠，伴汗出，头身热，仍从阴阳失调考虑，阴阳双补，加淫羊藿，汗出头身热加知母、黄柏、菊花。六诊时，从腰至足仍冷甚，烘热汗出，冷好转，眼糊、干、涩，守上方，加骨碎补、细辛。方中制附子、细辛起温通作用，而骨碎补则发挥温补的作用，通补兼施。贾老师从阴阳失调出发，提倡多个方剂交替使用，考虑肾阴肾阳不足，兼有肝郁气滞，血行不畅，治疗上强调以平为期，以综合为主，最终达到阴平阳秘的状态。

双下肢冷，西医学可考虑血管闭塞性脉管炎、闭塞性动脉硬化、雷诺综合征、神经系统疾病（自主神经功能紊乱者）。中医有投之四逆散、当归四逆汤、回阳饮、附子汤、黄连阿胶汤、金匮肾气丸等方。

医案 2　张某，男，62 岁。2017 年 3 月 18 日初诊。

主诉：腰困痛牵及右腿疼痛 1 年，加重 2 个月。

现病史：患者 1 年来时常出现腰困痛并牵及右腿疼痛，劳累后加重，遇冷甚，纳可，眠可，项背僵，二便正常。舌淡胖有齿痕，脉沉。既往有高血压、腰椎间盘突出等病史。

中医诊断：腰痛（肝肾亏虚，气血不足，寒凝血滞证）。

中医治法：补益肝肾，散寒化滞。

处方：独活 10g，桑寄生 20g，秦艽 10g，防风 10g，制附子 10g，木瓜 10g，怀牛膝 30g，骨碎补 20g，莪术 10g，葛根 20g，细辛 3g，生麦芽 30g。7 剂，日一剂，水煎服。双藤筋骨片，每次 5 片，每日 3 次，口服。

病案分析　患者为老年男性，腰困痛牵及右腿疼痛 1 年之久，再次加重 2 个月，结合"腰为肾之府，病损日久，内动于肾"之论，当辨其肝肾不足，又因劳累或遇冷后腰困痛加重，当辨其气血亏虚、寒凝血滞。项背僵，舌淡胖有齿痕，脉沉都可归结为气血不足，寒凝血滞之故。孙思邈在《备急千金要方》中记载："夫腰背痛者，皆由肾气虚弱，卧冷湿地当风所得也，不时速治，喜流入脚膝，为偏枯冷痹缓弱疼重，或腰痛挛脚重痹，宜服独活寄生汤。"

贾老师应用独活寄生汤加减治疗此患者以求补肝肾、益气血、祛风湿、止痹痛之功效。方中独活祛风除湿、散寒通痹，且性善下行，长于祛下焦风寒湿邪，祛痹止痛，尤以腰膝、腿足关节痹痛为宜；桑寄生、怀牛膝、骨碎补补肝肾，强筋骨；防风、秦艽祛风胜湿；制附子温里祛寒，通利经脉；细辛辛温发散，祛寒止痛；木瓜、莪术舒经活络，活血化瘀，寓"治风先治血，血行风自灭"之意；生麦芽补气健脾；葛根解热生津，并可降血压而除项背僵硬。综观全方，能祛风除湿通痹，兼以补益肝肾，又有温经活血之功效，使祛邪不伤正，扶正不留邪，实属扶正祛邪之良方。现代药理学研究表明，独活寄生汤具有抗炎、镇痛、扩张血管、改善微循环及调节免疫等作用。加用双藤筋骨片以加强祛风湿、止痹痛之功效。

第二十节　妇科病之癥瘕

少腹逐瘀汤

医案　闵某，女，43岁。2017年7月13日初诊。

主诉：月经有血块5年。

现病史：末次月经为6月25日至7月1日，月经经期7～8天，周期为21～22天，经前乳痛甚，易急、易怒，血块多（平素量少且头痛），纳可，眠可，二便正常，乏力，眼胀，面斑，唇紫，舌胖边有齿痕，苔腻，脉沉。B超示多发子宫肌瘤。

中医诊断：癥瘕（气滞血瘀证）。

中医治法：行气活血。

处方：小茴香10g，干姜10g，桂枝10g，川芎10g，没药10g，赤芍20g，莪术10g，茯苓30g，牡丹皮20g，桃仁10g，川牛膝10g，延胡索20g，生麦芽30g。7剂，日一剂，水煎服。

二诊：2017年7月20日。月经未至，双小腿沉，未乳胀，纳眠可，小便可，大便稀，面斑好转。舌胖大有齿痕，苔腻，脉沉。上方减桃仁，加木瓜10g，炒白术20g。

三诊：2017年8月3日。经前后乳未胀痛，无血块，量可，双腿沉困（出外游），双耳蒙，纳可，眠可，大便稀，小便正常，易怒。舌胖大有齿痕，脉弦。上方加黄芩10g。

病案分析　妇人以血为本，月经的主要成分是血，疾病以血分居多，但气为血之帅，血赖气行，二者相辅相成。而七情所伤，最易使气机失调，从而导致气血失调。汉代《金匮要略·妇人杂病脉证并治》把"气结"列为"妇人之病"的三大病因之一。经期或经期前后，血海由满盈而泻溢，气血变化急骤，加之患者易急易怒，肝为情志所伤，肝郁气滞，血为气阻，导致冲任瘀阻，胞宫经血流通受碍，则月经量少，血块多；气机阻滞，气血运行不畅，则乳房胀痛；头为诸阳之会，瘀血内停，经期气夹瘀血上逆，阻滞清窍，则头痛；面斑、唇紫皆为血瘀之象；又"见肝之病，知肝传脾"，乏力、舌胖边有齿痕苔腻为脾虚湿阻之症状。方用少腹逐瘀汤加减，方中小茴香、干姜味辛而性温热，入肝肾而归脾，理气活血，温通血脉；桂枝温经通脉，通阳化气；赤芍、牡丹皮行瘀活血止痛又清热凉血；桃仁、川芎、延胡索、没药、莪术活血化瘀理气，使气行则血活，气血活畅故能止痛；川牛膝活血通经，祛瘀止痛，又引血下行；茯苓健脾祛湿；麦芽顾护胃气，又可消乳房胀痛。

二诊：患者面斑好转，但大便稀、双小腿沉为湿邪下行之象，去桃仁，加木瓜除湿和胃，舒经活络；炒白术补气健脾，渗湿利水。

三诊：患者双耳蒙，易怒，脉弦，痰湿有化热之象，加黄芩以清热燥湿、泻火解毒。

第二十一节　妇科病之月经病

金匮肾气丸

医案　王某，女，31 岁。2017 年 2 月 21 日初诊。

主诉：月经先期 1 年半。

现病史：月经周期为 22～24 天，经期为 5 天，末次月经：2 月 14 日。经前乳房肿痛，腰困，心烦，腹冷，神疲乏力，月经量少、有血块，尿频，每夜 5～6 次，纳呆，大便干，易怒，怕冷，足冷。齿痕舌，脉细。B 超示盆腔积液。

中医诊断：月经先期（肾虚肝郁证）。

中医治法：补肾疏肝。

处方：熟地黄 20g，山茱萸 20g，山药 20g，制附子 10g，肉桂 10g，川牛膝 10g，骨碎补 20g，肉苁蓉 20g，莪术 10g，香附 10g，枳实 20g，炒莱菔子 20g。7 剂，日一剂，水煎服。

二诊：2017 年 3 月 2 日。夜尿频好转，每夜 3 次，午餐后、晚餐前已知饥，大便日一行，口干，手足冷好转，苔腻脉沉。上方加陈皮 10g。

三诊：2017 年 3 月 14 日。乳房硬块痛，月经后消失，纳可，眠多，大便正常。舌有瘀斑，苔白，脉弦。上方加益智仁 20g，乌药 10g。

四诊：2017 年 3 月 23 日。尿频又每夜 5 次，晨起困乏，眠可，口干热饮，近来腰困，纳可，口中异味，二便正常。舌肿苔腻，脉沉。上方减益智仁，加黄芩 10g，菊花 20g。

五诊：2017 年 4 月 12 日。经前乳房胀硬块，腰困，口干热饮，经少好转，血块减少，纳可，眠可，二便正常，足冷如冰，药后未痛经。舌肿，舌有瘀斑，苔黄，脉细。诊断为寒凝血滞证。

处方：小茴香 10g，干姜 10g，肉桂 3g，川芎 10g，没药 10g，当归 12g，莪术 10g，木瓜 10g，川牛膝 10g，赤芍 20g，黄芩 10g，生麦芽 30g。

病案分析　患者月经提前，且量少，有血块，脚冷，可看出是体内寒凝血滞，阻塞经络，导致脉络不畅，同时患者腰困、尿频，属于肾虚，肾虚气化不够、膀胱失约导致尿频，肾虚腰阳不固则腰困，也可能是寒凝阻滞加上肾阳不足导致，又可从患者易怒，怒伤肝，则肝失疏泄，大便干也可由寒气阻滞不畅所致。一诊以温通为主，疏肝行气为辅，再佐以通腑气，从而达到整体治疗的效果。熟地黄、山茱萸、山药补肾，制附子、肉桂为大辛大热之品，补火助阳，散寒止痛，以温通之法使寒气去，瘀血也自行消散。川牛膝、骨碎补、肉苁蓉性温归肾经补肾阳，肾阳为一身阳气之根本，肾阳足则全身阳气通，与附子、肉桂共祛寒邪，川牛膝还能引火下行、温通下肢，莪术、香附疏肝行气。大便干加上枳实、莱菔子通大便，枳实、炒莱菔子通腑气。

二诊、三诊整体好转，仍足冷、尿频，再加益智仁、乌药温肾固精缩尿。

四诊仍小便频，且口干、口中有异味，说明上焦有火，此时温补之力不能太强，同时也应清热，所以加黄芩、菊花清上焦热。加入寒凉药一是清热，二是以免热药太过而伤津。

五诊时患者仍乳房胀痛、足冷、舌有瘀斑，说明患者仍是以寒凝血滞为主，所以仍须以温通之药为主，再加上行气、活血之品，患者仍口干，加上黄芩清上焦热，以防止热药太过而伤津。

第二十二节　杂症之痤疮

四　妙　散

医案　刘某，男，16 岁。2017 年 7 月 5 日初诊。

主诉：面部、背部红疹 1 年。

现病史：患者 1 年前无明显诱因出现面部、满背部红疹，初起有小白头，诉饮绿豆水后可缓解，故未予以治疗。现来我处就诊，现症：面部、背部红疹，部分有小白头，皮疹不痒不热，面部油腻，纳可，食多胃胀，进食油腻后胃脘不适，眠可，大便干，小便黄。

既往史：无。

中医望闻切诊：精神可，面色正常，面部红疹、有小白头，口中未闻及异常气味。舌胖苔黄腻，脉弦细。

中医诊断：痤疮（湿热阻滞证）。

中医治法：清热利湿，通腑解毒。

处方：苍术 20g，黄柏 20g，生薏苡仁 30g，怀牛膝 10g，苦参 10g，白鲜皮 10g，赤小豆 20g，赤芍 10g，炒薏苡仁 30g，土茯苓 20g，陈皮 10g，炒莱菔子 10g。7 剂，日一剂，早晚分服。

二诊：患者面部、背部红疹伏多发少，神疲乏力，仍纳多胃胀，眠可，二便正常；舌胖苔黄腻，脉弦。上方加金银花 20g，皂角刺 10g，赤芍 20g，赤小豆 30g。

三诊：患者面部、背部红疹明显减少、伏多发少，神疲乏力好转，纳眠可，二便正常；舌胖苔腻，脉弦。用药：加用车前子。

病案分析　痤疮为毛囊、皮脂腺的慢性炎症性疾病，临床可表现为粉刺、丘疹、脓疱、结节、囊肿、瘢痕等形式。该患者面部、背部均有红疹，初起有小白头，四诊合参属痤疮范畴；患者为青年男性，为阳盛之体，饮食不节使湿热互结，上蒸头面，故见面部、背部均有红疹，面部油腻分泌物多，大便干、小便黄、舌胖苔黄腻、脉弦均为湿热之象。湿热久蕴易酿毒、成瘀，故予以清热利湿、通腑解毒之法。

初诊：予以四妙散以清热利湿，并使湿热之邪从小便而出；加用苦参、白鲜皮可清热燥湿，同时苦参可助湿热从小便排出；用土茯苓、赤小豆可清热解毒；用赤芍可清热凉血，防止热毒侵袭血分；患者纳多腹胀，加用陈皮、炒莱菔子以健脾和胃，通腑消胀。诸药合用，共奏清热利湿、通腹解毒之效。

二诊：赤小豆加量以增强清热凉血之功；加用金银花、皂角刺以增强清热解毒、消肿排脓之效，使热毒外散。

三诊：加用车前子以通利小便，使热毒从小便排出。

第二十三节　杂症之丹毒

四　妙　散

医案　彭某，女，71 岁。2016 年 8 月 18 日初诊。

主诉：右小腿部肿痛 15 天。

现病史：蚊虫叮咬后出现，某医院诊为丹毒。右侧小腿红肿，有溃烂，略热，纳可，汗多，咽痒 2 天，咳痰而黏，眠可，二便正常。苔黄，脉弦。

中医诊断：丹毒（湿热酿毒，上焦风热证）。

中医治法：清热解毒，通络止痛。

处方：苍术 20g，黄柏 20g，炒薏苡仁 45g，赤芍 20g，银花 20g，连翘 20g，芦根 30g，浙贝母 10g，桔梗 10g，土茯苓 30g，丹参 20g，陈皮 10g。7 剂，日一剂，水煎服。

二诊：2016 年 8 月 24 日。咽痒、喉中有痰好转，右小腿部已溃破结痂，色暗红，多汗明显好转，但夜间 3~4 点多汗，手心热，纳眠可，二便正常。苔黄，脉弦。上方加川牛膝 10g，牡丹皮 10g。7 剂，日一剂，水煎服。

三诊：2016 年 8 月 31 日。偶咳，痰少，药后大便每日 2 次，质稀，右小腿肿胀好转，纳可，眠差，二便正常，手心热。舌胖，脉弦。上方加秦艽 10g，赤芍 30g。7 剂，日一剂，水煎服。

四诊：2016 年 9 月 7 日。手心出汗、发热明显好转，偶喉中有痰，纳可，3~4 点自醒，难再眠，大便每日 2 次、不成形，小便正常。舌胖，脉弦。

处方：苍术 20g，黄柏 20g，炒薏苡仁 45g，川牛膝 10g，土茯苓 30g，赤芍 20g，茯苓 30g，丹参 20g，鸡血藤 30g，莪术 10g，陈皮 10g，生麦芽 30g。

病案分析 患者由蚊虫叮咬所致右小腿部红肿，医院诊断为丹毒。丹毒是一种累及真皮浅层淋巴管的感染。中医因患处位置不同而名，发于小腿足部的称为流火。其总的病机为血热火毒为患。此患者伴见汗多、咽痒、咳痰而黏、苔黄，是由上焦风热所致，治以疏风散热、清热凉血祛湿，故投以四妙散合银翘散加减，方中四妙散之川牛膝易为赤芍，是因为赤芍可凉血活血；银翘散取银花、连翘、芦根、桔梗合浙贝母以辛凉透表、宣肺化痰止咳，桔梗又可排脓，主脓成不溃；银花、连翘又可清热解毒，为疮家要药；土茯苓解毒除湿；丹参助赤芍凉血活血之功；陈皮、炒薏苡仁顾护脾胃，防苦寒伤胃；陈皮又健脾化痰。全方清热而不过寒、利湿而不伤津，紧扣血热火毒之病机。

二诊：患者丹毒已破溃结痂，喉中痰渐少，多汗也已好转，但夜 3~4 点仍多汗，且手心热，此为邪气渐去，余邪尚留血分迫津外出所致。故原方加川牛膝、牡丹皮以活血凉血、祛风利湿。

三诊：右小腿肿胀好转，但仍手心热，黄苔已退，此仍为余热未除，故赤芍加量以清热凉血、散瘀止痛，加以秦艽清热利湿、祛风除痹。

四诊：手心出汗、发热明显好转，偶喉中有痰，眠差，大便不成形。药过寒凉，恐脾胃被伤而泄，故投四妙散加减善后，四妙散清热利湿，丹参、赤芍、鸡血藤佐以凉血活血，土茯苓解毒祛湿，予以追击残寇之敌，茯苓、麦芽、莪术、陈皮健脾运脾，顾护脾胃。

整个诊病过程可以看出，贾老师时刻抓紧丹毒血热火毒之病机，以四妙散为主予以加减，即老师常说的"有主证，用主方；有兼证，予加减"。

第二十四节　杂症之眼睑下垂

四 妙 散

医案 李某，女，62 岁。2017 年 4 月 9 日初诊。

主诉：左眼睑下垂1年，加重3个月。

现病史：左眼睑下垂，不能抬起，上午甚，太阳落山后好转，头蒙头热，手足心热，腰痛，双腿痛，下楼时甚。失眠，睡前双下肢困，汗多，烘热。纳可，大便干，小便正常。舌红苔黄厚，脉沉。既往有腰椎病、高血压、冠心病等病史。对磺胺类药物过敏。

中医诊断：眼睑下垂（湿热阻滞证）。

中医治法：清热利湿，理气行滞。

处方：苍术20g，黄柏20g，炒薏苡仁45g，川牛膝12g，茵陈20g，炒栀子8g，夏枯草15g，黄芩10g，陈皮10g，莪术10g，土茯苓20g，炒莱菔子20g。5剂，日一剂，水煎服。

二诊：左眼睑下垂好转，早晨及晚上明显好，畏光，遇光甚。腘窝拘急不适，右眼遇风流泪，纳可，眠差，二便正常。舌胖，苔薄白，脉弦。上方加僵蚕10g。7剂，日一剂，水煎服。参芪花粉片3盒，每日2粒，每日3次，口服。

三诊：左眼睑下垂好转，晨起后始渐下垂，下午不加重，畏光，遇光下垂甚，遇风流泪，左下肢困乏，伴腰困，右下肢沉重，腿冷，足热，睡眠好转，纳可，二便正常。苔黄腻，脉弦。上方加木瓜10g。7剂，日一剂，水煎服。

病案分析　患者以眼睑下垂为主诉。中医称眼睑下垂为"目不开""睑废"或"睢目"，其病因有三：一者筋热弛缓，目纲失司；二者脾胃气虚，升阳无力；三者气血亏虚，风邪客睑。此患者眼睑下垂，日落可缓，是为有热，外阳助之；头蒙头热，手足心热，汗多，烘热，舌红苔黄厚，脉沉，此为湿热之象。湿热阻于中焦，脾运失健，清气不得升于上，则眼睑下垂、头蒙；湿热阻于经络，筋热弛缓，亦致眼睑下垂。贾老师临证善抓主证，抓病机，遂投以清热利湿之剂四妙散加减。方中黄柏、黄芩、苍术清热燥湿；茵陈、栀子、夏枯草清热利湿；土茯苓解毒利湿，利关节，《本草再新》讲"祛湿热，利筋骨"，言其可祛筋脉之湿；薏苡仁选用炒薏米，合陈皮、莪术防全方过于苦寒而伤中焦，又可健脾利湿，截水上源；川牛膝、莪术、陈皮、炒莱菔子合用行气活血，恢复气机，使清气得以升，清热利湿之剂多为苦寒，佐以理气之品，气机得开，邪气得祛。

二诊：患者诉其眼睑下垂好转，但畏光，遇风流泪，中医认为眼睛迎风流泪，多为正气不足，为风邪相引，故加僵蚕祛风止痉，佐以中成药参芪花粉片补脾益肺。

三诊：患者眼睑下垂，仍畏光，迎风流泪，左下肢困乏，伴腰困，右下肢沉重，腿冷，足热。此仍为湿热下注，腰困，下肢沉重。湿热阻滞气机，气化失司，则见腿冷足热。加木瓜舒筋活络，继以清利湿热为主，宣畅气机，舒筋活络。

第二十五节　杂症之口气

香砂六君子汤

医案　王某，女，52岁。2016年10月15日初诊。

主诉：口臭、咳黄黑痰20余天。

现病史：近20余天口臭，打嗝，饭后加重，咳黄黑痰，口苦，喜热饮，大便先干后稀，眠正常，足热，2015年已闭经，烘热汗出。舌红少津，脉弦。

中医诊断：口气（肝脾不调证）。

中医治法：疏肝健脾。

处方：香附 10g，砂仁 10g，党参 10g，炒白术 10g，清半夏 9g，陈皮 10g，茯苓 30g，浙贝母 10g，竹茹 10g，莪术 10g，芦根 30g，麦芽 30g。5 剂，日一剂，水煎服。

二诊：2016 年 10 月 21 日。痰明显减少，神疲乏力，口中有味，眠可，二便正常，口干，手凉足热，饮凉胃不适，舌肿大，苔少裂痕。诊断为气阴两虚证。处方：炙黄芪 30g，太子参 15g，炒白术 15g，茯苓 30g，枸杞子 20g，菊花 15g，生地黄 10g，山茱萸 20g，山药 30g，淫羊藿 10g，陈皮 10g，生麦芽 30g。5 剂，日一剂，水煎服。

三诊：2017 年 4 月 7 日。喉中痰多而黏，受凉则身痒，下午神疲乏力，纳可，眠可，大便黏，小便正常。舌肿舌尖红裂痕，脉沉。诊断：湿热伤阴，风邪伤表证。

处方：浙贝母 10g，瓜蒌 10g，茯苓 20g，清半夏 9g，陈皮 10g，炒薏苡仁 30g，芡实 10g，山药 30g，紫苏叶 10g，芦根 30g，僵蚕 10g，麦芽 30g。5 剂，日一剂，水煎服。

四诊：2017 年 4 月 16 日。痰明显减少，身痒消失，烘热汗出，口苦，下午乏力，大便黏明显好转，小便正常，饮凉胃不适，偶呃逆。齿痕舌，脉弦。诊断：肝脾不调证。

处方：香附 10g，砂仁 10g，党参 10g，炒白术 10g，清半夏 9g，陈皮 10g，茯苓 30g，牡丹皮 15g，赤芍 10g，芦根 30g，炒薏苡仁 30g，生麦芽 30g。5 剂，日一剂，水煎服。

五诊：2017 年 4 月 25 日。烘热汗出好转，下午神疲乏力明显好，舌尖痛，咽痛、咽干，痰减少，纳眠可，大便不黏，舌肿舌尖红，脉弦，天冷时手未痒。

上方加桔梗 10g，金银花 20g。5 剂，水煎服，日一剂，水煎服。

病案分析　本案患者正值冲任失调时期，治疗时并未刻意调理冲任，而是以调理气机为着手点和重点，气机调畅后冲任失调的症状随之自愈，验证了调理气机的重要性。

患者初诊时双手发凉，足热，口臭，打嗝，饭后加重，咳黄黑痰，口苦，便先干后稀，经辨析其症状，定位以脾胃为主，病机以气机不畅为中心，气机郁滞可见寒热错杂之象，患者手发凉，脚反热。治疗以调畅脾胃气机为总则，药以香砂六君子汤加减，主证用主药，兼证配兼药，在香砂六君子汤基础之上加入浙贝母化痰，入莪术加强行脾胃之气的作用。二诊时患者痰明显减少，症见神疲乏力，手凉脚热，舌见裂纹，考虑似有气阴两虚之象，方药以归脾汤合杞菊地黄丸加以补气养阴，加入陈皮、麦芽顾护脾胃。诸症好转，时隔数月来诊，以喉中痰多、黏，神疲乏力，受凉则身痒为主要症状，大便黏，舌见裂痕。诊断为湿热伤阴证。风邪伤表，痰湿存留体内可见乏力、大便黏，风邪伤表可见身痒，组方以除痰湿、祛外风为主，患者服药后痰明显减少，身痒消失，但见凉饮胃不适，偶呃逆，此时外邪已去，须继续调理气机，仍以香砂六君子汤加减。5 剂后烘热汗出明显好转，下午神疲乏力好转，气机调畅，患者冲任失调等各症状皆好转，出现舌尖痛，咽痛，咽干，舌尖红，原方加入桔梗、金银花以清热解毒、利咽。调畅气机所涵盖的治法较宽泛，综观本病案，无论祛除外邪、清利湿热，还是调理脾胃，皆以气机得以正常输布为治疗总则。贾老师时常教导我们"要以纲代目，纲举目张，审证求机，进而圆机活法"，这值得我们在学习的过程中不断体会和思考。

第六章 医话漫谈

第一节 师承谈话笔录

一、中药是如何发挥作用的？或者说中药是怎样治病的？

中药的疗效是通过作用于人体后发生的反应来评估的，即中药的性能，又称药性。药性理论就是指研究中药性能的理论，它包括四气、五味、归经、升降沉浮、有毒无毒等。用药物的偏性调理脏腑功能，纠正疾病表现出的阴阳偏衰或偏盛，达到治疗疾病、扶正祛邪的目的。可见中药的作用是综合评价的，并非靠单一方面来衡量。

二、单味药物与方剂之别

（1）单味药物作用有限，配伍使用可以增强疗效或减轻单味药物的不良反应。例如，清泻肝火的经典方剂龙胆泻肝汤，方中君药龙胆草，清泻肝火的作用最强，但其大苦大寒，现代药理研究亦表明其对肝脏有损伤作用。夏枯草亦可清泻肝火，理论上可以替代龙胆草，但临床疗效却大打折扣，此时便体现了单味中药的局限性。用黄芩、栀子与小量龙胆草相伍，既保证疗效，又避免了单味龙胆草的苦寒之性及不良反应。对于肝胆实火的患者，贾老师一般先用龙胆草，待其肝胆实火清泻大半时，换用夏枯草，可谓是独具匠心。

（2）组方原则方面，人体是一个有机的整体，疾病本身具有复杂性，且随着病机转变有其动态演变的过程，所以在治疗疾病的过程中，要审证求因，宏观把握整体状态。遣方用药时，通过君臣佐使配伍，解决主要矛盾和次要矛盾。例如，在龙胆泻肝汤中，佐以当归、生地黄养血滋阴，既防肝胆实火耗伤阴血，又防方中苦燥渗利之品损伤阴液，既宏观把控疾病整体状态，又注重全方药物特性。

（3）调气机，注重气的升降出入。贾老师在临证中，始终强调调畅气机的重要意义。例如，贾老师在用龙胆泻肝汤时，经常配伍合欢皮、莪术、香附等理气药物。既考虑到肝喜条达而恶抑郁，火邪或湿热内郁则肝气不舒，又恐骤用大剂苦寒降泄之品肝气被抑，故用以疏畅肝胆气机以顾肝用。

第二节 临床关于主诉定义的医话

主诉是医生书写病历的主要内容之一，是对患者主要病情的反映，好的主诉可以反映患者此次就诊所要解决的主要问题或就诊目的，而且对医生搜集病史和做出诊断都有重要意义。

目前关于主诉的定义主要有两个，一个是国家"十一五"规划教材《诊断学》（人民卫生出版社，第 7 版）上的定义："是本次就诊的最主要原因，包括主要症状、体征及持续时间。"另一个是卫生部 2010 年颁布的《病历书写基本规范》中的定义："促使患者就诊的主要症状（或体征）及持续时间。"前者是我们医学生最早接触到的关于主诉的定义，后者是贾老师临床遵循的主诉定义。二者虽都对主诉进行了较为准确的定义，方便指导临床工作，但随着社会的发展，我国人民的健康需求日益增长，上述关于主诉的定义已不能满足临床实践要求，急需对主诉之定义内涵进行扩展。

1. 就诊人群的扩大　以前就诊人群多是患有疾病的人，现在随着人民健康意识的增强，就医人群增加了健康体检人群、特需性医疗服务人群（如正常人的美容手术）、预防性治疗保健需求人群（亚健康调理、肿瘤术后调理等）、后续治疗性需求人群等。因此对于定义中的患者改为就医者或者更准确，因为现在许多健康人也有就医需求。

2. 就诊原因增加　在现在的主诉定义中，患者就诊的原因是出现症状或者体征，但现在往往还存在其他原因，如一个患者因体检中三酰甘油升高就诊，但未有异常症状和体征，此时主诉若还按照这个定义则很难表述。

贾老师在临床中，经常教导我们在写主诉时应该注意，最好主诉可以导出第一诊断。即依据主诉描写的症状体征，应能看出第一诊断的疾病特点，所以我们要善于从患者的叙述中提取主诉，不论患者说出有多少症状，只取与诊断疾病关系密切的写入主诉，其余的放在现病史中去描述。对于不善言谈的患者，要经过系统问诊找出有价值的不适症状作主诉。不能仅仅依据患者的简单叙述完成主诉的书写。例如，在临床中遇到的抑郁症患者，其自己说的"主诉"往往多样化，失眠、乏力、健忘，等等，而且其叙述病史多没有逻辑，因此医者必须详细听完整患者叙述，详细审查。

第三节　临床详查病史之医话

现在有许多医生在临床中常常在病历本上寥寥几句记载患者病史便开始辨证开处方。这种做法看似省时省力，好似医术高超，很符合现在患者的"快节奏看病"心态。但其实这是对患者一种极为不负责任的做法，也是对自己的不负责任。一份记录完整的病历，载入的病史资料越详细，对患者病情的把握就越准确，从而辨证处方也越对证，疗效也更好。同样的，对于医生自己而言，这也为自己以后的研究提供一份准确完整的资料。下面列举一份病历进行讨论。

穆某，女，45 岁。2015 年 3 月 27 日初诊。主诉：入睡困难 3 年多。现病史：3 年多前患者无明显诱因出现入睡困难。入睡前无明显不适，每夜可睡 6 小时，但眠浅，稍有响动易醒。现症：手足冰凉，颈项僵痛，偶有头痛，心烦易怒，时牙痛，喜凉饮；纳可，精神可，大便干，小便正常。舌淡苔黄腻，舌胖边有齿痕，脉弦细。

既往史：曾患胆囊炎五六年；右侧乳腺多发性囊肿（0.3cm×0.2cm）。诊断：不寐（枢机不利，阳不入阴）。治法：和解清热，镇惊安神。方药：①柴胡 15g，黄芩 10g，清半夏 9g，党参 10g，生龙骨 30g，生牡蛎 30g，桂枝 10g，白芍 10g，炒酸枣仁 30g，远志 10g，百合 20g，炒莱菔子 20g，合欢皮 20g。5 剂，200ml 开水冲服。②配合耳穴（皮质下、神门、心、交感、内分泌、脾）。

二诊：服上药后，效不佳。现症：入睡前多虑，每夜可睡 6 小时，次日自感乏力。自觉心情压抑，纳可，偶有牙痛，二便正常。舌淡胖大有齿痕，脉沉。诊断：不寐（心脾两虚，肝郁气滞）。

治法：疏肝健脾，益气安神。方药：①炙黄芪30g，党参20g，炒白术30g，茯苓30g，当归10g，白芍20g，柴胡10g，香附10g，炒酸枣仁30g，合欢皮20g，生龙骨30g，首乌藤30g，炒莱菔子20g。5剂，200ml开水冲服。②安神补脑颗粒3盒，每次1g，每日3次，口服。

三诊：入睡明显好转，心情压抑感大减。睡后可眠6～7小时，纳可，时牙痛，二便正常。苔白，脉沉。方药：①上方加薄荷10g。5剂，200ml开水冲服。②配合安神补脑颗粒。

从上面的病历中可以看到，对于初诊时搜集到的病史，做出"枢机不利，阳不入阴"的诊断、给出的方药应该说是对证的，可是患者二次来时，诉服上药后效不佳。在这时，作为医生的我们该如何处理呢？守方还是易方？这个处理才体现了辨证论治的精髓。而不管做出怎样的处理，都必须有根据，这个根据就是继续详细询问患者的病史，看初诊时是否有漏掉的症状。于是二诊时贾老师继续详问患者，得知患者"入睡前多虑，次日自感乏力，自觉心情压抑"，这些症状在初诊时没有搜集到，故使辨证有误。这次，贾老师及时综合两次病史资料综合辨证，辨得"心脾两虚，肝郁气滞"，施以"疏肝健脾，益气安神"之法，黄芪、党参、白术、茯苓健脾益气，当归、白芍、柴胡、香附疏肝行气，再佐以养血安神之酸枣仁、首乌藤，合欢皮解郁安神，共助安神之功。脾虚运化无力，则痰生而积滞，炒莱菔子化痰消积、降气通腑。三诊时，患者大喜，诉入睡困难明显好转，情绪亦好转，但仍时牙痛，故加一味薄荷，疏散风热、疏肝行气，佐制上方太过温燥。

详细完整地搜集病史，不仅是态度问题，更是一个医者治学的体现。一个失眠，不单单是睡不好那么简单，对于医者来说，必须于细处找规律：是入睡困难还是维持困难，或是早醒；若是入睡困难，那么睡前都有什么伴随症状？再结合次日的症状和平素一般症状，这个病史就搜集得很完整了，当然，辨证和疗效也多是很好的，而且也方便我们总结经验。这才是一个临床与治学的好方法。

第四节 临床应用归脾汤医话

时值春月，恰逢闲来无课之日，遂于医院随师诊病，期间见一疲劳患者，贾老师潜心用方以治之，临证听其指点，稍有感悟，余记文以阐述之。

患者张某，男，34岁。自诉神疲乏力3年，加重2个月。经问诊得知，患者神疲乏力，注意力常不集中，劳累生气后加重，时眠差，易醒，头部怕冷，项背部酸痛，不欲饮食，二便正常。舌淡苔白有齿痕，脉弦。2016年体检，肝功能未见异常。贾老师诊断为心脾两虚，兼有肝郁。以归脾汤加减进行治疗，方中用药如下：炙黄芪30g，党参20g，炒白术20g，茯苓30g，当归20g，白芍20g，柴胡10g，香附10g，僵蚕10g，葛根20g，合欢皮20g，生麦芽30g。对于疲劳一症，临证见贾老师治病大抵分为3种证型，其一者有湿热阻滞，治以四妙散加减；其二者有心脾两虚，治以归脾汤加减；其三者有肝郁气滞，治以逍遥散加减。观本案，患者神疲乏力3年，注意力不集中，时眠差易醒，盖属心血亏虚不能养心摄神，又言其不欲饮食，查有齿痕，亦有脾虚之证。患者自诉生气劳累后加重，诊脉为弦，亦可断其有肝郁之象。既以贾老师诊断为心脾两虚，兼有肝郁之疲劳实为妥当，方中炙黄芪、党参用以补气生血；炒白术、茯苓用以健脾益气；当归、白芍用以养血生血；柴胡、香附、生麦芽用以疏肝解郁；僵蚕祛风散寒以治头部怕冷；葛根舒筋活络以疗项背不舒；合欢皮解郁安神以瘥眠差之症。

盖疲劳一症，多由于肝。《素问·六节脏象论》云："肝者，罢极之本，魂之居也，其华在爪，其充在筋，以生血气，其味酸，其色苍，此为阳中之少阳，通于春气。"贾老师治疲劳亦遵循其旨，他认为从肝论治一者是因肝主筋，为罢极之本，正如张志聪所言"肝主筋，人之运动皆由乎筋力"。二者贾老师认为肝藏血，其生理功能为人体活动提供物质基础。三者结合现代医学，慢性疲劳综合征的治疗亦以肝为主。结合此案为心脾两虚兼有肝郁之证。贾老师虽以归脾汤为主方，但全方用以大量疏肝药。贾老师认为归脾汤的使用，若以原方治之，必不少木香一味，因方中木香取少火生气之意，其功在转化。今减木香易为柴胡等疏肝药，第一用疏肝药不悖《黄帝内经》疲劳从肝论治之旨；第二又能促进脾胃运化，取其禀少春之气而言；第三虽减木香，但疏肝药之使用仍不失原方之意；第四贾老师崇尚肝脾同调，他认为归脾汤的使用加以疏肝药其效更捷，其功更著。

第五节 临证对香砂六君子汤的应用

肝脾不调之证，余临证之所见着实不少。寻案思虑，每感于深奥，不详其理。随贾老师习医三年有半，常见其治疗此证并获良效，探其医理，稍有顿悟。故而拟以拙文浅谈之。

患者王某，女，42岁。自诉神疲乏力1年余，平素纳差，胃怕凉，常饭后胃胀不适，情绪低落，心情压抑，易怒。眠稍差，时眠中易醒。二便调，经诊察苔白，脉弦。既往史：甲状腺结节。对于此证的治疗，贾老师辨证为肝脾不调，处方香砂六君子汤加减，方中用药如下：香附10g，砂仁6g，清半夏10g，炒白术20g，陈皮10g，党参15g，茯苓20g，浙贝母12g，莪术10g，玫瑰花10g，鸡内金12g，炒莱菔子20g。根据患者症状，此方之应用恰为妥当。然穷究其理，其妥当之处又何在？大抵常人看来此方不过香砂六君子汤加减而成，由于患者有肝郁之嫌故而以香附易木香，增强疏肝解郁之力。可跟师于贾老师之人，都悉知此方之香附就是原方之用，而不是木香，其出处源于《医方集解》。那么为什么贾老师用治肝脾不调，常以此方为基础进行加减化裁呢？

盖肝脾两脏在生理上密切联系，病理上相互影响。贾老师临证治疗此病证常常告诫我们，注意肝的疏泄太过与疏泄不及。他认为肝脾不调之证，其引发原因有三。其一者，肝疏泄太过乘侮脾土，简而言之就是肝实乘脾；其二者，肝疏泄不及累及脾土，归根到底就是肝弱不能疏脾土；其三者，是因为脾虚及肝，一者脾虚不能养肝则肝病，二者脾虚防肝传变之力弱，则肝病传脾。根据以上三种原因，贾老师临证提出了肝脾同调的治疗原则。尤其对于临床脾胃不好的患者，贾老师常加减使用治肝药。

对于肝实乘脾的证型，贾老师主张平肝即以扶脾。而肝实之证贾老师认为其包含了肝气、肝火、肝阳，临证切不可一概而论，如若不然，必损其疗效，失其所旨。又因肝为将军之官，平肝之法切不可太过猛烈。一者防其刚烈之性抗药，二者其应春令，为气化发生之始，过于猛烈则人身之气化必有所伤损。同时其在治疗肝疏泄不及累及脾土的证型时，强调肝木过弱不能疏通脾土，应稍加疏肝药，且不可多用久用，虽肝木性喜条达，然其本弱，若常用疏泄升散之品，恐耗气伤血，加重肝之疏泄不及。对于脾病及肝的证治，贾老师常遵"见肝之病，知肝传脾，当先实脾"之旨，以健脾为主，治肝次之。

贾老师临证使用香砂六君子汤，虽看似简单，然寓意深刻，晚辈浅悟其用，望得其旨要。若有不妥，悉听详述。

第六节 临证对郁证的认识与治疗

常闻人言中医难习，然既晓其章理，又何患临证之病症纷纭？盖其乱谬者，殊不知乃医理之不精，方药之不识。余常随师诊患，诊毕必以方书熟诵之，尝欲穷其旨要丝毫不敢懈怠。感恩师临证数阐其得，既以浅尝医理，遂有感于今日，拟拙文以记之。

言郁证者，观往昔之医者，杂论纷纭，然均遵《黄帝内经》旨要。《素问·六元正纪大论》有木郁、火郁、土郁、金郁、水郁，属五气之郁，故后世合称五郁。又见《丹溪心法》分气郁、血郁、湿郁、热郁、痰郁、食郁，总称六郁。盖世之言郁者，后人多崇以丹溪，其越鞠丸实治郁之代表。然于今日，笔者临证随贾老师治患，见其病郁证者数多。闻诸患之苦，起因之常，余言情志致郁证之患者又可分以六郁，其一者为怒郁，其二者为思郁，其三者为忧郁，其四者为悲郁，其五者为惊郁，其六者为恐郁。然此六郁又常兼夹气血痰火湿食六郁致病，或表或里，或脏或腑。但穷究其理，郁证之得，其要为何？笔者言其为气郁为先。《素问·举痛论》言："余知百病生于气也，怒则气上，喜则气缓，悲则气消，恐则气下，寒则气收，炅则气泄，惊则气乱，劳则气耗，思则气结。"《张氏医通》卷三："郁证多缘于志虑不伸，而气先受病。"丹溪曰："气血冲和，百病不生。一有郁怫，诸病生焉。"诸此经书及医家之论，释以气病为先，贾老师亦崇其旨。然气郁为基，贾老师复重以调肝为要。他常言凡气郁致病，常累肝致病。既以气病为先，肝居首要。临证之时又何方何药以治之？余才学浅疏，未常治患，借以贾老师之案，方药之思浅述之。

郁证之治，贾老师以《素问·六元正纪大论》之论立法，"木郁达之，火郁发之，土郁夺之，金郁泄之，水郁折之"。其治情志之郁最为精妙，临证常以香砂六君子汤、逍遥散、柴胡加龙骨牡蛎汤化裁。

对于惊郁恐郁之患，贾老师首推柴胡加龙骨牡蛎汤。曾见其治一女性患焦虑者，其年48岁，就诊之时言语不休，寻其病因，自诉始于其父逝世，临睡之时思虑不休，常伴失眠且噩梦烦扰，曾不敢独处一室。贾老师诊其舌脉，症见舌暗苔薄黄，脉弦，遂治以柴胡加龙骨牡蛎汤加减。遣方：柴胡10g，黄芩10g，清半夏10g，党参15g，龙骨15g，牡蛎15g，桂枝10g，白芍15g，合欢皮10g，莪术10g，香附10g，麦芽30g。7剂，水煎服以治之。二诊时患者言噩梦减少，就诊时见情绪亦佳，既以原方7剂续服之。三诊已愈。顾此方之用，贾老师临证多于情志不遂之患遣之，详悉于临证，又以忧郁惊郁恐郁者居多。贾老师方验年余，常言此方之遣用指征大抵如下：其一者，患者常有生气或惊吓的病史；其二者，患者常伴有焦虑，临证时常言之不休，问之不断；其三者，又常兼夹冷热敏感，对事对物敏感，或亦有抑郁的躯体化表现；其四者，患者常伴失眠，且多噩梦纷纭。盖《黄帝内经》云："惊则气乱。"此患者致病之因始于其父离世，有忧思之既往，致气机逆乱，治以柴胡龙骨牡蛎汤，增疏肝理气之品，以和解枢机，调畅气机。

又见其治疗一脾胃气虚郁滞者。患者自诉胃纳不佳，常伴饭后胃胀，遇生气或食寒则甚，大便稍干。贾老师见其舌脉，苔白有齿痕，脉弦。治以《医方集解》之香砂六君子汤。遣方：香附10g，砂仁6g，党参15g，清半夏10g，炒白术20g，茯苓20g，陈皮10g，火麻仁10g，莪术10g，川楝子6g，枳实10g，炒莱菔子20g。7剂，水煎服。复诊时患者言其腹胀减轻，大便通畅。遂复投7剂，三诊患者愈。念此案为脾胃气虚郁滞之患，贾老师以《医方集解》之香砂六君子汤配合通腑润肠之品治之。盖脾胃郁滞病证常与肝之疏泄密不可分，或肝郁乘脾脾愈虚，或脾虚及肝气愈滞，贾老师肝脾同调，既培土抑木，又调肝疏土。

本案患者虽言食寒甚，然观此方温中之品难寻。于寒热贾老师常以气机论，他强调，气有余便是火，气不足便是寒，此案患者寒不甚故不必投温中散寒之属，待其气机升降有常，其寒自散。此亦为贾老师临证思悟之精髓。

读方容易，然明理实难。晚辈与贾老师临证，收益颇多。承蒙指点，以借此文述其旨要，望不失偏颇，愿与诸君论。

第七节　临证降浊气以复清阳之气的应用

医学漫路，寻师诊病，吾常思四年之所学，经典之诵读，方药之熟记，虽稍有积淀，然临证于治患处方每每自觉无路可寻，无方可用，无理可明，心生困惑。惶惶于终日，怨念与初衷。学不可以用，然其求为何？踌躇之余，临诊一眩晕病人，师之言，惑愈解，学之用，亦渐明，阐文以记之，熟念念于心中。

患者男，50 岁，间断性头晕 2 个月，伴有耳鸣，眼睛模糊，胸闷气短，饭后胃胀，不欲食，大便稀薄，苔厚腻，脉沉，西医检查报告显示动脉狭窄，脑供血不足。贾老师诊断为眩晕，病机为痰湿中阻，处方以半夏白术天麻汤加减治疗。方药：清半夏 9g，炒白术 10g，天麻 10g，陈皮 10g，石菖蒲 12g，郁金 15g，葛根 20g，茯苓 15g，牛膝 20g，枳实 10g，炒莱菔子 20g。二诊，患者头晕好转，胸闷胃胀稍有减轻，耳鸣、眼睛模糊不显。上方加用菊花 12g，莪术 10g，厚朴 10g。三诊上述症状明显好转，继服上方，炒莱菔子改为 30g。四诊诸症好转，停药。对于临床此类痰湿中阻的眩晕，贾老师常崇以降浊气以复清阳之气之法。其理论来源于《素问·阴阳应象大论》"清阳出上窍，浊阴出下窍"。盖清阳之气向上、向外升发，浊阴之气向下、向内沉降。

此案患者眩晕由于痰湿中阻，清阳之气不能上升供以脑髓，浊阴之气不能下降行于肠腑，故而头晕，胃胀，"此阴阳反作，病之逆从也"。方选半夏白术天麻汤，方中清半夏、天麻为治疗痰湿中阻眩晕的常用药对，《脾胃论》中言："足厥阴痰厥头痛，非半夏不能疗，眼黑头眩风虚内作，非天麻不能除。"正所谓"土虚则木摇"，加炒白术、茯苓用以健脾祛湿，根治其源；郁金、石菖蒲化痰开窍治其标，盖脏病腑病多传之于其所舍，其所合，因而驱之；葛根用以升清阳，同时根据现代药理研究其能扩张脑血管，增加脑供血之用，因病因证加用之；陈皮、枳实、炒莱菔子调理气机，以复升降，缓其胃胀，气短不适；牛膝用以潜降上升之清阳，因其引血下行，取其潜降之性，正如天麻钩藤饮牛膝之效。二诊根据患者耳鸣、眼睛模糊，加用菊花，一来清利头目，二来《丹溪心法》中言："头眩，痰夹气虚并火，痰因火动。"加用菊花清降火热，即是此意；加用莪术、厚朴以行气除胀。三诊加用莱菔子 30g，以通腑气，盖气以通为顺，正是此理。

综观全方，此案方简药精，不论对于初学者还是资深临床者，都很有启发，贾老师治病多强调方证对应，有主证用主方，有兼证随加减，其理论来源多从《黄帝内经》出发，治病寻理不舍其本。此案诊治中贾老师言，降浊气以复清阳之气之法不仅是降痰浊，化痰饮，更重要的是调升降。《素问·举痛论》中言"百病生于气"，气有流通，升降才会调，而调升降更是以降为主。吾常读《脾胃论》，其中多崇以升清阳以降浊气之理，然证有各异，病有各因，此眩晕痰阻，若使用升提之法，岂不相悖？降浊气以扶清阳之气之法，笔者跟随贾老师临证体会有三：其一，降痰浊，化痰饮以根治其本，药用半夏、天麻、白术、茯苓等，盖痰浊不除，何以复清阳？其二，调升降，畅气机，以降为要，药用枳壳、桔梗、牛膝等，《素问·六微旨大论》言："出入废，则神机化灭，升降息，则气力孤危……升降出入，无器不有，故无不出入，无不升降。"其三，通腑气，促圆动，药用枳实、莱菔子之属，盖痰浊饮邪其出，多要给邪以出路，而通腑气更能畅气机，促机体整个升降圆动正常，此法吾之愚见，临证之思，与诸君言，若有不符，悦于指正，详于其要。

第八节 临证论口僻经验医话

周围性面瘫（以下简称面瘫），是以面部表情肌群运动功能障碍为主要特征的一种疾病。中医称为口僻，中医认为是人体正气不足，络脉空虚，风邪乘虚侵袭阳明经，经络不通，筋脉失养所致。故经筋疲软不收，而出现面部表情肌突然瘫痪，同侧前额皱纹消失，眼裂扩大，鼻唇沟变浅，面部被牵向健侧等。病理基础以虚为主，夹杂有风、痰、瘀三种邪气。中医汤药和针灸治疗面瘫具有独特优势，不仅可以有效改善症状，而且还可以防治其并发症和后遗症的发生，效果显著。但是由于面瘫急性期常因治疗不当（过早针灸治疗或针灸方法错误等），极易并发面肌痉挛，出现眼睑或嘴角抽动，甚者患侧脸部广泛抽动。

西医认为面瘫急性期的病理变化主要是面神经水肿、脱髓鞘，而目前较为公认的面肌痉挛发病机制有两个假说，其中"短路"学说认为面神经 REZ 区无髓鞘，仅由少突胶质细胞包绕，由于此段长时间受血管压迫，使暴露的轴突间形成跨越突触传递而产生异位冲动。因此对于面瘫急性期面神经脱髓鞘的这种病理改变，如果治疗方法不当，过度刺激裸露的面神经，则极易引发面肌痉挛。

中医讲，面瘫急性期虽风痰偏盛，但气血亏虚在先，所以其实质为本虚标实。《诸病源候论·偏风口喎候》曰："偏风口喎是体虚受风，风入于夹口之筋也。足阳明之筋，上夹于口，其筋偏虚，而风因乘之，使其经筋急而不调，故令口喎僻也。"而中医认为面肌痉挛多与"风邪"相关，《备急千金要方》有言"夫眼睑瞤动，口唇动，偏喎，皆风入脉"，《圣济总录·诸风门》指出"肌肉瞤动，命曰微风，盖邪搏分肉，卫气不通，阳气内鼓，故肌肉瞤动，然风之入脉，善行数变，亦为口眼瞤动偏喎之病也"。风邪主动，易袭阳位。因此从这个角度看，面瘫与面肌痉挛的发病基础基本相同，都是正气不足，络脉空虚，风邪乘虚侵袭，故临床上常见面瘫并发面肌痉挛。

贾老师基于对面瘫病机的全面认识，采用分期辨证、针药结合的方法，临床取得良好的效果。

面瘫多为贝尔面瘫，主要是由茎乳孔内急性非化脓性面神经炎所致，炎性反应水肿的程度和持续时间与面神经的损害程度呈正相关，因此早期加速炎性渗出物和水肿的吸收，是其治疗的关键所在，也影响着患者的预后。王丽莉等认为面瘫的急性期若给予良性刺激，可以加速局部血液循环，促进局部新陈代谢，从而改善面神经的营养，以减轻面神经的受压程度。贾老师采用乾坤针法，辨证施针，以交通经脉，平衡阴阳。

他认为面瘫的辨证除了常规的静态横向辨证（面瘫分为风寒袭络证、风热袭络证、风痰阻络证、气虚血瘀证四型），还须进行动态的纵向辨证，采取分期辨证。前期（发病1～7天）：发病之时虽正气不足，但此期风痰偏盛，治疗以祛风化痰为主，兼以养血活血；中期（7～20天）：经初期治疗，风痰之邪渐消，但此期气血不足之象开始出现，而且为防止血虚生风，发为面肌痉挛，治疗当以养血活血，祛邪通络；后期（20天～3个月）：经过之前的治疗，此期大部分症状基本消失，但肌肉迟软明显，此为正气亏虚、瘀血阻络，治当补气养血，活血通络。在临床中，贾老师强调不应拘泥于时间限制，而应牢牢紧抓病机，重点突出"动态"二字，将三法灵活贯穿始终，时刻把握面瘫患者的病情发展，依此遣方用药，多可取效。

第九节　临证使用葛根医话

吾辈学医，谨守规矩，常言葛根有辛凉解表之效，临床使用尽详其解肌发表、清热生津、升阳止泻、透疹之功。然其功效之用究竟为何，却难熟悉于心。今得恩师指点，稍有顿悟，遂致文以阐明之。

葛根一药，最早处方见于《伤寒论》，《伤寒论》中言及葛根者共有四方。其一为桂枝汤兼证中的太阳中风兼经气不利的桂枝加葛根汤；其二为麻黄汤兼证中的太阳伤寒兼经脉不利的葛根汤；其三为太阳与阳明合病下利的葛根汤；其四为太阳与阳明合病呕逆的葛根加半夏汤。贾老师常告诫我们，学习中医一定要注重经典。他对葛根在《伤寒论》里的应用发问有四。

其一为葛根为辛凉解表药，其功效解肌发表，葛根在解肌与发表中如何运用。对这一问题的提出，我不明其理。贾老师让我熟读《伤寒论》。看了整整两天，加之各家对葛根的论述，我稍见明朗。《伤寒论·辨太阳病脉证并治》云："太阳病，项背强几几，无汗恶风者，葛根汤主之。"又云："太阳病，项背强几几，反汗出恶风者，桂枝加葛根汤主之。"观其两方，葛根汤证为无汗恶风，桂枝加葛根汤证为有汗恶风。葛根汤中较桂枝加葛根汤多麻黄一味。桂枝加葛根汤为中风表虚兼有经气不利，葛根汤为伤寒表实兼有经脉不利。两方中都加了葛根，然其功用及配伍却大相径庭。桂枝加葛根汤治无汗恶风兼经气不利，方中桂枝、白芍调和营卫，用于表虚。葛根用来舒筋解肌。葛根汤治无汗恶风兼有经脉不利，方中配伍麻黄解表发汗，兼以舒筋解肌。这两方关键在于麻黄一味，无汗用桂枝有汗用麻黄，此药的运用也正阐释了解表与解肌的应用与配伍。在我看来，表虚宜解肌，表实宜解表。也就是说表虚无汗兼项背强几几者使用葛根解肌，生津舒筋配伍桂枝、白芍。表实无汗兼有项背强几几者用葛根配伍麻黄发表的同时解肌以生津舒筋。以上尽皆小辈愚见，如有不妥，共商共议。

其二为葛根在治疗风热表证与风寒表证的使用指征。对于风寒表证使用葛根，观《伤寒论》可归纳如下：第一能够解肌，其机制为起阴气而生津液，滋筋脉而舒其牵引。第二能够发表，其机制为辛散祛风。故在风寒表证中葛根的使用指征为头项僵痛，经筋不展，兼以有汗或无汗。对于风热表证，从葛根的功效而言，临床多见伤津口渴，头胀，头热肌肉挛急，代表方可从柴葛解肌汤中获悉。

其三为葛根止泻的运用，葛根止泻最早见于《伤寒论》中太阳与阳明合病下利的葛根汤。其病机见于卫闭营郁，热迫大肠所引起的下利，属于表里同病，方中葛根的运用用以升津而止泻。配伍麻黄桂枝，清代喻嘉言言其为"逆流挽舟"之法。盖表不解则寒不去，葛根汤解散外感之风寒，则胃肠不受其累，故能升阳止泻。用于止泻时，贾老师提出临床用煨葛根多用于脾虚泄泻，如葛根在七味白术散中的应用。七味白术散，源于宋代，原名白术散，是北宋中医儿科鼻祖钱乙创制的，记载在《小儿药证直诀》这本书中。它由人参、白茯苓、炒白术、藿香叶、木香、甘草、葛根组成，功效主要是健脾生津，行气消胀，用于治疗脾胃久虚，津液内耗，呕吐泄泻频作，烦渴多饮。生葛根虽也有止泻作用，但常用于太阳不解，邪陷阳明所致的热迫下利。同时生葛根更常适用于外感发热头痛、项背强痛，麻疹初期发热畏寒、疹出不畅，以及热病口渴或消渴证等。

其四为葛根劫阴液的论述的真实性。葛根劫阴从何而来？周扬俊曰："葛根汤不去麻黄，复加葛根，大开肌肉之窍、不虑大汗无制乎?故以桂枝监之，且以芍药收之。"喻嘉言曰："……阳明病而尚兼太阳；则以未罢之太阳为重，故不加葛根，恐葛根大开肌肉，津液尽从外泄耳。又曰："《金匮》论痉病，于风木主事之时，已申不可汗下之戒，夫妄下损阴，则筋失所养而痉；妄汗亡阳，则脉失所养而拘急。"这里的论述都谈及了葛根劫阴液的反作用。贾老师认为葛根确有伤津液的可能性。贾老师对此解释为葛根起阴气、生津液是胃气升腾，气能生津之故，从阴阳角度考虑可以理解为"阴者从阳者也，人生阴气，脾为之原，脾与胃合，辛甘入胃，鼓动胃阳，阳健则脾阴亦起也"。简而言之，葛根不是一个地地道道的滋阴药，而是一个间接地起到生津作用的药，其本性属阳属热，在使用中有引起伤阴的可能性。故在临床使用中常加减一些养阴药相兼配合使用，且往往取得不错的疗效。

我跟随贾老师学习 2 年余，其对葛根的运用不仅如此。虽然机制及临床使用的指征很明确，但贾老师也有其个性的一面。我见其治颈椎病项背不舒，常用黄芪桂枝五物汤加葛根、姜黄、桑枝配伍使用；见其治脑血管疾病的眩晕头痛，常用半夏白术天麻汤加大剂量葛根、石菖蒲、远志、牛膝配伍使用；见其治疗感冒肌肉酸痛，头胀头热，常用银翘散加葛根、菊花配伍。这样的诊治凸显了贾老师在使用葛根的共性中个性的一面。贾老师治病注重辨病与辨证，基本上体现在"方证对应，审证求机，随证加减，圆机活法"十六个字上。就其葛根的应用也彰显了贾老师用药的特点，在他看来临床中有的药是对症的，就比如颈椎病的项背不舒，有的药是对病的，就如同治疗脑血管的眩晕头痛，有的药是对证的，就如同治疗风热感冒的头胀头热。

我辈学医，急于求成，穷于晓结果，懒于深思辨，殊不知舍本逐末矣。今阐以葛根一药，一者明其理，二者求其愿，医路漫道，且行且积累。

第十节　临证通腑气思想之应用

晚辈学医，跟师之人常以贾老师居多。临证之时，其授余以通腑气之思想。详于医案，思久稍有愚见，遂以记文阐述，冀得其幽微。

一、通腑气以宣肃肺气

贾老师临证注重"百病生于气"，在其调理气机中常运用通降腑气之法，通过降大肠之腑气以肃降肺气。曾治一患者，女，55 岁，患者自诉咳嗽 4 天，有痰，痰不利，色黄。经询问咳嗽与冷热无关，口不干，不流清涕，大便 3 日一行。纳可，舌淡有齿痕，脉滑。根据症状，贾老师诊断其为咳嗽，处方以贝母瓜蒌散合止嗽散化裁进行治疗。方中用药如下：浙贝母 12g，瓜蒌 15g，陈皮 10g，茯苓 20g，桔梗 10g，百部 10g，白前 10g，桑叶 10g，桑白皮 10g，蝉蜕 10g，枳实 10g，炒莱菔子 20g。此方的用药思路不难理解，两方组合贝母瓜蒌散用以祛痰，止嗽散疗以咳嗽。方中枳实配炒莱菔子为贾老师通腑气的常用药对，在此病案中其一能除患者大便不畅之苦，其二又能宣肃肺气。枳实与炒莱菔子的组合虽人人尽识，然并非人人能活用之，亦并非人人能洞明其理。盖肺与大肠相表里，肠腑畅则气机调，腑气通则宣肃复。贾老师治病崇以理论与临证相结合，如此疗以疾患，岂有不效之验？

二、调升降兼以泻代清

以泻代清之法出自《太平惠民和剂局方》之凉膈散，方中以大黄、芒硝泻火通便，以荡热于中。贾老师常运用此法通降腑气以清泻上焦之火。其治一患者，女，17 岁，面部起红疹 3 个月余。常以额头、两面颊部为多。自诉红疹不痒，有小白头，时感面部灼热，头发油腻。常大便黏腻，腹胀。经诊其舌脉，得知其舌淡苔黄腻，脉弦滑。贾老师诊此病为痤疮，处方以四妙散加减进行治疗，方中用以苍术 15g，黄柏 10g，炒薏苡仁 45g，苦参 10g，土茯苓 20g，白鲜皮 10g，皂角刺 10g，厚朴 10g，赤芍 15g，枳实 10g，炒莱菔子 20g。此方药之配伍使用，其中尤以皂角刺、枳实、炒莱菔子为佳。盖皂角刺配伍使用枳实、炒莱菔子寓有升降散之意，一者皂角刺用以透疹外出，复肺气之宣肃而透疹之功尤著，二者枳实、炒莱菔子治以泻黏着之便，治上焦邪热以通利之法。临证之法虽多，然不无捉襟见肘之辈，贾老师深熟医理，故能灵活使用。

三、降浊气以升宣清阳

升清降浊之法始于《黄帝内经》，启发于《伤寒论》，金元时期李东垣强调脾胃升降功能，成为其脾胃学说的重要理论之一。贾老师诊病常以通腑气思想治以升清降浊。见其治一眩晕患者，男，56 岁，间断性头晕 4 个月余，常在走路时加重，时伴发耳鸣，头胀，头不热，胃怕凉，时腹胀，自言不能吃油腻，诊其舌脉，见其舌体胖大，舌苔厚腻，脉弦滑。经诊断贾老师处以半夏白术天麻汤加减治疗。方中半夏、白术、天麻、茯苓用以祛痰，石菖蒲远志用以开窍，陈皮理气，寓以气化则痰消之意。最后加用枳实、炒莱菔子通腑气促升降。贾老师治此类患者，常崇以降浊气以复清阳之气之法，此法不仅是降浊浊，化痰饮，更重要的是调升降，《素问·举痛论》中言"百病生于气"，气有流通，升降才会调，而调升降更是以降为主。吾常读《脾胃论》，其中多崇以升清阳以降浊气之理，然证有各异，病有各因，此眩晕痰阻，若使用升提之法，岂不相悖？降浊气以扶清阳之气之法，笔者跟随贾老师临证体会有三：其一，降痰浊，化痰饮以根治其本，药用半夏、天麻、白术、茯苓等，盖痰浊不除何以复清阳？其二，调升降，畅气机，以降为要，药用枳壳、桔梗、牛膝等。《素问·六微旨大论》言："出入废，则神机化灭，升降息，则气力孤危……升降出入，无器不有，故无不出入，无不升降。"其三，通腑气，促圆动，药用枳实、莱菔子之属，盖痰浊饮邪促其出，多要给邪以出路，而通腑气更能畅气机，促进机体整个升降运动正常，而枳实、炒莱菔子正是降浊气通腑气的重要药对。他认为一者两相配伍能够通腑气降浊气，二者其能复升降升阳气，三者其又能促进整个气机的升降出入。贾老师诊病组方用药常有其独特见解，理法方药之结合更是别具一格。如此精诚之术，仁德之心，我辈望之莫及。

四、复升降行温通并用

温通之法萌于《黄帝内经》《伤寒论》，而被吴鞠通在《医医病书》一书中正式提出。贾老师常主以通腑气思想参以温通，其在治疗脾胃病的使用时更是别出心裁。其治一饭后胃胀的患者，自诉饭后不易消化，常有憋闷之感。怕食凉物，稍食凉物则痞闷重，大便干。诊其舌脉，见其脉沉，舌淡苔白有齿痕。贾老师在诊治此病时处方用以香砂六君子汤加减治疗，方中用药：香附 10g，砂仁 6g，半夏 10g，陈皮 10g，党参 15g，茯苓 20g，白术 20g，火麻仁 10g，莪术 10g，枳实 10g，炒莱菔子 20g。此患者虽言食凉物则痞闷甚，脉沉。但贾老师并未从脾胃虚寒着手，他强调此类患者应先通再温，起手方以香砂六君子汤入手，待脾胃气机通畅，升降正常再以理中汤等方善后。方中枳实、莱菔子亦是贾老师通腑气之运用。盖肠实而胃虚，此药之用既能复脾胃升降，又能畅通大便。寓以调升降，畅肠腑，消痞闷之意。

贾老师临证应用通腑气思想，其言通腑气与通大便迥异。盖通大便以祛肠胃积滞实邪为主，而通腑气则以调肠胃气机升降为要，二者若以混淆，无以辨明通腑气之旨。医之理在于明，明其旨在于用，用之要在于精，精之髓在于思。贾老师临证制方用药，大抵贵于此。其临证之思维更需吾辈潜心学习。今以余之愚见，浅窥贾老师临证思辨，冀得其旨，不失其要。

第十一节　临证应用丹栀逍遥散医话

逍遥散，原书记载："治血虚劳倦，五心烦热，肢体疼痛，头目昏重，心悸颊赤，口燥咽干发热盗汗，减食嗜卧。"笔者跟随贾老师诊病，常见其使用此方并多获良效，稍有心悟，遂与诸君浅谈之。

患者韩某，男，64岁，间断性失眠3年，加重1个月。既往史：失眠3年，每服用安眠药可睡3～4小时。近期由于家庭原因，心情抑郁，低落，易怒。睡前想事多，时烘热汗出，汗出身冷。次日身体疲乏，头痛。口干口苦喜热饮，怕食凉物，纳可，二便正常。经诊察舌苔黄，脉弦。贾老师根据患者症状诊断为肝郁化火、心神被扰的失眠证型，处方以丹栀逍遥散加减：牡丹皮10g，栀子10g，当归12g，白芍20g，柴胡10g，香附10g，炒白术20g，茯苓20g，菊花10g，知母12g，合欢皮10g，生麦芽30g。根据患者自诉不难发现，患者因家事影响而心情低落，易怒，有肝郁之嫌，又因其口苦口干舌苔黄亦为化火之兆；患者夜不能寐乃肝郁化火扰乱心神之由；如此处以丹栀逍遥散，方中牡丹皮、栀子清解郁热；当归、白芍养血柔肝；柴胡、香附解郁疏肝；炒白术、茯苓健脾益胃；菊花疏散上炎之火热；合欢皮疏肝解郁以安神；知母用以滋阴清热；生麦芽禀春生之气以疏肝。

盖肝郁化火失眠一证，临证医家多以丹栀逍遥散立方。贾老师亦是如此，余见其治疗此类证型也常用之。然而贾老师对此方的理解和应用又有其独到之处。

贾老师认为此方的应用不仅适用于肝郁化火之证的失眠，同时它也是调畅气机，平调寒热的良方。为什么这样说呢？我以为大抵如下：此方疏肝行气，行郁滞则热自解；养血活血，气血通则寒自除。且本方当归、白芍、茯苓、白术、甘草性静而补益；牡丹皮、栀子性寒而清降；柴胡、生姜、薄荷性动而升散。全方有守有走，且兼有升散与清降之功，故可共奏调畅气血、平调寒热之效。

不仅如此，贾老师使用此方时对于肝郁化火兼有胃畏食凉、头热头痛者，常以菊花易薄荷，根据其大量临床经验，他认为薄荷较菊花偏凉有伤胃之虞，同时对于肝郁化火的患者，若兼有汗出明显则更不宜用薄荷，因为薄荷为疏散风热药中发散之力较强者，若用之汗出阴损更易伤正。以菊花代替，可规避其不妥之处，又可代其功用。

对于临证使用丹栀逍遥散治疗肝郁化火的患者，若兼有纳差，食谷不化，贾老师常使用生麦芽，其一生麦芽有消导之功用，其二大抵是因栀子太过苦寒，而肝为将军之官，性喜条达而恶抑郁。苦寒直折恐肝胆之气被抑，又虑折伤肝胆生发之机，故使用生麦芽禀少春生发之气，配伍柴胡既可疏肝又能升发肝胆抑郁之气。

其实不尽如此，贾老师治此证型之患亦根据病患心烦汗出等兼证加减使用淡豆豉，以合栀子豉汤之用。栀子豉汤出自仲景《伤寒论》，治伤寒发汗、吐下后，虚烦不得眠，心中懊侬。关于淡豆豉的功用，历来存在争议，有的说"发汗"，有的说"涌吐"，有的说"升散、宣散"，如张镜人先生家几代人最为推崇豆豉透表的作用，临证邪在卫表，配葱白；外邪入里，配栀子；邪入营血，配生地。认为伤寒热病，"过卫入气的阶段"必用豆豉，以清泻膈热，透达解肌。《李孔定论医集》中论曰："豆豉甘凉，功能滋肾宁心，开胃消食。虽其滋阴之力不及地黄、麦冬，但无麦、地呆滞碍胃之不良反应。用于内热尚盛，阴未大虚者，与栀子配合应用，颇为合拍；外热尚盛，微见阴虚者，与葱白、银翘等配合应用，亦甚相宜。"对于以上两种论言，贾老师更崇尚前者，他认为加用淡豆豉，是取其升散之用，配伍栀子治疗心烦热不盛之候，寓以"火郁发之"之意，且更为重要一点是其使用之指征多为不汗出之人，如此用之既能宣发郁热，又能透邪达表。

　　以上皆晚辈浅浅之学，尚须完备，若有他见，愿共论以明晓之。

第十二节　临证使用桂枝医话

　　初年余习经典《伤寒论》，察觉桂枝其用尤多。虽熟诵其方，兹以较鉴，却不晓其用。时值跟师诊病，见其用桂枝独有心得。余浅谈之用，阐述其机。

　　尝读《神农本草经》，其言桂枝主上气咳逆，结气，喉痹吐吸，利关节。又窥《本经疏证》，言其用之之道有六：曰和营，曰通阳，曰利水，曰下气，曰行瘀，曰补中。由此观之，桂枝其用确甚广矣。余跟随贾老师诊病，见其桂枝之用大抵如下。

一、温阳散寒，通利经脉

　　言桂枝温阳散寒，通利血脉之功应首推仲景。其在《伤寒论》和《金匮要略》中每每论及，详其方书可见，桂枝常用于胃寒腹痛、经闭、痛经、风湿痹痛、肩臂肢节冷痛等症，诸如桂枝常与附子、生姜、甘草等同用，以温经散寒止痛，如桂枝附子汤；血寒瘀滞，经闭腹痛或痛经，桂枝常与当归、川芎、吴茱萸等同用，以温经散寒，活血通经，如温经汤。凡此之用尽皆有所查验。临证中贾老师亦遵先哲之旨。曾见其治一肩臂疼痛患者，自诉右肩臂疼痛 1 月余，常伴手麻、项僵，受风则甚，得温或活动后缓解。询其二便及饮食均诉正常，查其舌脉，舌苔白，脉沉弦。再经细问，否认颈椎病史。综合其症状，贾老师处方以黄芪桂枝五物汤加减进行治疗。方中用药：生黄芪 30g，桂枝 10g，白芍 20g，赤芍 15g，桑枝 12g，姜黄 10g，葛根 30g，炒僵蚕 10g，羌活 10g，丹参 20g，元胡 10g，生麦芽 30g。此方之用药配伍，黄芪、桂枝、白芍、赤芍用以合营卫，畅血脉；加用桑枝、姜黄则利关节，止痹痛；又葛根疗以项僵兼舒筋活络，羌活、炒僵蚕治以祛风通络；丹参既活血止痛又防温燥太过；最后生麦芽一味用以护胃。盖肩臂疼痛一证，起因数多，或寒湿，或气血不足，或劳损，等等，此案病患受风甚，又以得温则适，脉沉，故断以阳虚寒凝，经脉不通。治以黄芪桂枝五物汤加减。方中桂枝的使用，一者配伍芍药，取调和营卫通畅血脉之功；二者配伍葛根，合仲景桂枝加葛根汤之意，即治以舒筋活络，解肌升津。临证对于肩臂疼痛属阳虚寒凝之患，贾老师常以黄芪桂枝五物汤立方，其言桂枝有横行肩背之功，葛根有解肌舒筋之用，两相配伍，多获良效。

二、温补心阳，助阳化气

　　闻桂枝温补心阳助阳化气，亦可参见于仲景。桂枝辛甘性温，能助心阳，通血脉，止悸动。如心阳不振，不能宣通血脉，而见心悸动、脉结代者，每与甘草、人参、麦冬等同用，如炙甘草汤（《伤寒论》）；若阴寒内盛，引动下焦冲气，上凌心胸所致奔豚者，常重用本品，如桂枝加桂汤（《伤寒论》）；如脾阳不运，水湿内停所致的痰饮病见眩晕、心悸、咳嗽者，常与茯苓、白术同用，如苓桂术甘汤（《金匮要略》）；若膀胱气化不行，水肿，小便不利者，每与茯苓、猪苓、泽泻等同用，如五苓散（《伤寒论》）。诸此方证言桂枝此功用数多，余不以一一枚举，既以贾老医案以阐述其要。

时值秋月诊一病患，言其失眠 3 个月有余，每晚可睡 3～4 小时，但睡眠质量不高常噩梦纷纭，伴发心慌盗汗，服安眠药可睡 4～5 小时，夜尿多、每晚 2～3 次。饭后多胃胀，大便不畅、常 2～3 日一行。诊其舌脉，舌淡苔白，脉沉。根据此患者症状贾老师诊断其为不寐，治以桂枝甘草龙骨牡蛎汤加减治疗。方中用药：桂枝 10g，白芍 20g，生龙骨 30g，生牡蛎 30g，炒白术 20g，茯苓 20g，香附 10g，砂仁 6g，首乌藤 10g，莪术 10g，枳实 10g，炒莱菔子 20g。盖病患失眠，常伴噩梦乃心神受扰所致，方中桂枝用以温补心阳，以复心阳之气，即心气足则心神敛；又因患者夜尿频，行以温阳化气则小便利；伍以白芍相须为用调和营卫，既能治盗汗，又可复安眠。方中又以牡蛎、龙骨潜降心神以安梦乱之因；白术、茯苓行以健脾益气，香附、砂仁、莪术用以理气除胀；加用首乌藤取交通阴阳之用，枳实、炒莱菔子行以通便畅腑。此方桂枝一药而兼三用，虽其用人尽皆熟识于心，但临证之用又曾几人活用之？世人常以桂枝汤之方证不以为然，殊不知其理甚广，其用更活矣。

三、木郁用桂则发，郁证有良效

言木郁用桂则发，余见贾老师在治疗肝病郁证时亦常用之。曾见一女性患者，因受到惊吓前来就诊，言其心情压抑，不愿与人谈说，时欲哭，至夜失眠不敢独处一室。时欲发火，纳减，二便调。舌质稍暗，脉弦紧。根据此患者之诉，贾老师治以柴胡加龙骨牡蛎汤加减，方中用药：柴胡 10g，黄芩 10g，清半夏 10g，党参 15g，生龙骨 30g，生牡蛎 30g，桂枝 10g，白术 20g，茯苓 20g，合欢皮 10g，玫瑰花 10g，生麦芽 30g。此案患者发病原因是惊吓，又情绪低落，故诊断为郁证。治以柴胡、黄芩疏肝行气和解少阳；清半夏、党参、白术、茯苓用以健脾益气；生龙骨、生牡蛎用以潜降宁心；合欢皮、玫瑰花用以疏肝行气活血；生麦芽既可疏肝又可护胃。然综观全方仅桂枝一味不知其用。对于此方证，《伤寒杂病论》曰："伤寒八九日，下之，胸满烦惊，小便不利，谵语，一身尽重，不可转侧者，柴胡加龙骨牡蛎汤主之。"观此条文，其原方桂枝之用是用其助阳化气通利小便，可对于此案既无此症又何用之？诚然不是其用，盖木郁用桂则发，桂枝既可疏肝之郁又可抑肝之盛，正如张锡纯曾在《医学衷中参西录》桂枝解中言桂枝善抑肝木之盛使不横恣，又善理肝木之郁使之条达也。

四、温通上下，清除寒热

言桂枝温通上下清除寒热，贾老师深有体会。其言治一上热下寒患者，患者就诊时自诉其胃怕凉，饭后胃胀，手脚不温，吃热药易上火，伴发口疮。诊其舌脉，舌红苔薄黄，脉沉。处方以半夏泻心汤加减进行治疗，方中用药：清半夏 10g，厚朴 10g，党参 15g，黄芩 10g，黄连 6g，干姜 10g，芦根 10g，肉桂 10g，枳实 10g，炒莱菔子 20g。水煎服，7 剂服之。二诊时患者腹胀稍好，然寒热之证不减。贾老师加用桂枝至 20g，减黄芩，继以七剂服之。三诊患者言其口疮好转，手脚不温亦好转。效不更方，继以 7 剂服之。四诊愈。盖上热下寒寒热错杂之证临证多有显见，详于《伤寒论》，可见仲景方用有二，一者以黄连汤，二者以半夏泻心汤。然两方之所异在于半夏泻心汤组方在于泻心消痞，治以辛开苦降。黄连汤组方主治在于上热下寒，治以分取寒热。两方虽黄芩与桂枝一药之异，但组方主旨迥异，主治亦不相同。此患者苦病寒热，服半夏泻心汤效不显，继服加用桂枝则立竿见影。贾老师在此案分析时言此方桂枝之用，在于桂枝能温通，宣达上下阳气，且清除寒热格局，其意合仲景泻心汤之用，故而效如桴鼓。

贾老师临证使用桂枝大抵如此，其言桂枝之用良多。然对于经书言其止咳平喘，余见其很少用之，抑或言其不十分推崇之。精于经书，勤于思辨，虑于临证才能有所真知灼见，贾老师做到了这一点，晚辈有幸执笔记要，愿不失其旨。